全国卫生职业教育教学指导委员会审定
高职高专护理专业实习实训创新教材

内科护理实习导学

主　审　胡　野

总主编　章晓幸

主　编　倪淑红

副主编　李春燕　徐惠萍

编　者（以姓氏笔画为序）

毛雅梅　许　红　李春燕　张　戈　张畅英

张素丽　陈桂园　金妙娟　郑淑凤　胡　莘

胡玉蓉　胡艳飞　倪淑红　徐惠萍　高赞美

郭佩宣　黄玲嫒　黄静芳　蒋淑贞　滕　智

潘海卿

U0350161

人民卫生出版社

图书在版编目(CIP)数据

内科护理实习导学/倪淑红主编.—北京：人民卫生出版社，2015

ISBN 978-7-117-21076-8

Ⅰ.①内…　Ⅱ.①倪…　Ⅲ.①内科学-护理学-医学院校-教学

参考资料　Ⅳ.①R473.5

中国版本图书馆 CIP 数据核字(2015)第 212258 号

人卫社官网	www.pmph.com	出版物查询，在线购书
人卫医学网	www.ipmph.com	医学考试辅导，医学数据
		库服务，医学教育资源，
		大众健康资讯

内科护理实习导学

主　　编：倪淑红

出版发行：人民卫生出版社（中继线 010-59780011）

地　　址：北京市朝阳区潘家园南里 19 号

邮　　编：100021

E - mail：pmph @ pmph.com

购书热线：010-59787592　010-59787584　010-65264830

印　　刷：三河市潮河印业有限公司

经　　销：新华书店

开　　本：787×1092　1/16　印张：15　插页：1

字　　数：374 千字

版　　次：2016 年 1 月第 1 版　2016 年 1 月第 1 版第 1 次印刷

标准书号：ISBN 978-7-117-21076-8/R · 21077

定　　价：39.00 元

打击盗版举报电话：010-59787491　E-mail：WQ @ pmph.com

（凡属印装质量问题请与本社市场营销中心联系退换）

高职高专护理专业实习实训创新教材
编写指导委员会

总　序

　　顶岗实习是学校教育与社会实践、生产劳动相结合的学习模式,亦称生产实习,是教育教学过程中的重要环节,它强调教学过程的实践性、开放性和职业性,重视校内学习与校外实践的一致。通过顶岗实习,使学生专业所学知识得到实际检验和应用,从而增强学生适应岗位、服务社会的能力。

　　护理专业的顶岗实习阶段,由于学生尚未取得护士执业资格,我们往往称之为生产实习或毕业实习。国家执业护士考试大纲对本科和中高职护理专业生产实习的时限与内容都有明确的要求及规定。多年来大多数办学单位对护理专业学生的实习过程管理与质量控制都作了很好的规范,形成了一整套行之有效的管理方法。但是,随着护理专业办学规模的逐渐扩大,接受学生实习的医院种类、层级及带教能力的差异化也在不断增加,导致护理实习的过程管理紧松不均及质量保障不够稳定。此外,在护理专业学生的生产实习阶段,由于一直以来都缺乏除常规课本之外的教学载体,学生往往处于只埋头干活、较少回眸反思的状态,尤其是缺少临床思维能力的系统训练。为了切实解决护理实习过程中的教学管理与质量控制面临的困难与问题,积极探索实习管理新模式,规范分科实习过程的带教要求,开发实习阶段教学互动的资源,是新形势下如何保障护理实习质量的当务之急。浙江省现代职业教育研究中心健康产业发展与服务研究所和金华职业技术学院,联合国内 6 个省市 10 余家医疗卫生及健康服务单位和高职院校护理专业的上百位护理专家,经过 3 年多的努力,开发完成了护理生产实际案例库(一期),并以案例库的应用为基础,开展实习阶段案例小讲课系列教学,取得了预期效果。为积极满足护理实习带教老师和护生自学的新诉求,在人民卫生出版社的大力支持和全国卫生职业教育教学行指委的精心指导下,我们将教改成果固化并组织编写了供高职高专护理专业师生使用的实习导学系列创新教材。

　　护理专业就业岗位调研表明,目前护生毕业后主要在各级健康行业与医疗卫生单位就业,包括各级各类医院、社区卫生服务中心、个体医疗诊所、体检中心、老人护理院、康复中心及企事业单位的医务室等,护理工作任务除了疾病患者的临床护理、社区卫生服务和居家护理外,还包括亚健康、健康人群的健康教育与管理。为此,我们自觉遵循国务院关于职业教育做好"五个对接"的指示精神,依托行业对护理人才培养的引领与指导,通过院校互动和院校合作,广泛系统地收集了一部分护理工作实际案例并加以教学化改造。案例内容基本涵盖护理人才培养的主干课程知识点和技能点,涉及护理人才的主要就业岗位和工作任务,从患病人群的疾病护理到亚健康、健康人群的健康管理与教育;从医院的临床护理到社区的慢病管理、康复护理院的生活及康复护理;从症状护理到人文关怀、心理护理和家庭护理;从护理典型工作任务拓展到相关基础医学知识的温故知新以及人际沟通能力和职业素质的培养等。为方便与护理分科实习安排的学习匹配,我们将高职高专护理专业实习导学创新教材分为《内科护理实习导学》《外科护理实习导学》《妇产科护理实习导学》《儿科护理实习导学》

《急危重症护理实习导学》《手术室护理实习导学》《老年护理实习导学》《社区护理实习导学》《基础医学与护理实习导学》及《护士素养与沟通实习导学》10个分册。每一分册的学习案例都紧扣护理人才培养目标,科学对接专业课程,以护理岗位对护士的知识、技能要求为立足点,兼顾护士执业考试的知识内容和技能要求,以解决患者的实际问题为导向设立学习情境,通过情景式对话方式展现护理人文精神,引入优质护理服务规范用语,将职业素养和沟通技巧的基本要求融入护理工作的过程中,使护理行为更加严谨和人性,从而努力实现护生的学习过程和护士工作过程的有效对接。

案例教学的科学性和有效性,在现代教育学的学习联结理论、认知理论、人本主义理论及建构主义理论中都能找到相应的理论依据。案例教学的实践表明,护生在生产实习的过程中,以教学化改造后的案例为导学素材,可以实现四个方面的提高:一是知识建构,通过剖析护理岗位工作实例,引导学生综合运用所学的基础医学、心理学和护理专业知识等,在融会贯通中建构、内化护理知识体系。二是能力整合,以案例中病人身心变化和病情发展情节为线索的导学过程,能使学生自觉进入到评估、诊断、计划、实施和评价的完整护理工作过程,通过反复训练,能逐步提高观察、分析、解决问题等临床思维及判断能力。三是情境体验,在案例的引导下,通过文字、图片、医技诊断报告等媒体创设"工作情景",展示"岗位职责",有利于学生较快地进入工作状态,熟悉工作岗位,促进临床工作习惯的养成,促使学生将所学知识内化为职业素养。四是教学相长,老师采用案例开展辅教导学,在指导护生剖析案例、熟悉护理工作过程的同时,自身的临床思维和工作能力也得到同步提高。

目前我国的高护专业生源结构较为多元,按其招生种类,大致可分为普高起点的三年制、中职起点的三年制、初中起点的"3+2"和初中起点的五年一贯制这四个类型。不同生源类型学生的文化基础、专业基础和学习兴趣有所不同,在使用案例导学教材时要因生源而异。除了各种生源的护生在生产实习阶段的辅教导学均适用之外,也适合作为中职起点"3+3"或"3+2"后3年或2年护生课堂教学的创新教材,因为中职起点的高护学生已有一定的专业基础,若使用传统的学科教材,学生会有"炒冷饭"的感觉而提不起学习兴趣,而案例教材则能弥补这一弊端,使学生在案例的学习与讨论中提高临床思维的综合能力。另外,实习导学教材中的学习案例,也能作为案例引导教学法的有效素材,在基础医学的各门课程的教学中选择使用,在普高起点生源护生学习护理专业课程中发挥辅教导学的作用。本系列导学教材还适用于在职护士的知识更新,也可满足社会人群的自学自护需求。一些有慢性病患者或老年人的家庭,其成员可以通过案例学习,习得相关知识和技能,实施力所能及的康复护理、生活护理等,以提高居民的生活质量。

基于案例教学的护理专业实习过程管理及质量控制的改革实践,运用案例教学创设中高职护理教育教学衔接新模式的试点,是实施浙江省教育厅、财政厅高职教育优势专业(护理专业)建设项目的重要内容,也是我们主动适应健康产业、养老服务业发展的重要举措。在护理案例的采集、教学化改造及试用的三年中,始终得到各级领导与专家的帮助与关心,期间也获得了教育部《护理专业生产实际教学案例库》课题的立项建设,并顺利通过验收。开发以案例为主线的护理实习导学教材,更重要的是抛砖引玉,期待激发同行们为更多更好地培养适岗能力强的实用性护理人才善于深度思考、勇于开拓进取的信心与勇气。限于研究水平和实践经验的不足,尤其对高护专业人才培养目标与规格的认识还不够深刻,护理实习导学系列丛书在内容的筛选、体例的设计和文字撰写中一定存在诸多的不足,敬请使用和关心护理实习导学教材的老师、同学们提出宝贵的建议与意见,以便今后修正与完善。

　　护理专业生产实际教学案例库的研制与护理实习导学案例教材的出版,是医护院校与健康行业及卫生医疗单位紧密合作的两项成果。项目建设中得到了全国卫生职业教育教学指导委员会、人民卫生出版社领导与专家的悉心指导与帮助,也凝聚了协作单位众多护理专家的聪明才智与心血,在此一并致以诚挚的感谢与敬意!

2015 年 10 月于金华

前　言

　　顶岗实习是护理专业学生(以下简称护生)走向工作岗位前的最后环节,对学生综合职业能力的形成起主要支撑作用,使学生巩固和运用学校里所学的知识和技能,培养现场解决问题的能力和良好的职业道德,以达到执业护士的要求。为了满足广大实习护生和临床带教老师的需求,便于系统学习内科疾病患者护理的工作流程,以及相关的新理论、新知识、新技术,不断提高内科护理专科水平和教学质量,更好地为患者服务,我们编写了《内科护理实习导学》一书。

　　该教材编写思路为:一是遵循以人为本的理念,始终以人的健康为中心,以整体护理观为指导,以护理程序为主线;二是以任务为引领,以问题为导向,以内科常见病、多发病的临床真实案例为载体;三是依据护理专业培养目标,以综合职业能力培养为重点,结合高职学生特点和临床服务要求设计案例情境;四是强调全书结构体例规范,编写风格基本一致,内容科学严谨有创新。

　　本教材编写内容包括9个项目,涵盖了内科各系统专科疾病和感染性疾病中临床上的常见病和多发病。每个疾病由一个真实的临床案例引出,根据高职学生特点和临床服务要求设计2～5个工作情境,并以问题为导向,培养护生发现问题和解决问题的能力、沟通与合作能力、高尚的职业道德。本教材的特点在于:①编写团队主要由金华职业技术学院的护理专业教师、金华市中心医院和金华市人民医院的临床护理专家组成;②教材中的案例全部来自于临床的真实案例;③教材编写的结构体例遵循临床护理工作过程;④采用知识链接和知识拓展的方法,补充临床医疗护理的新进展、新技术、新标准和新指南;⑤注重患者的心理反应和护生的人文关怀能力的培养;⑥附录各疾病的护理常规和部分操作流程。

　　本教材主要供我国顶岗实习阶段的护生辅教导学、中职起点"3＋3"或"3＋2"后3年或2年护生课堂教学、在职护士的知识更新和社会人群的自学自护。在教材编写的过程中,得到了金华职业技术学院、金华市中心医院和金华市人民医院领导和老师们的大力支持,在此表示衷心的感谢。本书的全体编者都以高度负责的态度完成了编写任务,但由于时间仓促和水平限制,内容不当之处在所难免,敬请各院校师生和临床护理老师在使用过程中批评指正,多提宝贵意见和建议。

倪淑红

2015 年 10 月

目　录

循环系统疾病患者的护理

任务一　心功能不全患者的护理

患者男,77岁,退休工人。因"反复胸闷2年余,再发伴咳嗽、咳痰4天"入院。2年前出现胸闷、气促,轻微活动即明显,行走5~6米时即需驻足休息,夜间不能平卧,有夜间阵发性呼吸困难,感心悸、头晕。多次住院治疗,对症治疗好转出院。4天前受凉后患者胸闷、气促再发,活动后明显,休息后可缓解,伴咳嗽咳痰,痰少,色白,尚能咳出,尿量每天600~800ml,伴双下肢凹陷性水肿,夜间阵发性呼吸困难。高血压10余年,最高血压180/110mmHg,平时不规则服用降压药,近1个月来服用"氯沙坦钾片"降压。

体格检查:T 36.5℃,P 106次/分,R 22次/分,BP 129/70mmHg,神志清楚,颈静脉充盈,心界稍扩大,心尖搏动左下移,未及明显震颤,可闻及二尖瓣收缩期吹风样杂音,两肺呼吸音粗,两下肺可闻及少量细湿啰音,腹平软,肝脾未及,双下肢轻度凹陷性水肿。

辅助检查:心脏超声示全心增大(左心为主),左室收缩功能减退(射血分数:43%),轻度三尖瓣反流伴轻度动脉高压,中度二尖瓣反流。心电图:窦性心律,ST-T改变。胸片:左心扩大,肺部感染。

医疗诊断:1. 高血压性心脏病　心功能Ⅲ级

　　　　　2. 原发性高血压(3级　极高危组)

　　　　　3. 肺部感染

入院医嘱:心血管内科护理常规,一级护理,低盐低脂饮食,吸氧,心电监护,监测血压,记24小时尿量;阿司匹林肠溶片、氯沙坦钾片、地高辛,呋塞米(速尿)、安体舒通片(螺内酯)口服;马来酸桂哌齐特针、环磷腺苷葡胺针、哌拉西林舒巴坦钠静滴;24小时动态心电图、胸部CT和腹部B超。

情境1　入院护理

患者由家属陪同,门诊轮椅护送入病房,责任护士小王热情地迎了上去,向患者做了自我介绍,接着边介绍病区环境边将患者带到准备好的病床上。

问题1　应如何做好护理评估? 你认为该患者属于哪种类型心功能不全?

[护理评估]

1. 评估患者入院的方式　该患者轮椅送入病房。

2. 询问病程经过 本次发病的时间,呼吸困难的特点和严重程度;既往有无心脏病病史,有无诱发因素如呼吸道感染、心律失常和过度劳累等诱发因素。这次发病是否有加重趋势,有无胃肠道不适、腹胀及尿量减少,生活是否能自理,活动受限的程度。该患者有心脏病病史,多次住院,本次入院诱发因素是受凉引起的肺部感染,发病时间4天,有夜间阵发性呼吸困难。尿量减少,生活不能自理,稍活动感胸闷气短明显。

3. 体检 颈静脉充盈,心界稍扩大,心尖搏动左下移,未及明显震颤,二尖瓣可闻及收缩期吹风样杂音,两肺呼吸音粗,两下肺可闻及少量细湿啰音,腹平软,无压痛。双下肢轻度凹陷性水肿。

4. 心理-社会状况 本病反复发作,患者常处于焦虑、忧郁之中,且常会产生自卑感。由于病情反复发作,情绪焦虑。

该患者临床表现以左心衰竭为主。

[护理措施]

1. 床位安排 根据病情,安置床位离护士办公室较近的房间。

2. 安置体位 予高枕卧位或半卧位,下肢水肿可适当抬高下肢,促进静脉回流,从而增加肾血流量,提高肾小球滤过率,促进水钠排出。注意患者体位的舒适和安全,加用床栏保护。

3. 给氧 吸氧2~4L/min,提高肺部的血氧含量。

4. 多功能心电监护 随时监测心律、心率、血压、经皮氧饱和度和呼吸的情况,发现异常情况及时汇报,配合医生做好检查如血常规、肝肾功能、血气分析、脑利钠肽前体及胸片,心脏彩超等。

5. 建立静脉通道 根据患者病情,予静脉留置,最好给予中心静脉置管,病情变化时可以及时给药,便于抢救。

6. 告知家属留陪,准备尿壶和量杯,记24小时尿量。

情境2 急诊化验处置

血常规:白细胞计数 $8.5 \times 10^9/L$,中性粒细胞 75%;血电解质:K^+ 3.25mmol/L,Na^+ 139mmol/L,Cl^- 102mmol/L,脑利钠肽前体:4850pg/ml。心电图S-T段压低,出现u波,提示低血钾(图1-1)。医嘱予补钾治疗。

 知识拓展

脑利钠肽

利钠肽包括心房利钠肽(ANP)和脑利钠肽(BNP)。ANP主要储存在心房,当心房压力增高,房壁受牵拉时,ANP分泌增多。BNP主要由心室肌细胞分泌的心脏激素产生,其分泌量随心室充盈压的高低变化。由于利钠肽分泌量的幅度与心衰的严重程度呈正相关,尤其是BNP,目前已成为心衰临床诊断、病情及疗效判断和预后估计的重要指标。

问题2 从急诊化验分析,患者存在低血钾,应采取哪些护理措施?

1. 按医嘱补钾,予氯化钾缓释片口服。

2. 指导进食含钾高的食物 有鲜蚕豆、马铃薯、山药、菠菜、苋菜、海带、紫菜、黑枣、杏、杏仁、香蕉、核桃、花生、青豆、黄豆、绿豆、毛豆、羊腰、猪腰等。

3. 严密观察患者有无腹胀、乏力,心率、心律的变化和尿量。

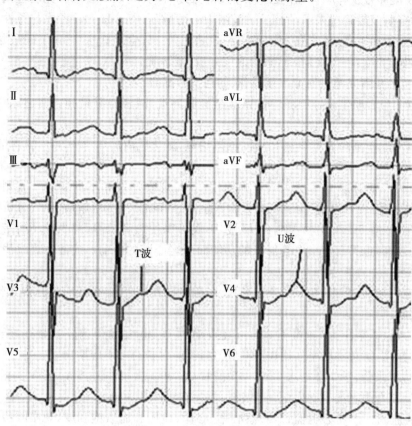

图 1-1 低血钾

问题 3 医嘱予呋塞米 20mg 静脉注射 st,请问其药理作用及注意事项有哪些?

1. 药理作用 为强有力的利尿药,对水和电解质有排泄作用,增加水、钠、氯、钾等的排泄。本品抑制肾小管髓襻升支粗段对 Nacl 的重吸收,管腔内 Nacl 浓度增加,使肾髓质间液中 Nacl 减少。渗透压梯度降低,使管腔液通过集合管时,游离水重吸收减少,影响尿的浓缩过程。其利尿作用迅速、强大。

2. 注意事项

(1)下列情况慎用:①糖尿病;②高尿酸血症或伴有痛风病史者;③严重肝功能损害,因水电解质紊乱可诱发肝性脑病;④急性心肌梗死,过度利尿可促发休克;⑤有低钾血症,尤其是应用洋地黄类药物或有室性心律失常者;⑥红斑狼疮;⑦前列腺肥大。

(2)随防监测:①血电解质;②血压;③肾功能;④肝功能;⑤血糖;⑥血尿酸;⑦酸碱平衡情况。

(3)存在低钾血症或低钾倾向时,注意补充钾盐。与降压药合用时,后者可酌情调整剂量,少尿或无尿者应用最大剂量 24 小时后仍无效应停药。

情境 3 急性左心衰应急处理

第 2 天,患者精神紧张,口唇发绀,胸闷气短明显。难以平卧,咳嗽、咳痰较前减轻,入院后尿量 700ml,测 BP 150/100mmHg,HR 118 次/分,律齐,R 28 次/分,SpO₂ 90%,两肺呼吸音粗,可闻及湿啰音及哮鸣音,心尖部可闻及舒张期奔马律,双下肢水肿无明显消退。行左锁骨下静脉穿刺及导管置入术,固定导管,测中心静脉压 40cmH$_2$O。考虑与急性心功能不全相关。医嘱予面罩吸氧,呋塞米针 40mg,静脉注射,st,生理盐水 48ml+硝酸甘油 20mg 微泵维持,吗啡 5mg,静脉注射,st,急诊血气分析、电解质。

问题 4 该患者是急性左心衰竭发作,如何抢救配合?

1. 体位 患者取坐位,双腿下垂,以减少静脉回流,减轻心脏负担。两边床栏保护,注意安全。

2. 吸氧 立即予高流量6~8L/min 面罩给氧,湿化瓶内加 20%~30%的酒精,每隔 30分钟更换。

3. 建立两条静脉通道 遵医嘱正确使用药物,观察疗效和不良反应。监测中心静脉压,控制液体滴速20~30 滴/分。同时配合医生做好各项检查如电解质、血气分析等。

(1)吗啡:吗啡 5mg,静脉注射,st,缓慢,不仅可以使患者镇静,减少躁动所带来的额外的心脏负担,同时也具有使小血管舒张的功能而减轻心脏的负荷。应注意观察患者有无呼吸抑制。

(2)快速利尿:呋塞米,40mg,静脉注射,st,除利尿作用外,本药还有静脉扩张作用,有利于肺水肿缓解。

(3)强心药:医嘱予 5%葡萄糖 20ml+毛花苷丙 0.3mg 静脉注射,st,该药物药理作用:①正性肌力作用;②负性频率作用;③抑制房室传导,延长有效不应期。

(4)血管扩张药:予生理盐水 48ml+硝酸甘油 20mg 微泵注射,5ml/h,st 。根据血压逐步增减剂量,结合患者的基础血压,使收缩压维持在 100~130mmHg。

4. 病情监测 严密心电监护,观察心率、心律、血压和血氧饱和度,观察呼吸频率和深度、意识、精神状态、皮肤颜色及温度、尿量、肺部啰音,心电图变化,根据病情及时记录。

5. 在抢救时必须保持镇静,操作熟练,忙而不乱,使患者产生信任和安全感,避免在病床边谈论病情,以减少误解。留一家属陪伴患者,护士与患者及家属保持密切接触,整个过程至少有一名医护人员在病床边。

经上述处理后,患者胸闷气短减轻,心电监护:HR 92 次/分,R 20 次/分,SpO$_2$ 98%,BP 128/70mmHg,解小便一次,量 300ml。

问题 5 应用毛花苷丙应注意什么?

1. 洋地黄用量个体差异很大,老年人的心肌在缺血、缺氧和肾功能不全情况下中毒剂量更小。低血钾是常见的引起洋地黄中毒的原因。因此使用时剂量比正常人要小,使用前充分补钾。

2. 口服前听诊心率,心率少于 60 次/分或节律不规则应暂停给药,报告医生。

3. 询问洋地黄用药史,用毛花苷丙(西地兰)务必稀释后缓慢静脉注射,并同时监测心率、心律和心电图变化,最好床边心电监护。

问题 6 洋地黄中毒的反应有什么? 如何处理?

1. 影响洋地黄中毒的因素 心肌在缺血、缺氧和肾功能不全情况下中毒剂量更小。低血钾是常见的引起洋地黄中毒的原因。

2. 洋地黄中毒表现 洋地黄中毒最重要的反应是各类心律失常,最常见者为室性期前收缩,多表现为二联律及房室传导阻滞。洋地黄类药物的胃肠道反应如恶心、呕吐,以及中枢神经的症状,如视力模糊、黄视、倦怠等,在应用地高辛时十分少见。

3. 洋地黄中毒的处理　发生洋地黄中毒后应立即停药。单发性室性期前收缩、一度房室传导阻滞等停药后常自行消失；对快速性心律失常者，如血钾浓度低则可用静脉补钾，如血钾不低可用利多卡因或苯妥英钠。电复律一般禁用，因易致心室颤动。有传导阻滞及缓慢性心律失常者可用阿托品皮下或静脉注射，一般不需安置临时心脏起搏器。

问题 7　如何判定血压和中心静脉压的关系及临床意义？

BP	CVP	血容量和心功能	处理
↓	↓	血容量严重不足	快速扩容
↓	↑	心功能不全或血容量相对过多	心血管药、利尿药
↓	正常	心功能不全或血容量相对不足	补液或试验后用药
正常	↓	血容量相对不足	适当扩容
正常	↑	容量血管过度收缩	血管扩张

注：↓表示降低；↑表示升高。CVP 正常值：5～12cmH$_2$O

补液试验：取等渗盐水 250ml，5～10 分钟内经静脉注入，如血压升高而中心静脉压不变，表示血容量不足；如血压不变而中心静脉升高 3～5cmH$_2$O。则表示心功能不全。

情境 4　出院护理

第 8 天，患者胸闷气短明显好转，乏力减轻，偶有咳嗽咳痰，痰少，能咳出，无畏寒发热，无夜间阵发性呼吸困难，胃纳好转，双下肢水肿消退。HR 76 次/分，BP 124/72mmHg，医嘱予出院。出院用药：琥珀酸美托洛尔缓释片、螺内酯片、氢氯噻嗪片、氯沙坦钾、门冬氨酸钾镁片、地高辛片口服。

问题 8　该患者出院的健康宣教有哪些？

1. 休息和运动　保持情绪稳定，夜间睡眠充足，白天养成午睡的习惯。早上适当活动，注意休息，以不感到一丝疲倦或气短为宜。记录呼吸方式和合适的运动量。少去人多的场合，避免受凉，预防上呼吸道感染。

2. 饮食　注意每日盐摄入量 3～5g，予清淡易消化的食物，如鱼、瘦肉、牛奶及蔬菜水果等，少量多餐，避免过饱。保持大便通畅。

3. 药物　地高辛口服前先测心率，心率少于 60 次/分或节律不规则应暂停给药；一周最少测量血压 1～2 次；每天关注尿量，24 小时尿量维持在 1000～2000ml 左右，如出现乏力等不良反应或有疑问，请及时与医生联系。

4. 体重检测　在同一时间，同一个秤，穿同样的衣服测体重，如果发现体重持续增加，请与医生联系。

5. 紧急情况　任何时候发现身体或症状发生变化时，及时到医院就诊，尤其有任何以下情况发生或出现新的症状：活动后呼吸困难；平卧后呼吸困难；夜间阵发性呼吸困难；频繁咳嗽，尤其平卧时；疲倦、乏力、晕倒或头晕眼花；脚、踝部和腿部水肿；恶心反胃，如感觉到胸痛等。

（徐惠萍）

【思考与练习】

1. 思考根据心功能分级如何指导患者休息和活动。

2. 请描述心功能不全症状出现和加重的常见诱因。

3. 临床上常用的增强心肌收缩力药物有哪些？

4. 简述利尿药的分类及副作用观察。

任务二 扩张型心肌病患者的护理

患者男,47岁,农民。因"反复胸闷气促9年余,再发1个月"入院,患者9年前反复出现胸闷气促,于劳累及受凉后多发,活动后明显,且活动耐量逐渐下降。后稍活动即有症状,休息数分钟可缓解,严重时伴尿少及夜间阵发性呼吸困难,反复双下肢水肿。在我院诊断为"扩张型心肌病",多次住院治疗,并于2009年4月在我院行"CRT(三腔起搏器)植入术"。近1个月来患者胸闷气促再发,活动即感胸闷气促,休息5～10分钟后好转,伴乏力,进食后腹胀不适,偶有咳嗽咳痰,夜间不能平卧,夜间阵发性呼吸困难,双下肢中度水肿。高血压病史6年,血压最高180/100mmHg,一直服用"厄贝沙坦片"降压,自诉血压控制在130～140/80～90mmHg。

体格检查:T 36.5℃,HR 120次/分,律齐,R 22次/分,BP 96/54mmHg,颈静脉充盈。心前区抬举样搏动,心界明显向左下扩大,二尖瓣区可闻及SM 2/6级杂音。两肺呼吸音稍粗,闻及干湿啰音。双下肢中度凹陷性水肿。

辅助检查:心脏彩超示全心扩大(左室93.9mm,左房56.1mm)伴左室收缩功能弥漫性减低(EF 37.9%、FS 19.3%),轻度三尖瓣反流伴中度动脉高压,中度二尖瓣反流,轻度肺动脉瓣、主动脉瓣反流。胸片:起搏器安装术后;两肺淤血,心影重度扩大。腹部彩超(肝胆胰脾双肾):淤血肝,脾大,胆、胰、肾未见明显异常。

医疗诊断:1. 扩张型心肌病　CRT植入术后　心功能IV级

2. 高血压病3级(极高危组)

3. 高血压性心脏病

4. 肺部感染

入院医嘱:心血管内科护理常规,一级护理,低盐低脂饮食,吸氧、心电监护、监测血压、记24小时尿量;地高辛片、呋塞米(速尿)片、氢氯噻嗪片及安体舒通(螺内酯)片、琥珀酸美托洛尔缓释片、盐酸胺碘酮(可达龙)片、厄贝沙坦片等治疗;心肌酶谱、24小时动态心电图。

情境1 入院护理

患者由家属陪同坐轮椅进入病房,责任护士小徐热情地迎了上去,向患者做了自我介绍,边介绍病区环境边将患者带到准备好的病床上。

问题1 你如何接待该患者?

1. 安置床位　将患者安置床位(CCU)或离护士办公室较近的房间。同时告知家属患者病情的严重性,留陪。

2. 体位　予高枕卧位或半卧位,适当抬高下肢,促进静脉回流,从而增加肾血流量,提高肾小球滤过率,促进水钠排出。注意患者体位的舒适和安全,加用床栏保护。

3. 吸氧　吸氧2～4L/min,提高肺部的血氧含量。

4. 心电监护　随时监测心律、心率、血压、皮氧和呼吸,以及起搏器运行情况,发现异常情况及时汇报。

6

5. 建立静脉通道 根据患者病情,予静脉留置,病情变化便于抢救。

6. 监测尿量 记24小时尿量,准备尿壶和量杯。

问题2 应如何做好护理评估?

1. 评估患者入院的方式 该患者轮椅送入病房。

2. 一般情况 询问家族史、以往病史、生活方式;了解患者对疾病的认识。患者多次住院,无家族史,有烟酒嗜好。每天白酒2斤左右/30年,烟2～3包/30年。已戒烟酒。患者由于病情反复发作,情绪焦虑悲观,家属积极配合治疗。

3. 专科情况

(1)有无心功能不全症状、体征,有无心输出量减少导致的心、脑供血不足的表现,如心绞痛、眩晕、晕厥等。

(2)有无心率突然减慢、血压偏低,频发的房性、室性期前收缩等一系列可致心脏血流动力学发生异常改变的情况。

该患者因双心腔扩大和收缩功能减退而出现全心衰竭的临床表现,射血分数低(EF<35%),容易导致心源性猝死。

 知识拓展

CRT(三腔起搏器)的作用和适应证

作用:CRT可以改善左右心室的同步性,减轻心衰的症状。有的时候还能使心腔变小,提高射血分数,对心衰患者有一定的疗效。CRT需植入三个电极,一个植入右室心尖部,一个植入右心房的右心耳,另一个通过冠状窦进入靠近左室侧壁后壁的静脉。

CRT在患者中的适应证:左室射血分数(LVEF)低于或等于35%、窦性心律,QRS时限大于或等于150毫秒的左束支传导阻滞(LBBB)、在采用指南指导的药物治疗(GDMT)下纽约心脏学会(NYHA)心功能分级为Ⅱ、Ⅲ级或可活动Ⅳ级的症状患者。(证据水平:NYHAⅢ/Ⅳ级为A,NYHAⅡ级者为B)(来自《2012美国心脏器械治疗指南更新要点》)

问题3 医嘱予24小时动态心电图检查,如何指导患者配合检查?

1. 解释检查目的 动态心电图记录24小时甚至更长时间状态下的心电活动情况。根据资料,可了解临床症状(如心悸、晕厥、胸痛)与心电图变化之间的关系,有助于分析和寻找这些症状的原因。

2. 检查前准备 最好穿棉质内衣,以免静电干扰。

3. 检查中 检测时,应当保持正常的生活习惯,达到诊断的目的。运动时尽可能保持上身不动,以免牵动贴在胸部的电极和电线,影响心电图的记录质量。做好日记,将一日中的活动状况、症状发生的准确时间记录下来,供医生在分析心电图时参考。若电极片脱落,及时告知医护人员进行更换。

4. 检查后护理 协助患者去除胸部电极粘贴处的黏胶,并检查局部皮肤有无破损,做好相应处理。

情境2 高血钾的处理和宣教

第2天,患者胸闷气促,伴心悸乏力,胸闷明显时伴出冷汗,夜间仍有阵发性呼吸困难,有时感头晕、胃纳、睡眠差,24小时尿量900ml。查体:HR 86次/分,BP 98/66mmHg,双下肢凹陷性水肿。生化系列：K^+ 5.7mmol/L；血肌酐 188μmol/L，尿素氮 11.7mmol/L，三酰甘油 1.81mmol/L。心电图可见 T 波高尖，提示高血钾（图 1-2）。医嘱予葡萄糖酸钙 10ml 静脉注射，st，呋塞米 20mg 静脉注射，st。

问题 4　该患者出现高血钾，该如何处理？

1. 按医嘱予 10% 葡萄糖酸钙 10ml 缓慢静脉注射，st，拮抗钾离子，呋塞米 20mg，静脉注射，st，促进钾的排泄。

2. 严密观察心律、心率及血压，尿量的变化。2 小时后复查血钾。

3. 指导低钾饮食，避免高钾的食物的摄入，如大多数的水果，包括香蕉、苹果、橘子类等，干果、一些谷物等，但值得注意的是盐及各种调味品，不要吃钾盐（各种健康盐、平衡盐、低钠盐、部分含碘盐等，均是用钾来代替钠盐，均不可食用），要注意是否含有钾。

4. 医嘱停用保钾利尿药螺内酯。

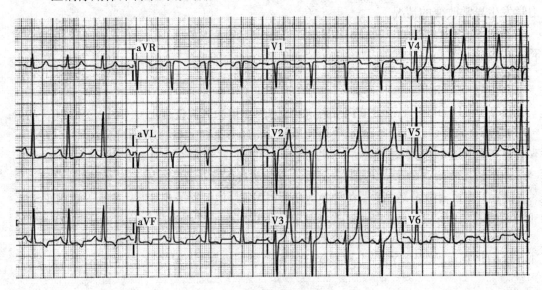

图 1-2　高血钾

经上述处理后，患者 30 分钟后解小便一次，量 150ml，2 小时复查电解质：K^+ 5.0mmol/L。

问题 5　该患者目前存在的首优护理问题有哪些？

[护理问题]

1. 体液过多　与体循环淤血和水钠潴留有关。

2. 有猝死的危险　与心排血量减少，左室收缩功能弥漫性减低有关。

[护理措施]

1. 协助患者经常更换体位　取半卧位和端坐位，在床上大小便，用物放在随手可取的地方。可在床上由护士指导家属做被动运动或主动运动。患者衣服质地柔软、宽松，保持皮肤清洁，避免压疮的发生。

2. 给氧　予低流量吸氧，氧流量为 2L/min。

3. 限制钠盐的摄入　控制摄盐量＜5g/d，忌进食腌制品、含盐高的食物，予清淡易消化的食物，可进食鱼、瘦肉和牛奶、鸡蛋等，少量多餐，忌过饱。

4. 病情观察　严密心电监护，观察心律、心率、血压和血氧饱和度，肺底湿啰音、颈静脉怒张、下肢水肿、尿量变化情况,在治疗和护理后病情有无好转,及时告知医生。

5. 注意观察水肿的消长情况　建立两条以上的静脉通道,注意减慢液体的滴速,总滴速维持在 20~30 滴/分,防止心衰加重。注意观察药物效果和有无副作用的发生,准确记录 24 小时尿量,并将重要性告诉家属,取得配合。

问题 6　医嘱予生理盐水 32ml＋多巴酚丁胺 60mg＋多巴胺 120mg 微泵 3ml/h 静脉注射,st,请问其使用目的?

1. 多巴酚丁胺兴奋 β 受体为主,具有增加心肌收缩力、增加心排血量的作用。对心率的影响小于异丙肾上腺素。

2. 多巴胺小剂量时(每分钟按体重 0.5~2μg/kg)主要作用于多巴胺受体,使肾及肠系膜血管扩张,肾血流及肾小球滤过率增加,尿量及钠排泄量增加。

3. 多巴胺中等剂量时(每分钟按体重 2~10μg/kg),能直接激动 β_1 受体及间接促使去甲肾上腺素释放,对心肌产生正性应力作用,使心肌收缩力及心排出量增加,收缩压升高,舒张压无变化或轻度升高。

4. 多巴胺大剂量时(每分钟按体重大于 10μg/kg),激动 α 受体,导致周围血管阻力增加,肾血管收缩,肾血流量及尿量反而减少。由于心排出量增加及周围血管阻力增加,致使收缩压和舒张压均升高。

该患者体重 83kg,微泵使用多巴胺的目的是加强利尿,减少回心血量,减轻心脏负担。

情境 3　出院指导

患者住院第 9 天,休息状态下偶感胸闷、气短,无心悸、乏力,无咳嗽、咳痰,无恶心、呕吐,无夜间阵发性呼吸困难,胃纳睡眠佳,24 小时尿量 2100ml,双下肢水肿消退。医嘱予出院。

问题 7　对该患者如何进行出院宣教?

1. 饮食与营养　心肌病的饮食原则是高蛋白、高维生素、富含纤维素的清淡饮食,以促进心肌代谢,增强机体抵抗力。心力衰竭时进低盐饮食,不吃含钠量高的食物。

2. 生活起居与情绪　日常生活中要保持室内空气流通,阳光充足,防寒保暖,预防感冒和上呼吸道感染。养成良好的生活习惯,保证充足睡眠,注意劳逸结合。保持心情舒畅,树立战胜疾病的信心。鼓励与家人一起居住,不宜独居。戒烟、戒酒,保持排便通畅。避免劳累、激动和突然用力,以预防疾病复发。

3. 作息　保证充足的睡眠,多在家里休息。因为卧床休息可减慢心率,延长舒张期,增加静脉回流,使冠状动脉供血增加,心肌收缩力增强,心排出量增多,心功能改善。病情控制后,仍需限制活动量,使扩大的心脏尽可能恢复正常。

4. 锻炼　根据心功能状态进行适量活动,循序渐进,饭前、饭后及睡前 1 小时内避免运动,以免影响消化和睡眠。活动量以不感到胸闷气促为宜。

5. 复查

(1)心肌病者需要接受长期正规的综合治疗,因此每隔 1~2 周回医院复查。

(2)出现感染、胸闷、头昏、晕厥,或出现水肿、尿量减少、严重心律失常或心力衰竭症状加重时需及时就诊。

(3)复查内容:生化指标测定、X 线胸片、心电图、动态心电图、超声心动图等。

(徐惠萍)

【思考与练习】

1. 请阐述扩张性心肌病的原因。
2. 简述水肿分级。

任务三　病毒性心肌炎患者的护理

　　患者女,38岁,农民。因"反复腹泻1周,胸痛2天"入院。患者于1周前反复出现腹泻,为黄色水样便,每次量不多,并有发热,体温最高达39.5℃,曾去当地卫生院就诊,考虑"急性肠胃炎",予以抗感染、补液等治疗后腹泻症状好转,体温下降,随之患者出现胸痛,位于胸骨中段后,为尖锐性疼痛,有胸口空虚感,感右侧小指麻木。今患者无明显诱因下出现胸痛再发,持续3小时稍有好转,伴有出汗,胸闷,恶心,乏力。

　　体格检查:T 36.7℃,HR 60次/分,R 19次/分,BP 120/74mmHg。心率60次/分,律齐,双肺呼吸音清,腹平软,肝、脾肋下未及,腹软无压痛、反跳痛,双下肢无水肿。

　　辅助检查:心电图提示:窦性心律,可见Ⅱ、Ⅲ、aVF导联T波倒置,$V_1 \sim V_6$导联ST-T改变。

　　医疗诊断:1. 胸痛原因待查

　　　　　　　病毒性心肌炎?

　　　　　　2. 冠状动脉粥样硬化性心脏病?

　　入院医嘱:心血管内科护理常规,一级护理,普食,吸氧、心电监护;注射用盐酸川芎嗪针(川青)、马来酸桂哌齐特针(克林澳)静滴,血生化、心肌酶谱及肌钙蛋白、胸片、心脏超声。

情境1　入院护理

　　患者由家属陪同,轮椅护送入病房,责任护士小王热情地迎了上去,向患者做了自我介绍,接着边介绍病区环境边将患者带到准备好的病床上。该患者情绪很紧张,焦急地问小王:"我平时身体都很好,到底得了什么病?"

　　问题1　病毒性心肌炎的临床表现有哪些,患者如何配合医生做进一步的检查?

　　病毒性心肌炎患者临床表现常取决于病变的广泛程度,轻重变异很大,可完全没有症状,也可以猝死。

　　1. 病毒感染症状　约半数患者于发病前1～3周有病毒感染前驱症状,如发热,全身倦怠感,即所谓"感冒"样症状或恶心、呕吐等消化道症状。

　　2. 心脏受累症状　常出现心悸、胸闷、呼吸困难、胸痛、乏力等表现。

　　3. 心电图　可见ST-T改变和各型心律失常,特别是室性心律失常和房室传导阻滞等。

　　该患者表现为:急性肠胃炎、有高热;胸闷胸痛、乏力;心电图为:窦性心律,可见Ⅱ、Ⅲ、aVF导联T波倒置,$V_1 \sim V_6$导联ST-T改变。应进一步检查项目:血液生化及心肌损伤标志物检查、病原学检查、X线检查。确诊有赖于病毒抗原、病毒基因片段或病毒蛋白的检出。

情境2　危急处置

　　接急诊化验室危急值报告,患者急诊心梗筛查:肌钙蛋白Ⅰ 44.87ng/ml;肌酸激酶-MB 169.4IU/ml;肌红蛋白 310ng/ml;谷草转氨酶 346U/L;乳酸脱氢酶 533U/L;肌酸激酶 1846U/L;钾 3.2mmol/L。TORCH系列:风疹病毒-IgG 41.1IU/mL;巨细胞病毒-IgG:

243.5AU/mL;胸片:两肺未见明显实质性病变,左心缘略延长,主动脉增宽,结合临床考虑。心脏彩超:左室增大,轻度三尖瓣、二尖瓣、主动脉瓣、肺动脉瓣反流,左室舒张功能减退。初步考虑病毒性心肌炎可能,予营养心肌、抗病毒、口服及静脉补钾等治疗。

问题2 针对患者上述情况,目前首优的护理问题是什么?

[护理问题]

1. 活动无耐力 与心肌受损引起的代谢障碍有关。

2. 知识缺乏 缺乏疾病相关知识、配合治疗等方面的知识。

3. 焦虑 与担心疾病的预后、生活工作和经济有关。

[护理措施]

1. 活动与休息 卧床休息1个月,保持良好的精神状态,不必过于紧张。向患者解释急性期卧床可减轻心脏负担,减少心肌耗氧,有利于心功能的恢复。协助患者满足生活需要,保持环境安静,限制探视,减少不必要的干扰,保证患者充分的休息和睡眠时间。

2. 饮食 早期予清淡易消化的食物,少量多餐。待腹泻好转后,选择高蛋白、高维生素、易消化、低盐饮食,多进食含维生素C较多的水果(如橘子、番茄等)及富于氨基酸的食物(如瘦肉、鸡蛋、鱼、大豆等)

3. 病情观察 严格心电监护,直至病情平稳,注意心率、心律、心电图变化,密切观察生命体征、尿量、神志、皮肤黏膜颜色,注意有无呼吸困难、咳嗽、颈静脉怒张、水肿、奔马律及肺部湿啰音等表现。同时准备好抢救仪器及药物,一旦发生心律失常、心力衰竭,立即抢救。

4. 用药护理 口服补钾时关注患者的服药情况,做到"服药到口"。密切关注患者的主诉,药物的效果和不良反应。控制液体的滴速和量,以防发生急性肺水肿。

5. 疾病知识指导 做好心理护理,患病影响日常生活和工作,患者易产生焦急、烦躁等情绪。向患者说明本病的演变过程及预后,安心休养。同时做好家属的工作,配合医护人员的宣教和指导。

 知识链接

恶性心律失常

频发的室早二联律、三联律、多源性室早、RonT现象、二度Ⅱ型房室传导阻滞,特别是室速和三度房室传导阻滞,应及时汇报医生。

入院第5天:急诊肌钙蛋白I(定量)11.12ng/ml;血常规(急诊)正常;脑钠肽前体(BNP)592pg/ml;肌酐+尿素氮(急诊)正常。10时20分患者与家人聊天时突发抽搐,随之出现神志不清,心电监护提示室颤,BP 84/52mmHg,SpO$_2$ 52%,R 6次/分。

问题3 该患者出现严重的心律失常,如何配合医生进行抢救?

1. 立即胸外心脏按压,简易呼吸机辅助通气,肾上腺素针1mg静脉注射,st,电除颤(双相电200J)1次,生理盐水26ml+多巴胺240mg微泵6ml/h升压。

2. 继续胸外按压,肾上腺素针1mg静脉注射,st,仍提示室颤心律,再次除颤,生理盐水250ml+20%硫酸镁针10ml+氯化钾5ml静滴,st。

10时28分患者神志转清,心电监护提示窦性心律,HR 92次/分,频发室早,房早,BP 126/64mmHg,SpO$_2$ 95%,R 13次/分。医嘱予5%葡萄糖20ml+胺碘酮(可达龙)0.15g静脉注射,st,5%葡萄糖40ml+可达龙0.3g微泵8ml/h维持窦性心律,硫酸镁针、氯化钾针静脉滴注稳定心肌电活动。查血气分析、电解质、肌钙蛋白、心肌酶谱。

结合上述检查和病程演变及病毒性心肌炎的诊断标准,该患者的初步诊断:①暴发性病毒性心肌炎;②室性心律失常。

 知识链接

重症病毒性心肌炎

有阿-斯综合征发作、充血性心力衰竭伴或不伴心肌梗死样心电图改变、心源性休克、急性肾衰竭、持续性室性心动过速伴低血压发作或心肌心包炎等在内的一项或多项表现,可诊断为重症病毒性心肌炎。

问题4 请问使用肾上腺素时应注意什么?

1. 首先静推 1mg,必要时可每 3~5 分钟给予 1mg,每次给药后需再推入 20ml 液体,以加快药物进入中心循环,或用生理盐水稀释后 $0.05\sim0.5\mu g/(kg\cdot min)$ 微泵静脉注射。肾上腺素不能与碱性药物同一路静脉使用,如碳酸氢钠。

2. 肾上腺素可引起心悸、血压升高、震颤、无力、眩晕、心律失常。

3. 用药过程监护心率、心律、血压。

4. 外漏时易引起局部组织坏死。

5. 需微泵静脉持续给药时,在微泵出现"注射完毕"报警之前须准备好药物。使用过程请检查微泵工作是否正常。

6. 仔细核对长期医嘱,及时停用降压药。

情境 3 出 院 指 导

入院 12 天,患者无明显胸闷、胸痛,无心悸,无畏寒、发热,无咳嗽、咳痰。复查心肌酶谱报告正常范围。查体:BP 120/76mmHg,HR 72 次/分,律齐,各瓣膜区未闻及杂音。双肺呼吸音清,未闻及干湿啰音,腹软无压痛、反跳痛,双下肢无水肿。医嘱予出院。出院带药:盐酸曲美他嗪片(万爽力)口服。

问题5 针对该患者,如何做好出院宣教?

1. **休息和活动** 出院后需继续卧床休息 2 个月,3 个月后可适当室外活动,逐渐增加活动量,但不可过度劳累,若无并发症,可考虑恢复学习或轻体力工作,6 个月至 1 年内避免剧烈运动或重体力劳动等。注意生活规律,保存良好的精神状态,不必过于紧张。

2. **避免诱因** 室内经常开窗通风,避免或减少去公共场所次数,避免与感冒患者接触,注意天气变化,防止受凉、感冒或上呼吸道感染。

3. **饮食与营养** 宜选择高蛋白、高维生素、易消化、低盐饮食,多进食含维生素 C 较多的水果(如橘子、番茄等)及富于氨基酸的食物(如瘦肉、鸡蛋、鱼、大豆等)。

4. **保健指导** 遵医嘱用药,学会自测脉搏、节律,如有异常或有发热、咽痛、腹泻、胸闷、胸痛、气急和心悸不适等症状,应及时到医院就诊。

5. **复诊** 出院 1 个月后门诊复查血常规、心肌酶谱、肌钙蛋白等。

(徐惠萍)

【思考与练习】

1. 请阐述病毒性心肌炎病因及临床表现。

2. 简述病毒性心肌炎的健康宣教。

任务四　冠心病患者的护理

患者男,75 岁,小学学历,退休。因"反复胸痛 10 余天"入院,10 余天前反复出现胸痛,开始均在活动后出现,位于胸骨下段后部,为压迫性疼痛,休息数分钟后可缓解。近一周来患者症状加重,休息时亦有症状,胸痛持续时间延长,性质加剧,向左肩部放射,伴出汗、气促。近 2 天来患者感恶心,偶有呃逆。急诊心电图示:急性下壁心肌梗死,ST-T 改变。有高血压病史,最高血压达 180/100mmHg,规律服用"苯磺酸氨氯地平片"降压,血压未按时监测,控制不详。

体格检查:T 36.2℃,HR 52 次/分,R 18 次/分,BP 105/47mmHg。神志清楚,颈静脉无充盈,心率 52 次/分,律齐,两肺呼吸音清,腹软,无压痛,双下肢无水肿。

辅助检查:心电图示急性下壁心肌梗死(图 1-3),Ⅱ、Ⅲ、aVF 导联之 ST 段呈弓背向上抬高 0.1～0.25mV。

血常规示:白细胞计数 $14.8×10^9/L$,中性粒细胞百分比 95%。肌钙蛋白 3.8ng/ml。心肌酶谱:CK 850U/L,CK-MB 65U/L,LDH 471U/L。电解质、肝肾功能正常。

医疗诊断:1. 冠状动脉粥样硬化性心脏病(简称冠心病)、急性下壁心肌梗死

　　　　　2. 高血压 3 级(极高危组)

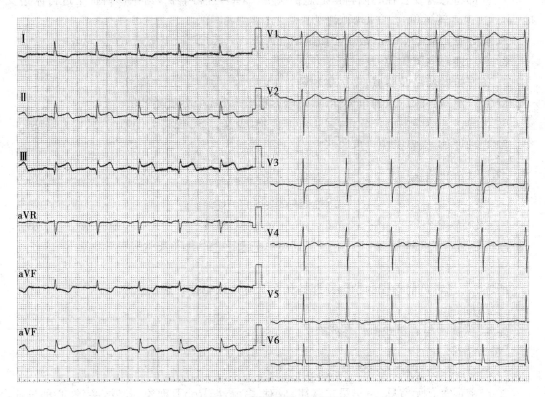

图 1-3　急性下壁心肌梗死

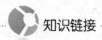 **知识链接**

心肌梗死定位诊断

V_1、V_2、V_3 导联示前间壁心肌梗死

$V_3 \sim V_5$ 导联示局限前壁心肌梗死

$V_1 \sim V_5$ 导联示广泛前壁心肌梗死

Ⅱ、Ⅲ、aVF 导联示下壁心肌梗死

Ⅰ、aVL 导联示高侧壁心肌梗死

$V_7 \sim V_8$ 导联示正后壁心肌梗死

Ⅱ、Ⅲ、aVF 导联伴右胸导联(尤其是 V_4R)ST 段抬高,可作为下壁心肌梗死并发右室梗死的参考指标。

情境 1 入院护理

患者由急诊室平车送入病房。医嘱予心电监护,鼻导管吸氧,绝对卧床休息,医嘱予氯吡格雷(波立维)、阿托伐他汀钙(立普妥)、肠溶阿司匹林口服。

问题 1 如何接诊该患者?

1. 立即将患者安置在心内科重症监护病房(CCU)进行监护,与急诊科护士进行床边交接(附危重患者转运单)。立即通知医生。

2. 鼻导管给氧 3L/min,改善心肌缺氧。

3. 多功能心电监护,并及时记录。

4. 备好抢救药品及器械,遵医嘱用药。

5. 宣教绝对卧床休息的重要性,限制陪客探视,以减少心肌耗氧量。

6. 指导进食清淡易消化软食,忌粗纤维食物,少量多餐;保持大便通畅,忌用力排便。

7. 心理评估,患者避免过度紧张。

 知识链接

急性冠脉综合征(ACS)

急性冠脉综合征(acute coronary syndrome,ACS)是一组由急性心肌缺血引起的临床综合征,包括不稳定心绞痛,非 ST 段抬高心肌梗死和 ST 段抬高心肌梗死。

问题 2 患者目前首优的护理问题是什么? 应采取哪些护理措施?

[护理问题]

疼痛:胸痛 与心肌缺血性坏死有关。

[护理措施]

1. 绝对卧床休息,吸氧 3L/min,心电监护。

2. 严密观察有无室早、室早呈二联律、成对、多源性、RonT 现象、阵发性室性心动过速、二度Ⅱ型或三度房室传导阻滞等严重心律失常,一旦出现即报告医生。备好抢救物品,同时准备好除颤仪,积极配合抢救。

3. 遵医嘱使用镇静止痛药,予吗啡 0.5mg 皮下注射,及早解除疼痛,注意观察疗效及有

无呼吸抑制、血压下降、脉搏加快等不良反应。

4. 遵医嘱使用生理盐水 48ml＋硝酸甘油 10mg 微泵注射 5ml/h 静脉注射,观察疗效及不良反应,关注血压的变化,开始 15～30 分钟测量一次,待血压控制相对平稳改为 30～60 分钟一次。

5. 遵医嘱予氯吡格雷 300～600mg,阿托伐他汀钙 40mg,肠溶阿司匹林 300mg 嚼服,向患者解释药物作用、不良反应。

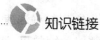 知识链接

硝酸甘油微泵使用及注意事项

向患者及家属说明使用微泵控制药物速度的必要性及注意事项,取得其理解及配合。硝酸甘油在静脉用药时,首次使用前要进行血压的测量,输注速度不宜过快。输注过程中或用药后,不宜突然坐起或站立,一旦发生严重低血压,立即停用该药。在用药过程中,部分患者会出现头痛、头晕现象,是由于硝酸甘油的扩血管作用,应报告医生,配合医生处理或根据医嘱调节速度。

观察注射部位有无液体渗漏、红肿、疼痛,针头有无脱落或堵塞,若留置针敷贴有污染或脱落,立即更换。遇有微泵报警,及时查明原因,排除故障。加强巡视,严密观察病情变化。

护士应经常巡视病房,与患者沟通,消除其恐惧心理。因使用微泵的时间较长,患者活动受限,会出现烦躁、焦虑不安,应理解患者的感受,体贴和关心患者,帮助其树立战胜疾病的信心,配合治疗。

情境 2　PTCA 术前准备

患者胸痛持续时间延长,性质加剧,向左肩部放射,伴出汗、气促,复查:肌钙蛋白 4.6ng/ml。接到医嘱:立即行冠脉造影。

问题 3　请问你如何为患者做好冠脉造影术前准备?

1. 抽血测定出凝血时间、肝肾功能、血常规、输血前血清学检查、血型等。
2. 清洁穿刺部位皮肤并更换手术衣裤,训练床上大小便。
3. 进导管室前排空尿液。
4. 取下义齿、手表等,交予家属带回或专人保管。
5. 建立两路及以上静脉通道,以备抢救时使用。
6. 填好手术患者接送单,准备病历、CT 片、X 线片等用物后,平车送患者至导管室,与导管室护士交接。
7. 心理评估及宣教,完成护理记录。

 知识拓展

急性心肌梗死的再灌注治疗

心肌再灌注越早,效益越大,起病 3～6 小时,最多在 12 小时内,使闭塞的冠状动脉再通,心肌得到再灌溉,濒临坏死的心肌可能得以存活或使坏死范围缩小,减轻梗死后心肌重塑,可明显改善预后,其方法有:

1. 介入治疗 PTCA 或冠状动脉内支架植入术。

2. 溶栓治疗 按医嘱准备溶栓药物，评估溶栓禁忌证，了解实验室检查结果，做好溶栓药物过敏试验，在急诊 30 分钟内注入溶栓药物，观察药物的疗效、不良反应。

3. 主动脉-冠状动脉旁路移植术，即冠状动脉搭桥术。

问题 4 抢救时如何建立静脉通道?

1. 建立两路及以上静脉通道，一路用于抢救，一路使用血管活性药物，以精确滴速。

2. 消毒及穿刺过程必须遵循无菌原则，穿刺时避开关节，以防静脉留置针脱出，选择适宜的血管，熟悉常用大粗静脉的解剖位置，注意保护血管，穿刺成功后密切观察液体点滴速度，快速准确地建立静脉通道，为抢救赢得时间。经桡动脉行 PTCA 术，一般手术部位在右桡动脉，因此留置针穿刺一般选择左上肢静脉，以头静脉、肘正中静脉、贵要静脉为佳，肘关节上下 20cm 范围内的静脉血管，易于固定且血流量大，药物进入血管后能很快被稀释，便于用药和抢救。

情境 3 PTCA 术后护理

患者行左右冠脉造影:予右冠植入支架一枚，导管室护士将患者送入心血管内科病房，家属陪同。入科时神志清楚，无胸闷胸痛，心率 68 次/分，血压 138/80mmHg，右手桡动脉穿刺处止血器加压包扎，无渗血，无肿胀，动脉搏动良好，左手静脉留置针输液通畅，导管室带入生理盐水 500ml 静滴，盐酸替罗非班(欣维宁)微泵静脉注射 8ml/h。

问题 5 护士如何接诊该患者?

1. 病室准备 进入 CCU 室，铺好备用床，床旁吸引、吸氧、多功能心电监护仪及抢救车备用状态，放置合理。

2. 安置患者 迎接患者至床旁，与导管室护士共同安置好患者。

3. 给氧 鼻导管吸氧 2~4L/min。

4. 病情交接 交班者在患者左侧，接班者在患者右侧。交接患者术中特殊情况、神志意识、生命体征、用药、穿刺部位包扎敷料、末梢循环情况、静脉通道及滴速、受压部位皮肤情况等。

5. 心电、血压监护 每 15 分钟测血压一次，尤其关注心律的变化，发现异常及时报告医师。同时描记心电图。

6. 记录 24 小时尿量 为了加快造影剂的排泄，术后 4~6 小时应饮水约 1000~2000ml。

7. 穿刺处的护理 观察穿刺处有无渗血、红肿、疼痛等。保持伤口干燥，敷料污染时及时更换。观察穿刺侧肢体动脉搏动情况、皮肤颜色及温度的变化。

8. 抗栓治疗的护理 继续予欣维宁抗血小板治疗，应注意观察穿刺口和皮肤黏膜有无出血倾向，并随时监测出凝血时间和凝血酶原时间。观察有无尿液、粪便颜色、血压、意识、瞳孔等的改变，早期发现病情变化，采取有效的措施。

9. 心理疏导 在日常生活中多关心、爱护患者，帮助患者消除焦虑、恐惧心理，树立战胜疾病的信心。对精神过度紧张者，可用适量镇静剂。

10. 向患者及家属做好健康教育

(1)饮食护理:半流食和软食，避免辛辣刺激性食物及粗纤维饮食，避免进食过饱过快。

（2）排便护理：保持大便通畅，避免用力排便。

（3）平时使用软毛牙刷，避免碰撞，改变体位时动作宜缓慢。有牙龈出血、大便颜色褐色应及时报告医生。

知识链接

盐酸替罗非班（欣维宁）

本品的主要成分为盐酸替罗非班。本品与肝素联用，适用于不稳定型心绞痛或非 Q 波心肌梗死患者，预防心脏缺血事件，同时也适用于冠脉缺血综合征患者进行冠脉血管成形术或冠脉内斑块切除术，以预防与冠脉突然闭塞有关的心脏缺血并发症。

最常见不良事件是出血。

禁用于有活动性内出血、颅内出血史、颅内肿瘤、动静脉畸形及动脉瘤的患者，也禁用于那些以前使用盐酸替罗非班出现血小板减少的患者。

问题 6 PTCA 的常见并发症有哪些？如何配合抢救？

1. 冠脉急性闭塞（最危急） 进行紧急心肺复苏。

2. 心脏压塞 一旦发现及时报告医生。

3. 迷走神经反射 表现为心率减慢、血压下降、面色苍白、出冷汗、恶心和呕吐，严重时心脏停搏。应立即通知医生，采取平卧或休克卧位，建立静脉通路，遵医嘱用药，积极配合抢救。

4. 心律失常 出现严重室性心律失常能马上记录并报告医生，一旦出现室颤，应迅速配合医生正确使用除颤仪，高度房室传导阻滞者配合医生安装临时起搏器。

5. 心力衰竭 采取端坐位，高流量酒精湿化给氧，遵医嘱用抗心衰、抗心律失常治疗。

6. 穿刺部位并发症 科学合理地包扎及按压伤口，术后卧床、制动时间勿擅自缩短，密切观察肿块的硬度及动脉搏动情况。

情境 4 急性心脏压塞护理

PTCA 术后当晚，患者突发面色苍白、胸闷、烦躁不安、出汗，查体：BP 66/42mmHg，心电监护示心率 96 次/分，律不齐，SpO_2 96％，神志清，颈静脉未见充盈怒张，心音低，心尖区未见明显搏动，双下肢无水肿。急诊床边 B 超：心包积液。考虑急性心脏压塞。

问题 7 请问你该如何配合医生进行抢救？

1. 立即报告医生，准备心包穿刺包。清除心包内的血液是解决心脏压塞最终的治疗手段。备齐各种抢救药品、器械，以备随时参与抢救。

2. 协助安置体位，予半坐卧位，吸氧 3L/min，密切观察心率、心律、血压、血氧饱和度的变化，发现异常立即通知医生进行处理。

3. 患者过分紧张，遵医嘱给予镇静剂，嘱患者术中勿咳嗽或深呼吸。

4. 重视患者主诉，术中若患者感到不适，如心跳加快、出冷汗、头晕、气短等，应立即停止操作，做好急救准备。

5. 术后绝对卧床 4 小时，予低半卧位，观察穿刺部位有无渗血，保护伤口，防止感染，观察患者体温变化。

6. 对于出血不稳定的或再次出现心脏压塞的患者，需考虑外科心包开窗术，即通过外科方法使得在心包腔和胸膜腔之间形成空间交通。

心包穿刺引流出不凝血 200ml。半小时后，患者情绪稳定，胸闷、出汗减轻，心电监护：HR 78 次/分，律齐，BP 100/66mmHg，SpO₂ 98%。

 知识链接

急性心脏压塞的临床表现

1. 焦虑、烦躁。
2. 胸部不适，有时候右侧半卧或前倾位症状减轻。
3. 呼吸困难、呼吸加快。
4. 晕厥，头昏，冷汗。
5. 有时可伴有恶心、呕吐等迷走神经功能亢进表现。
6. 低血压、面色苍白、皮肤湿冷。
7. 奇脉　吸气时动脉收缩压下降 10mmHg 或更多，伴有动脉搏动减弱或消失。
8. 颈静脉怒张。
9. 心音遥远、心界扩大。

情境5　出院护理

住院第 15 天，患者精神状态良好，无胸闷、胸痛，无恶心、呕吐，肢体活动自如，能下床活动，皮肤黏膜完好。T 36.6℃，R 20 次/分，P 84 次/分，BP 104/67mmHg。医嘱予出院。出院带药：苯磺酸氨氯地平、氯吡格雷、阿托伐他汀和肠溶阿司匹林片等口服。

问题8　如何做好出院指导？

1. 康复活动指导

(1)患者应保证充足睡眠，生活应有规律性，注意劳逸结合，避免激动、过度兴奋。

(2)养成经常锻炼的习惯，如气功、散步、慢跑、打太极拳等，可根据自身病情、体质等情况选择。第一周：每天二次，每次 5 分钟散步；第二周：每天二次，每次 10 分钟散步；第三周：每天二次，每次 20 分钟散步；第四周：应该增加到每天散步 1 公里。

(3)认识自我，量力而行，积极参加适合自己的文化娱乐活动，如练书法、学绘画、种花、养鸟、垂钓、听音乐等。只要出现疲劳感，患者都应该中止活动，立即休息。过度劳累使身心受到损害，心肌耗氧量增加，极易诱发心力衰竭。

2. 饮食指导　忌吃肥肉、动物脂肪、动物内脏、蛋黄、海鲜等，少吃甜食。宜少食多餐，清淡易消化食物为主，如新鲜蔬菜、瓜果、瘦肉、鱼类、豆制品等，控制盐的摄入，每日食盐量最好不要超过 5 克。

3. 用药指导　提供医生所开药物的书面材料及服药时间表。

(1)患者需服用氯吡格雷 1 年以上，肠溶阿司匹林片终生服用。

(2)随身携带硝酸甘油片，胸痛发作立即停止活动，舌下含服硝酸甘油片。硝酸甘油片开瓶后 3 个月须更换，在家中放在易取之处，家人知道药物放置位置。

(3)自我观察药物副作用及不良反应。氯吡格雷常见的不良反应有皮疹、腹泻、腹痛、消化不良、颅内出血、消化道出血、严重粒细胞减少。阿司匹林常见的不良反应有胃肠道症状、过敏反应、肝肾功能损害、缺铁性贫血、心脏毒性。

(4)按医嘱正确服用降压药物。

4. 指导患者自我监测 一旦出现眩晕、心慌、出冷汗等症状,及时就诊。告知急救电话号码 120。

5. 洗澡注意事项 告诉患者洗澡时应让家属知道,且不宜在饱餐或饥饿时进行,水温勿过冷或过热,时间不宜过长,门不要上锁,以防意外。

6. 出院后随访时间 出院后 1 周、1 个月、3 个月、6 个月、1 年,以后至少每半年一次,如有不适随时就诊。

(黄玲媛)

【思考与练习】

1. PTCA 术后的观察要点有哪些?

2. 请解释多源性室早与 RonT 现象。

3. 硝酸酯类药物给药方法及观察要点有哪些?

任务五 风湿性心脏病患者的护理

患者女,63 岁,文盲,农民。因"反复胸闷气促 20 年,再发 4 天"入院,患者 20 年前反复出现胸闷气短,为胸骨中段闷胀不适,诊断为"风湿性心脏病",多服用"麝香保心丸"等药物,但上述症状仍有反复发作,未规范治疗。4 天前患者受凉后胸闷气促加重,稍活动即可出现,伴轻微咳嗽咳痰,有夜间阵发性呼吸困难,尿量偏少,双下肢水肿明显。患者 22 年前有全身关节疼痛病史。

体格检查:T 36.6℃,HR 94 次/分,房颤心律,R 20 次/分,BP 128/68mmHg。神志清楚,两颧及口唇发绀,颈静脉充盈,心尖部可触及舒张期震颤,可闻舒张期隆隆样杂音。心界临界,心律绝对不齐,第一心音强弱不等,脉搏短绌,两肺闻及湿啰音,腹软,肝脾未及,双下肢明显水肿。

辅助检查:血常规、肝肾功能正常。24 小时动态心电图:①异位心律,心房颤动,心室率 84～104 次/分。②偶发室性异位搏动。③ST-T 改变。④心率变异性参数中度降低。心脏超声示:风湿性心脏瓣膜病,重度二尖瓣狭窄,中度三尖瓣关闭不全伴中度肺动脉高压。

医疗诊断:风湿性心脏病、联合瓣膜病变(重度二尖瓣狭窄,中度三尖瓣关闭不全)、房颤、心力衰竭、心功能 Ⅲ 级。

情境 1 并发症观察

患者入院后,热情接待患者,安排床位休息,遵医嘱予心电监护,鼻导管吸氧,记 24 小时尿量,予呋塞米针,银杏达莫、华法林钠片等治疗,完善各项检查。

问题 1 你如何接诊该患者?

1. 安置床位 热情接待患者,取高枕卧位或半卧位。立即通知医生。

2. 给氧 吸氧 2～4L/min,提高肺部的血氧含量。

3. 心电监护 注意心率、心律、血压并及时记录。

4. 病情观察 观察咳嗽、咳痰情况,记录痰液的量、色,指导深呼吸和有效咳嗽。关注患者水肿的情况,准确记录出入量,适当控制液体摄入量。

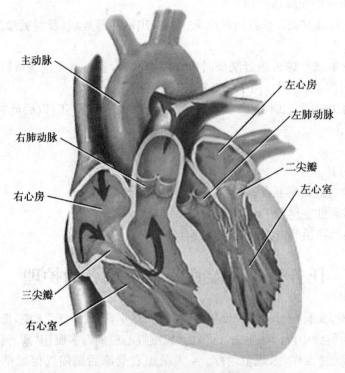

主动脉
左心房
左肺动脉
右肺动脉
二尖瓣
右心房
左心室
三尖瓣
右心室

图 1-4 心脏各瓣膜的具体位置

5. 饮食 饮食清淡易消化,忌粗纤维食物,少量多餐,避免过饱。忌刺激性饮食和兴奋性药物,如辣椒、生姜、烟酒和大量饮浓茶以及兴奋药,这些都会使血压升高,患者神经系统的兴奋性增强,从而导致心率加快,甚至诱发心律失常,加重心脏的负担,还会使心肌瓣膜功能受到损害。

6. 排便的护理 保持大便通畅,忌用力排便,通常可给通便灵或开塞露帮助排便。

7. 环境 保持病室安静,限制探视。安慰鼓励患者,帮助其树立战胜疾病的信心,使其情绪稳定。

问题 2 如何观察患者可能出现的并发症?

1. 心律失常 最常见的是房颤,发生率50%以上,有时为首发病症,也可为首次呼吸困难发作的诱因或体力活动受限的开始。

2. 血栓栓塞 长期房颤容易导致血栓形成,血栓脱落可引起栓塞。脑栓塞可偏瘫失语;四肢动脉栓塞引起肢体的缺血、坏死;深静脉血栓导致肺动脉栓塞。

3. 感染性心内膜炎 发生在瓣膜病的早期,细菌附着在瓣叶表面,聚集形成赘生物,感染的细菌常见链球菌、葡萄球菌、肠球菌等。一旦发生感染性心内膜炎,就会加重心衰。同时赘生物脱落导致栓塞。

4. 心力衰竭 为晚期并发症,是风湿性心脏病的主要致死原因,发生率占50%~70%。主要表现为心源性恶病质,多脏器功能障碍。

问题 3 华法林用药的注意事项有哪些?如何减少华法林过多过少的危险?需隔多长时间监测凝血时间?

1. 影响华法林的食物 葡萄柚、芒果、鳄梨、蔓越橘、大蒜、生姜、洋葱、海藻、海带、豆奶、豆腐、寿司、多种维生素,富含维生素 K 的食物:绿叶蔬菜(如菠菜)、花菜、甘蓝、胡萝卜、蛋黄、猪肝、绿茶等,日常生活中尽量少吃。

2. 减少华法林过多过少的危险

(1)每天固定的时间服用处方剂量华法林。

(2)定期监测凝血时间,若出现不寻常的瘀斑或出血,及时联系医生。

(3)保持良好的饮食习惯,不要出现过大的波动。

(4)在使用新的药物或天然保健品前咨询医生,因为可能需要调整华法林剂量。

3. 在达到治疗水平前,应每日测定 INR,其后 2 周每周监测 2～3 次,以后根据 INR 的稳定情况每周监测 1 次或更少。若长期治疗,约每 4 周测定 INR 并调整华法林剂量 1 次。〔治疗水平:国际标准化比率(INR)达到 2.5(2.0～3.0)时,或凝血酶原时间(PT)延长至 1.5～2.5 倍〕

情境 2　急性左心衰的护理

该患者住院第 2 天,突发呼吸困难,烦躁不安,口唇发绀,大汗淋漓,心率加快,两肺广泛湿啰音及哮鸣音,感腹胀、恶心,未呕吐,双下肢轻度凹陷性水肿,白天尿量 200ml。

问题 4　现阶段该如何做好该患者的护理?

1. 嘱患者绝对卧床休息,取高枕卧位或半卧位。一切生活均应由护士及家属协助。

2. 遵医嘱使用利尿药,密切监测尿量及电解质的变化。

3. 应用洋地黄类药物时,密切观察心电图的变化及心衰改善情况。

4. 控制输液量和速度,并告诉患者及家属此做法的重要性,以防其随意调整滴速,加重病情。

5. 对患者态度要和蔼,避免不良刺激。

问题 5　心衰患者为什么要监测尿量?

1. 一般健康成人尿量为 1000～2000ml/24 小时,昼夜尿量之比为(2～4)∶1。少尿或无尿加上身体水肿现象都预示着水钠潴留,提示心功能不全。

2. 心衰患者应用利尿药,要监测尿量以观察利尿效果,评价心功能改善情况。

3. 根据尿量调节治疗方案,判定补液量多少。

4. 根据尿量补钾。

5. 心功能不全引起夜尿多的原因:白天患者活动量大,心功能不全较为明显,血流量降低,尿量较少。夜间睡眠时,心脏功能相对提高,尿量增加。因此,夜尿多往往是心功能不全的早期信号。

情境 3　用药护理及栓塞预防

该患者住院第 5 天,主诉稍感胸闷不适,感腹胀,无恶心、呕吐,胃纳差,生命体征平稳,双下肢轻度凹陷性水肿,白天尿量 800ml。患者因经济问题决定暂不进行介入及手术治疗,继续内科保守治疗。医嘱予硝酸甘油、呋塞米(速尿)、地高辛、华法林等治疗。

问题 6　如何做好该患者的用药护理?

按医嘱正确使用药物,密切观察疗效及药物的不良反应。

1. 使用血管扩张药的护理　硝酸甘油可致头痛、面红、心动过速、血压下降等,应严格掌握滴速,监测血压,使用此类药物时,改变体位动作不宜过快,以防止发生直立性低血压。

2. 使用利尿药的护理　观察患者水肿的情况,正确记录出入量。使用排钾利尿药呋塞米时,注意观察患者有无乏力、腹胀、肠鸣音减弱等低钾的表现,应鼓励多进食含钾丰富的水果,如香蕉、橘子等。利尿药的选择应在早晨或日间为宜,避免夜间排尿过频而影响患者的睡眠。

3. 使用地高辛的护理 严格遵医嘱用药,注意有无洋地黄中毒的表现,如:各类心律失常,胃肠道反应如食欲不振、恶心、呕吐,神经系统症状如头痛、倦怠、视力模糊等。

问题 7 如何预防患者发生栓塞?

1. 遵医嘱用药,如口服抗凝药华法林,预防附壁血栓形成及栓塞。

2. 病情允许时应鼓励并协助患者翻身、活动下肢、按摩及用温水泡脚或下床运动,防止下肢静脉血栓形成。

3. 避免在下肢进行静脉穿刺。

4. 注意观察患者有无栓塞现象,根据栓塞部位不同可有以下表现

(1)脑:可有神志和精神改变,失语,吞咽困难,瞳孔大小不对称,轻偏瘫,抽搐或昏迷。

(2)肾:常出现腰痛、血尿,严重者可有肾功能不全。

(3)脾:左上腹剧痛,呼吸或体位改变时加重。

(4)肺:突然胸痛、气促、发绀、咯血。

5. 密切观察有无栓塞征象,一旦发生,立即报告医生并协助处理。

情境 4　出　院　护　理

该患者住院第 8 天,T 36.5℃,P 88 次/分,R 18 次/分,BP 130/70mmHg。神志清楚,精神状态良好,室内活动无明显胸闷、气短不适,无明显咳嗽、咳痰,双下肢无明显水肿,准备出院。出院带药:呋塞米(速尿)、安体舒通(螺内酯)、地高辛、厄贝沙坦和华法林等口服。

问题 8　如何为患者做好出院指导?

1. 环境　风湿性心脏病患者应尽可能改善居住环境中潮湿、寒冷等不良条件,以免诱发风湿热。

2. 活动　注意保持良好的生活习惯,少熬夜,保证充足睡眠。劳逸结合,避免过重体力活动。在心功能允许情况下,可进行适量的轻体力活动或轻体力的工作。房颤的患者不宜做剧烈活动。

3. 饮食　患者由于机体抵抗力低下易并发感染,应给予高蛋白、高热量、高维生素、易消化饮食。控制水分的摄入,饮食中适量限制钠盐,切忌食用盐腌制品。服用华法林抗凝时不宜过多或长期食用含维生素 K 丰富的食物,如菠菜、猪肝、胡萝卜、豌豆等。

4. 保暖　注意保暖,适当锻炼,增强体质,防止感冒等呼吸道炎症,如果患有牙周炎、破溃、泌尿系感染等,应该及时就医,并准确提供自己目前的用药情况。如需拔牙或做其他小手术,术前应采用抗生素预防感染。

5. 用药观察　注意观察有无上腹痛、呕吐、黑便等不良反应。一旦身体不适,应该在医生指导下用药,不可自己随便使用感冒药和抗生素等药物。

(1)长期使用利尿药如呋塞米、氢氯噻嗪等,应注意补钾,多食含钾高的食物如香蕉、橘子等。

(2)洋地黄制剂在使用前要测脉搏,若心率<60 次/分,应停药。当发现有恶心、呕吐、腹痛、黄绿视等毒性反应,应及时报告医生并停药。

6. 心理　因本病始发于青年及儿童,患者面临着劳动力的丧失问题,因此应开导患者,使其保持良好的心态面对疾病。

7. 应定期门诊随访,医生根据具体情况在适当时期行外科手术治疗。

(黄玲媛)

【思考与练习】

1. 风湿性心脏病的临床表现有哪些?

2. 风湿性心脏病最常见的心律失常是什么? 主要致死原因是什么?

任务六　高血压患者的护理

患者男,56岁,教师。因"反复头昏、头痛3年,加重2天"入院,患者3年前反复出现头昏、头痛,活动及睡眠欠佳时明显,无胸闷、胸痛,最高血压180/110mmHg,服用复方降压片,服药欠规律,血压控制欠佳。2天前因劳累后头痛加重,感恶心,未吐,要求入院。患者吸烟30余年,每天15~20支,少量饮酒。母亲及弟弟均有高血压史。

体格检查:神志清楚,双瞳孔等大等圆,对光反射灵敏,颈静脉无充盈,两肺呼吸音清,未闻及干湿啰音,各瓣膜听诊区未闻及病理性杂音,腹平软,双下肢无水肿。T 36.5℃,P 76次/分,律齐,BP 170/96mmHg,身高172cm,体重85kg,体重指数28.7kg/m²。

辅助检查:血生化:LDL-C 3.64mmol/L,TG 1.73mmol/L,余血生化指标正常;尿常规正常。颈部血管超声:双侧颈动脉壁增厚。超声心动图:左心室肥厚,舒张期心功能降低。心电图:窦性心律,心率76次/分,左室高电压。腹部超声:脂肪肝。头颅MRI:未见明显异常。

医疗诊断:高血压2级(高危组)

入院医嘱:心内科护理常规,一级护理,低脂低盐饮食,监测血压,氨氯地平(络活喜),缬沙坦(代文)口服。

情境1　高血压的常规护理

该患者由家属陪同来到病房,心情烦躁,不断地问责任护士:"我头痛,我的血压为什么就控制不好?"责任护士妥善安置患者后,向患者讲解相关注意事项。

问题1　导致高血压患者血压波动的原因有哪些?

因用药不当、服药欠规律、情绪激动、饮食结构不合理、过度疲劳、气候变化或伴随其他疾病等,会导致患者血压波动。

问题2　该患者目前首优的护理问题是什么? 应采取哪些护理措施?

[护理问题]

疼痛:头痛　与血压升高有关。

[护理措施]

1. 为患者提供安静的环境,减少探视。

2. 卧床休息,适当抬高床头,改变体位时动作要缓慢。

3. 避免情绪激动、精神紧张、劳累、环境嘈杂等不良因素。

4. 遵医嘱予以苯磺酸氨氯地平、缬沙坦降压,观察血压的变化,观察药物不良反应,发现异常立即报告医师。

问题3　该患者在高血压危险分层中的危险因素有哪些? 高血压危险分层有什么意义?

该患者存在的危险因素:男性>55岁,吸烟,血脂异常,早发心血管病家族史,肥胖。

按高血压的危险因素、靶器官损伤及并存临床情况的合并作用,将高血压患者为低危、中危、高危和极高危,分别表示 10 年内将发生心脑血管病事件的概率为＜15％、15％～20％、20％～30％和＞30％。

问题 4　常用的降压药物及常见副作用有哪些?

1. 钙离子拮抗药(CCB)　氨氯地平(络活喜)、非洛地平(波依定)。

常见副作用:直立性低血压,胫前、踝部水肿,心动过速,便秘,皮疹和过敏反应等。

2. 血管紧张素Ⅱ受体拮抗药(ARB):缬沙坦(代文)、氯沙坦(科索亚)。

常见副作用:刺激性干咳,皮疹,瘙痒,心悸,还可引起蛋白尿、白细胞及粒细胞减少等。

3. 血管紧张素转换酶抑制药(ACEI)　卡托普利(开博通)、福辛普利(蒙诺)、雅施达。

常见副作用:低血压,肾衰竭,高钾血症,干咳,最严重而罕见的副作用为血管神经性水肿。

4. β受体阻断药　非选择性的 β 受体阻断药:普萘洛尔、卡维地洛;
　　　　　　　　　选择性 β 受体阻断药:阿替洛尔、美托洛尔和比索洛尔。

副作用:直立性低血压,支气管痉挛,加重外周循环性疾病,心动过缓、传导阻滞,心力衰竭加重,脂质代谢异常,糖类代谢异常,抑郁,乏力等。

5. 利尿药　噻嗪类、螺内酯类。

噻嗪类副作用:电解质紊乱,如低血钾、低血镁;高血糖症,高脂血症,高尿酸血症等。

螺内酯类副作用:长期使用会引起高钾血症,男性乳房发育,女性多毛等。

降压药物的应用方案:长期用药,小剂量开始,联合用药,尽可能使用长效制剂,减少血压波动,个体化用药。

问题 5　高血压的非药物治疗方法有哪些?

1. 控制体重　该患者可控制体重在 70kg 以内。降低体重能降低血压和减少降压药的用量。

2. 低脂低热量饮食　减少食物中饱和脂肪酸的含量和脂肪总量,少吃肥肉、动物内脏、油炸食品、甜食,总脂肪小于总热量的 30％,多进食蔬菜、水果、鱼、蘑菇等。

3. 限制钠盐摄入　高血压患者每日摄入盐量应少于 6g(约小汤匙半匙),尤其对盐敏感的患者效果更好。

4. 戒烟　烟中含尼古丁,能刺激心脏使心跳加快,并使外周血管收缩,血压升高。

5. 限制饮酒　最好不要饮酒,大量饮酒,尤其是烈性酒,会使心跳加快,血压升高。如饮酒,则应少量,每天白酒、葡萄酒(或米酒)与啤酒的量分别少于 50ml、100ml、300ml。

6. 体力活动　适当的体育锻炼可增强体质、减肥和维持正常体重,可采用慢跑、快步行走、骑自行车等,避免过劳和寒冷刺激。

7. 心理护理　患者应劳逸结合,减少精神压力,保持心情舒畅。

情境 2　高血压急症的护理

患者入院后第 2 天,因与家人争吵,情绪激动后出现头痛、烦躁、耳鸣、眩晕、恶心、呕吐胃内容物 2 次,BP 220/126mmHg,HR 102 次/分,R 24 次/分。目前诊断:高血压急症。医嘱予 5％ 葡萄糖 40ml＋硝普钠 25mg 微泵注射 5ml/h,st。

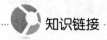 **知识链接**

高血压急症

　　高血压急症是指短时间内(数小时或数天)血压重度升高,舒张压＞130mmHg 和(或)收缩压＞200mmHg,伴有重要器官组织如心脏、脑、肾脏、眼底、大动脉的严重功能障碍或不可逆损害。包括高血压脑病、高血压危象、急进型恶性高血压、顽固性高血压、妊娠高血压综合征、主动脉夹层动脉瘤、嗜铬细胞瘤危象。

问题6　应如何进行抢救配合?

　　1. 患者绝对卧床休息,抬高床头,避免一切不良刺激和不必要的活动,协助生活护理。

　　2. 保持呼吸道通畅,吸氧,心电监护,血压监测。

　　3. 稳定患者情绪,必要时用镇静剂。

　　4. 平稳降压　迅速建立静脉通路,遵医嘱应用硝普钠微泵,用药过程注意监测血压变化,采取逐步控制性降压的方式,即开始的 24 小时内血压降低 20％～25％,48 小时内血压不低于 160/100mmHg,再将血压逐步降到正常水平。

　　5. 严密监测生命体征,观察患者的意识、瞳孔、有无高血压脑病等病情变化。

　　6. 心理护理　指导患者避免情绪激动,保持心绪平和、轻松、稳定。

　　7. 做好基础护理及生活护理。

问题7　硝普钠使用过程中应注意什么?

　　硝普钠(50mg/瓶)为一种速效和短时作用的血管扩张药,对动脉和静脉平滑肌均有直接扩张作用,血管扩张使周围血管阻力减低,因而有降血压作用,同时降低心脏前、后负荷,改善心排血量,但使用过程中应注意:

　　1. 静脉使用,使用时需用 5％葡萄糖注射液稀释至所需浓度,使用微量泵注射,溶液内不宜加入其他药物,常用剂量为 0.25～10μg/(kg·min)。

　　2. 对光敏感,溶液稳定性较差,使用中应新鲜配制并注意避光。新配溶液为淡棕色,如变为暗棕色、橙色或蓝色应弃去。配制后溶液的保存与应用不应超过 24 小时。

　　3. 药液有局部刺激性,注意防止药液外渗。

　　4. 使用中应心电监护,严密监测血压变化,防止血压下降太快,根据血压调整微泵速度。

　　5. 使用后数秒内起效,作用持续仅 1～2 分钟,血浆半衰期 3～4 分钟,停止注射后血压在 1～10 分钟内迅速回到治疗前水平。

　　6. 长期大剂量使用或患者存在肝、肾功能不全时,易发生氰化物中毒。连续使用超过 3 天需监测硫氰酸盐及氰化物血浓度。

　　7. 主要不良反应　血压下降过快过剧,出现眩晕、大汗、头痛、氰化物中毒等。

问题8　高血压的并发症有哪些?

　　1. 高血压危象、高血压脑病。

　　2. 脑出血,脑血栓的形成。

　　3. 左室肥厚,心力衰竭,冠心病。

　　4. 肾动脉硬化,慢性肾衰竭。

5. 主动脉夹层,视网膜病变。

情境3 出院指导

经应急处理后患者血压渐平稳,1天后停硝普钠微泵,医嘱加用氢氯噻嗪(双克)控制血压。该患者住院第7天,病情好转,精神状态良好,无头昏、头痛,T 36.2℃,R 18次/分,P 72次/分,BP 120~132/70~84mmHg,准备出院。出院带药:氨氯地平(络活喜),缬沙坦(代文),氢氯噻嗪(双克),口服。

问题9 应如何为该患者做好出院指导?

1. 疾病相关知识的宣教 讲解高血压的危险因素、控制血压的重要性、终身治疗的必要性。教会患者及家属正确测量血压,进行血压的自我管理,指导患者调整心态,避免情绪激动、紧张、焦虑等,以免诱发血压增高。保证睡眠时间,保持豁达的生活态度,均有助于血压的控制。

2. 合理饮食 ①减轻体重:尽量将体重指数(BMI)控制在<25,体重降低对改善胰岛素抵抗、糖尿病、高脂血症和左心室肥厚均有益。②减少钠盐摄入:膳食中约80%钠盐来自烹调和各种腌制品,因此应减少烹调用盐,每日食盐量以不超过6g为宜。③补充钙和钾盐:含钾丰富的食物包括豆类、黑枣、杏仁、核桃、花生、土豆、竹笋、瘦肉、鱼、禽肉类,根茎类蔬菜如苋菜、油菜及大葱等,水果如香蕉、枣、桃、橘子等。富含钙物质的食品如黄豆、葵花子、核桃、牛奶、花生、鱼虾、红枣、蒜苗、紫菜等。因此,应多食用新鲜蔬菜,多饮用牛奶可补充钙和钾。④减少脂肪摄入:膳食中脂肪应控制在总热量的25%以下。烹调时,尽量选用植物油。⑤限制饮酒:饮酒量每日不可超过相当于50g乙醇的量。

3. 运动指导 合理安排运动量,运动的最佳形式为有氧运动,其特点:强度低,有节奏,不中断,持续时间长,如步行、慢跑、游泳、气功、太极拳、垂钓、健身操、医疗体操等等。规律的体育锻炼可降低收缩压4~9mmHg。运动三原则:有恒、有序、有度。

4. 心理护理 减轻压力,保持心理平衡,指导患者使用放松技术。

5. 用药指导 强调长期药物治疗的重要性,坚持服药,不可随意减药或停药,平稳控制血压。定期检测肾功能、电解质等,如在服药期间出现刺激性干咳,胫前、踝部水肿,心动过速,高钾血症等应及时就诊。

6. 每1~3个月来医院门诊复诊。

(许 红)

【思考与练习】

1. 测量血压的注意事项有哪些?
2. 高血压的降压目标是什么?
3. 如何进行高血压的危险分层?
4. 请描述高血压脑病的临床表现。

任务七 快速性心律失常患者的护理

患者男,17岁。因"反复阵发胸闷、心悸4年,加重1周"入院。患者4年前无明显诱因下突发胸闷、心悸,症状自行缓解,反复发作,每次持续时间为数分钟到数十分钟不等,心电图提示室上性心动过速。近1周症状再发,心悸持续时间达30分钟,自行缓解。

体格检查:T 36.3℃,HR 62 次/分,R 17 次/分,BP 102/60mmHg。颈静脉无充盈,两肺呼吸音清,心率 62 次/分,心尖区第一心音强度恒定,心律绝对规则,未闻及心脏杂音,双下肢无水肿。

辅助检查:心电图见(图 1-5)。(患者既往心电图)。

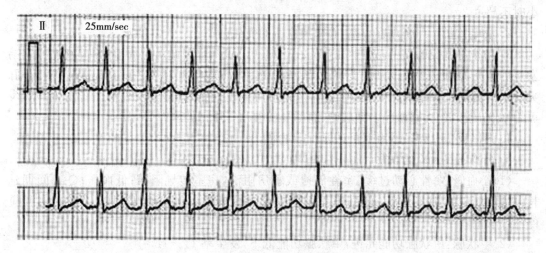

图 1-5　室上性心动过速

医疗诊断:快速性心律失常(室上性心动过速)

情境 1　室上速发作时的紧急处理

患者入院后予相关入院宣教及疾病宣教。次日患者心悸症状再发,心电图:室上性心动过速,心率 176 次/分。

问题 1　护士如何进行护理评估?

患者的评估:患者血流动力学是否稳定,有无严重的症状和体征,这些症状和体征是否由心律失常所致。

问题 2　室上速的心电图表现有哪些特点?

1. 发作时心率 150～250 次/分,节律规则。

2. QRS 波群形态及时限正常。

3. P 波为逆行性,常埋藏于 QRS 波群内或位于其终末部分,与 QRS 波群保持恒定关系。持续时间较短,有反复发作倾向,心律大多规则。

4. 突然发生,突然中止,通常由一个房性期前收缩触发。

问题 3　如何用刺激迷走神经的方法终止室上速的发作?

刺激迷走神经的方法多适用于青年人,老年人需谨慎。

1. Valsalva 动作　请患者深吸气后屏气,再用力呼气。

2. 刺激咽部诱导恶心。

3. 按摩颈动脉窦,先试右侧 10 秒,如无效再试左侧 10 秒,切勿两侧同时按摩,以免引起大脑缺血。

4. 指压眼球,也是先右后左,每次不超过 10 秒,不能用力过猛,否则有引起视网膜剥离的危险,不适宜于眼压高者如青光眼患者。

问题4 经迷走神经刺激后,室上速不能终止,医嘱予胺碘酮针(可达龙)静脉注射及微泵持续使用,应如何做好用药护理?

1. 可达龙 150mg/3ml,负荷量:3~5mg/kg用5％葡萄糖稀释至20ml缓慢静推,不得短于10分钟,否则易导致低血压;维持量:1mg/min微泵注射,6小时后改为0.5mg/min,24小时不超过2g。

2. 心电监护 严密观察心率、心律及血压的变化。

3. 防止静脉炎的发生 可达龙pH 2.5~4.0,呈酸性,因此对外周血管刺激较大,容易发生静脉炎,因此选择粗大弹性好的血管,最好选用深静脉。可达龙浓度<2mg/ml时,静脉炎发生率明显降低,使用中应加强巡视,保持静脉通道通畅,严防药液外渗。若发生静脉炎可用50％硫酸镁、多磺酸粘多糖乳膏、新鲜马铃薯片等进行处理。

4. 过敏反应 碘过敏者对可达龙可能过敏。

5. 药物不良反应的观察

(1)心血管:窦性心动过缓、窦性停搏或窦房阻滞,房室传导阻滞;低血压;Q-T间期延长,口服时应特别注意Q-T间期,若Q-T间期超过原来的25％或Q-T间期大于0.50秒应停药或减量。

(2)甲状腺:甲状腺功能亢进,甲状腺功能低下,发生率1％~4％。

(3)胃肠道:便秘,少数人有恶心、呕吐、食欲下降,负荷量时明显。

(4)眼部:角膜黄棕色色素沉着,皮肤石板蓝样色素沉着。

(5)肝脏:氨基转移酶增高。

(6)肺脏:过敏性肺炎、肺间质性肺炎、肺纤维化。

6. 用药期间应注意随访检查血压、心电图、肝功能、甲状腺功能、肺功能、胸片等。

情境2 射频消融术的护理

患者经药物复律后转窦性心律,为根治室上性心动过速的发作,准备行射频消融术。

 知识链接

射频消融术

射频消融术就是利用电极导管在心腔内某一部位释放射频电流,而导致局部心内膜及心内膜下心肌的凝固性坏死,从而破坏某些快速心律失常起源点的介入性技术。其创伤小,耐受性好,安全,成功率高,复发率低。是根治快速性心律失常安全有效的方法。

问题5 射频消融术的适应证有哪些?

阵发性室上性心动过速,预激综合征,心房扑动,特发性室性心动过速,心房颤动,室性期前收缩等。

问题6 射频消融术前应如何护理?

1. 做好12导联心电图、电解质、凝血功能、肝功能、输血全套等检查,术前3天停抗心律失常药物。

2. 双侧腹股沟和双侧锁骨区备皮,观察患者足背动脉搏动情况。

3. 练习床上解大、小便。

4. 做好心理护理,消除思想顾虑、恐惧心理和紧张情绪,增强信心,积极配合手术治疗。

5. 更换手术衣裤,建立静脉通路,置留置针于患者左上肢。

6. 术前 4 小时禁食禁饮,如患者极度紧张,可术前 30 分钟肌内注射地西泮 10mg。

患者在 DSA 下行射频消融术,提示:房室结双径路,术后安返病房,股静脉穿刺处绷带加压包扎,敷料干燥。

问题 7　射频消融术后应如何护理?

1. 返回病房后取平卧位,穿刺侧股静脉绷带加压包扎,1kg 沙袋压迫穿刺部位 4～6 小时,患肢伸直,肢体制动 12 小时,12 小时后可下床活动,48～72 小时避免剧烈活动。

2. 心电监护 24～48 小时,消融时若损伤心脏传导束,在术后会发生传导阻滞,因此要特别注意心律、心率的变化,及早发现心律失常。

3. 抗凝药物　一般术后使用低分子肝素 1～2 天,密切观察穿刺处有无出血、渗血、皮下血肿等。

4. 并发症的观察及护理　由于术后易发生出血、感染、心脏压塞、房室传导阻滞、气胸等,因此要做好生命体征的监护,加强巡视,密切观察有无胸闷、胸痛、心悸、咳嗽、恶心、呕吐、出冷汗等症状,发现异常,立即通知医生,及时救治。

5. 心理护理　消除患者的心理顾虑、担忧,增强患者战胜疾病的信心。

6. 多食粗纤维、高蛋白、易消化饮食,保持大便通畅,做好生活护理,正确使用便器,以免排便时因体位不当或便秘导致局部出血。

问题 8　射频消融术的并发症有哪些?

1. 急性心脏压塞。

2. 完全性房室传导阻滞。

3. 肺栓塞。

4. 血管迷走反射。

5. 穿刺部位血管并发症　动静脉瘘、假性动脉瘤、锁骨下动脉损伤、血管内血栓形成和栓塞。

6. 气胸　为锁骨下静脉穿刺的并发症。

7. 严重过敏反应。

情境 3　出 院 护 理

该患者术后 2 天,精神状态良好,无主诉不适,穿刺部位无渗血、血肿,T 36.2℃,R 18 次/分,HR 72 次/分,律齐,BP 116/62mmHg,准备出院。出院带药:拜阿司匹林、盐酸曲美他嗪口服。

问题 9　应如何为该患者进行出院指导?

1. 劳逸结合,生活规律。

2. 遵医嘱按时服药　为避免深静脉血栓形成,需口服拜阿司匹林 1 个月,服药过程中,观察皮肤、黏膜、牙龈有无出血倾向。有无便血、血尿等。2.5%～10%患者术后仍需药物治疗,常用药物有胺碘酮等。服用这类药物应学会自测脉搏,心率如有异常及时复查。服药要定时,不可随意停药、换药或增减药量

3. 定期复查心电图。

4. 观察有无心悸、心慌等症状,及时就诊。

(许　红)

【思考与练习】

1. 请叙述心脏传导系统。

2. 请说出血管迷走反射的临床表现及应急处理。

3. 抗心律失常药物的分类及代表药物有哪些?

任务八 缓慢性心律失常患者的护理

患者男,76岁。因"发作性晕厥3年余,加重2小时"入院。患者3年前因情绪激动出现一次晕厥,持续10秒左右,自行缓解,当时无大小便失禁,无心前区不适。2小时前无明显诱因下,突感胸闷心悸,继而晕厥,约10秒后缓解,心电图:三度房室传导阻滞。

体格检查:T 35.8℃,HR 36次/分,R 21次/分。BP 134/62mmHg。神志清楚,精神软弱,颈静脉无充盈,两肺呼吸音清,未闻及干湿啰音,心率36次/分,律齐,各瓣膜听诊区未闻及病理性杂音,双下肢无水肿。

心电图:三度房室传导阻滞(图1-6)

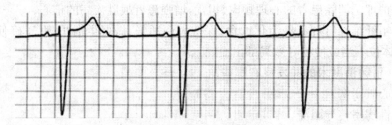

图1-6 三度房室传导阻滞

情 境 1 入 院 护 理

该患者由急诊科送入病房,急诊室带入:生理盐水40ml+异丙肾上腺素1mg微泵注射3ml/h。

问题1 该患者目前主要的护理措施是什么?

1. 安置于监护室,绝对卧床休息,保持病室安静,以减少心肌耗氧量。

2. 保持呼吸道通畅,予3L/min流量的氧气吸入。

3. 心电监护,严密观察心率、心律、血氧饱和度及血压的变化。

4. 建立静脉通路,为用药抢救做准备,遵医嘱继续予异丙肾上腺素微泵注射,观察药物作用及副作用。

5. 备好急救药品及物品,发现心搏骤停立即进行心肺复苏。

6. 加强基础护理及心理护理。

问题2 三度房室传导阻滞的心电图表现有什么特点?

1. P-P相等,R-R相等,P与QRS无关(全部的心房冲动均不能传到心室,即房室分离)。

2. P波频率大于QRS波频率(P-P间隔<R-R间隔),心室率30~60次/分。

3. QRS波群形态取决于低位起搏点的部位,可正常或增宽。

问题3 异丙肾上腺素在用药过程中应观察哪些不良反应？

异丙肾上腺素为 β-肾上腺素受体激动药。剂量 1mg/2ml，需避光保存。对 β_1、β_2 受体均有强大的激动作用。其主要作用为：兴奋心脏 β_1 受体，使心肌收缩力增强，心率加快，传导加速；兴奋 β_2 受体，骨骼肌血管扩张，使收缩压升高、舒张压降低、脉压变大；对支气管平滑肌有较强的舒张作用，解除支气管痉挛。

适应证：心源性或感染性休克，完全性房室传导阻滞，心搏骤停。

常见的不良反应有：心动过速、心律失常、心悸，甚至导致室性心动过速、室颤，增加心肌耗氧量，诱发心绞痛，头晕、目眩、面潮红、恶心、震颤、多汗、乏力等，用药过程中应注意观察。

情境2 临时起搏器植入术后护理

入院后心电监护提示：三度房室传导阻滞，心率 45～58 次/分。经患者及家属知情同意，准备经右股静脉行紧急临时起搏器植入术。经术前准备送 DSA。

问题4 什么是临时起搏器？

临时起搏器由双极导管电极和脉冲发生器组成，在 X 线的电视监视器下，经右股静脉—下腔静脉—右心房—电极固定于右心室心尖部肌小梁处。由临时起搏器发放脉冲电流，刺激心脏，使心肌除极，引起心脏兴奋收缩和维持泵血功能，从而替代了原有的心脏起搏点，控制心脏按一定节律收缩。

 知识链接

临时起搏器适应证：

由于心率过于缓慢，导致明显的血流动力学障碍造成心排出量不足及重要器官和组织灌注不足而引起相关症状，特别是脑供血不足引起的症状，如晕厥发作、近似晕厥、黑蒙等；缓慢性心律失常患者行麻醉或其他手术术前及术后预防性应用。

临时起搏器经静脉起搏路径：锁骨下静脉路径、颈内静脉路径、股静脉路径。

问题5 临时起搏器术后护理要点有哪些？

1. 术后取平卧位，绝对卧床，床上大小便，右下肢制动，以免起搏电极移位造成起搏失灵。定时活动健侧肢体及按摩骨突处。

2. 固定导管末端，用纱布包好，避免经常或不必要的触摸及电极牵拉移位，影响起搏器功能。

3. 临时起搏器参数由医生根据病情调节，护士每班要观察和记录的内容：

起搏频率：起搏器连续发放脉冲的频率，通常设置在 60～70 次/分

起搏阈值：引起心脏有效收缩的最低点脉冲强度，心室起搏要求电流 3～5mA，电压 3～6V。

感知灵敏度：起搏器感知 P 波或 R 波的能力，心室感知灵敏度一般为 1～3mV。

4. 心电监护，注意观察心率及心律的变化。观察起搏信号及病情变化，随时做好记录。

5. 观察有无电极移位所致症状，如头昏、胸痛、打嗝等。

6. 保持右股静脉穿刺处敷料清洁干燥，定期更换敷料，起搏器放置时间一般不超过 4 周。

7. 备好起搏器电池(9V 锌汞电池或锌锰电池)，严密观察起搏器电池的电量，及时更换。

8. 医嘱给予抗生素治疗。

9. 注意保暖，防止受凉。

10. 做好基础护理、生活护理、心理护理。

11. 观察临时起搏器植入术后并发症　心律失常、导管电极脱位、膈肌刺激、心脏压塞、近期心脏穿孔、感染、出血、栓塞等。

情境3　永久起搏器植入术的护理

患者有永久起搏器植入指征，经与家属商议后准备行永久性双腔起搏器植入术。永久起搏器植入见图 1-7，临时起搏器脉冲发射器见图 1-8。

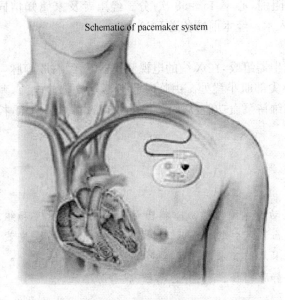
Schematic of pacemaker system

图 1-7　永久起搏器植入

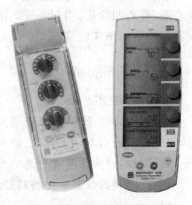

图 1-8　临时起搏器脉冲发射器

问题 6　永久起搏器植入的适应证有哪些?

1. 心脏传导阻滞　完全性房室传导阻滞，二度 Ⅱ 型房室传导阻滞，伴有心动过缓引起的症状尤其有阿-斯综合征发作或心力衰竭者。

2. 病态窦房结综合征　心室率极慢引起心力衰竭、黑蒙、晕厥或心绞痛，伴心动过缓-心动过速综合征者。

3. 反复发作的颈动脉窦性昏厥和(或)心室停搏。

4. 异位快速心律失常，药物治疗无效者，应用抗心动过速起搏器或自动复律除颤器。

问题 7　永久起搏器植入术前应如何护理?

1. 术前健康教育　起搏器的有关知识及指导术中配合，以消除紧张心理。

2. 完善各种检查，了解各脏器的功能。停用抗血小板药物如拜阿司匹林、波立维至少5～7天，以免术中出血和囊袋血肿。

3. 备皮范围　双侧前胸部，肩以下及脐以上部位，包括腋下，备皮时勿损伤皮肤。

4. 训练床上大小便。

5. 术日清晨禁食、禁水(药物除外)。

6. 术前 30 分钟排空大小便、按医嘱使用抗生素。

7. 精神过度紧张者,可在术前 30 分钟给予地西泮 10mg 肌内注射。

8. 开放静脉通道,备齐一切抢救设备及药品。

问题 8　永久起搏器植入术后应如何护理?

1. **休息**　术后 1~2 天予平卧或稍向左侧卧位,忌向右侧卧位,术侧肩关节制动 24 小时,避免上抬、外展等动作,勿用力咳嗽,以防止导线受到牵拉使起搏器电极脱位。1~2 天后取坐位或鼓励患者下床轻度活动。之后逐渐增加活动量,如抬臂、扩胸或爬墙等,防止肩关节僵硬。

2. **心电监护**　严密观察心率、心律的变化,重点为起搏功能和感知功能,如果心率少于预置心率的 10% 为异常。

3. **切口护理**　术后切口处纱布包扎,1kg 沙袋压迫 6 小时。观察切口部位有无出血和积血,保持敷料干燥。严密观察患者伤口有无红肿、触痛、热痛、渗液等情况,注意体温波动,有无畏寒,若有异常立即报告医生,及时处理。一般术后 3 天内有低热,体温小于 38.5C。

4. **饮食护理**　高蛋白,富含维生素、纤维素,易消化饮食。保持大便通畅。

问题 9　永久起搏器植入术后应观察哪些并发症?

永久起搏器植入术后的并发症有囊袋血肿、感染,局部皮肤坏死,电极脱位,起搏阈值升高,心脏穿孔,心脏压塞,血气胸,血栓栓塞,心律失常,起搏器综合征等。

情境 4　出院护理

双腔起搏器植入术后 7 天,患者无头昏、胸闷、气短,体温 36.2℃,心率 60 次/分,律齐,左锁骨下切口愈合良好,疼痛不明显,予以拆线。动态心电图:起搏心率,起搏器起搏及感知功能良好。准备出院。

问题 10　起搏器植入术后出院宣教要点有哪些?

1. 患者应随身携带及妥善保存起搏器置入卡(有起搏器型号、有关参数、安装日期等)以便治疗,也便于登机时通过金属检测仪的检查。

2. 教会患者自己数脉搏,出现脉率比设置频率低 10% 或再次出现安装起搏器前的症状应及时就医。

3. 因其他问题就医时,应告知医师身上装置有人工心脏起搏器。

4. 洗澡时勿用力搓揉埋藏起搏器处的皮肤,避免碰撞,注意有无红、肿、热、痛等炎症反应或出血现象,出现不适立即就医。

5. 避免出入高电压、强磁场的场所,如电视盒、电台发射器、雷达地区、变电站等场所,不能进行磁共振、电热疗、磁疗等影响起搏器功能的检查治疗,家用电器基本不会对起搏器造成影响,使用手机应离开起搏器 15 厘米以上,不要将磁铁靠近起搏器。

6. 避免剧烈运动,装有起搏器的一侧上肢应避免做用力过度或幅度过大的动作(如背、扛重物,打网球,使用粗重工具等),以免影响起搏器功能或电极脱落。

7. **定期随访**　起搏器埋置后,对患者随访的重要目的是了解起搏器对患者的治疗效果,并及时对起搏器的参数和功能做必要的调整,保证安全起搏并提高起搏器的治疗效果。最初半年每个月 1 次,以后每 3~6 个月 1 次。评价搏器治疗效果,测定起搏阈值、感知功能、电池状态(起搏器使用寿命的估计)等。当电池即将耗尽前每周 1 次。每年摄片 1 次,主要观察电极有无移位、断裂,心脏穿孔等。

(许 红)

【思考与练习】

1. 常见的永久起搏器的类型有哪些?
2. 何为起搏器综合征?
3. 简述房室传导阻滞的心电图特点。
4. 简述起搏心律的心电图特点。

项目二

呼吸系统疾病患者的护理

任务一 慢性阻塞性肺疾病、肺心病、呼吸衰竭患者的护理

患者男,76岁,初中学历,工人,吸烟史20年,每天1包。因"反复咳、痰、喘10年,加重伴尿少,双下肢水肿5天"入院。患者10年前无明显诱因下出现咳嗽咳痰,以后症状反复发作,逐年加重,多次于当地医院拟诊"慢性阻塞性肺疾病"住院,经抗炎、祛痰、平喘治疗后好转。5天前受凉后咳嗽咳痰加剧,痰黄白相间,黏稠不易咳出,胸闷气急明显,不能平卧,尿量减少,每天约700~800ml,双下肢水肿。无畏寒、发热,无胸痛、咯血,无晕厥,无肉眼血尿。感虚弱,胃纳差。否认既往有肺结核、支气管扩张、肺肿瘤、间质性肺病等慢性肺部疾病史。

体格检查:T 36.5℃,P 74次/分,律齐,R 32次/分,BP 132/78mmHg,SpO_2 82%,神志清楚,口唇发绀,颈静脉充盈,气管居中,桶状胸,两侧呼吸运动对称,触觉语颤减弱,叩诊过清音,两肺呼吸音粗,可闻及哮鸣音,肺动脉瓣区第二音亢进,剑突下心脏搏动增强。腹部平软,无压痛、反跳痛,肝脾肋下未及,移动性浊音阴性,双下肢中度水肿。

辅助检查:心电图:右房肥大(图2-1)。心脏彩超:三尖瓣少量反流,中度肺动脉高压。胸片:两肺透亮度增加,肺纹理稀疏紊乱,右心增大。肺功能:重度阻塞性肺通气功能障碍。血常规:白细胞计数 $11.8×10^9$/L,中性粒细胞85.2%,红细胞计数 $5.27×10^{12}$/L,血红蛋白163g/L,血细胞比容52.3%,C反应蛋白54mg/L。血气分析:pH 7.32,PCO_2 65.1mmHg,PO_2 58.4mmHg,SaO_2 87.6%,AB 21.3mmol/L,BE -5.8mmol/L。

医疗诊断:1. 慢性阻塞性肺疾病急性发作
2. 慢性肺源性心脏病
   右心功能失代偿期
3. Ⅱ型呼吸衰竭

入院医嘱:呼吸内科护理常规,一级护理,低盐饮食,心电监护,低流量吸氧,哌拉西林/他唑巴坦、甲强龙、多索茶碱、氨溴索、毛花苷丙、呋塞米、沙丁胺醇、异丙托溴铵气雾剂等治疗,血常规、血气分析、血生化、痰培养。

情境1 肺心病临床表现及护理

该患者入住病房,护士热情接待,给予半卧位,按医嘱2L/min鼻塞吸氧、心电监护及抗炎、平喘、化痰、强心、利尿等药物治疗。告知卧床休息、留陪及防跌倒的相关知识。

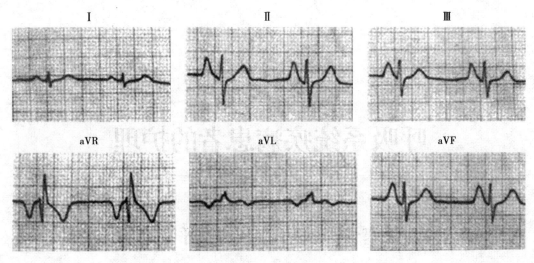

图 2-1 右房肥大

问题 1 该患者符合慢性阻塞性肺疾病、肺心病的临床表现有哪些?

1. 症状 反复咳、痰、喘十余年,加重伴尿少,双下肢水肿 5 天。

2. 体征 口唇发绀,颈静脉充盈,桶状胸,触觉语颤减弱,叩诊过清音,两肺呼吸音粗,双下肺闻及过清音;心率 74 次/分,律齐,肺动脉瓣区第二音亢进,剑突下心脏搏动增强;双下肢中度水肿。

3. 辅助检查 肺功能:重度阻塞性肺通气功能障碍。胸片:两肺透亮度增加,肺纹理稀疏紊乱,右心增大。心电图:重度顺钟向转位,肺型 P 波。心脏彩超:三尖瓣少量反流,中度肺动脉高压。

问题 2 控制该患者右心衰竭应采取哪些治疗护理措施?

慢性肺心病心力衰竭患者先积极控制感染、改善呼吸功能后心衰能得到改善。

1. 控制感染 立即留取痰培养标本;按医嘱经验性给予拉氧头孢抗感染。注意体温、血常规变化,观察痰液的性质、量。

2. 纠正缺氧和二氧化碳潴留 按医嘱持续低流量鼻塞吸氧,提高 PaO_2,降低呼吸肌做功和肺动脉压;给予尼可刹米呼吸兴奋剂增加通气量,促进二氧化碳排出。注意生命体征(特别是神志、意识等变化)、血气变化,观察缺氧症状有无改善。

3. 保持呼吸道通畅 按医嘱给予多索茶碱、沙丁胺醇、异丙托溴铵等解痉药及氨溴索化痰,翻身、拍背,根据尿量及痰的黏稠度适当饮水,促进痰液排出。密切观察病情,注意药物疗效及副作用。

4. 根据医嘱予控制右心衰竭药物治疗。

(1)呋塞米:有减少血容量、减轻右心负荷、消除水肿的作用。呋塞米用后观察有无低钾、低氯性碱中毒等电解质紊乱,注意预防痰液黏稠不易排痰和血液浓缩。观察尿量,水肿有无消退。

(2)毛花苷丙:正性肌力作用,改善心功能,减慢心率。用药前应注意纠正缺氧,纠正低钾症,以免发生药物毒性反应。毛花苷丙应稀释后缓慢推注,注意观察药物的副作用。低氧血症、感染均可使心率增快,故不应以心率减慢作为衡量洋地黄类药物作用指征。

5. 水肿的护理　卧床休息,抬高下肢,给予低盐、高蛋白、易消化饮食,注意病情监测,保护皮肤,经常观察水肿部位及其他受压处皮肤有无发红、破损。

问题3　为什么给予该患者持续低流量给氧?

根据该患者的病史、临床表现、血气,诊断为"Ⅱ型呼吸衰竭",患者存在高碳酸血症及明显低氧情况。

1. 高碳酸血症的慢性呼吸衰竭患者,其呼吸中枢化学感受器对二氧化碳反应性差,呼吸的维持主要靠低氧血症对颈动脉窦、主动脉体的化学感受器的驱动作用。如果吸入高浓度的氧,则氧分压迅速升高,使外周化学感受器失去低氧血症的刺激,患者的呼吸变浅变慢,其二氧化碳分压随之上升。如果严重,则陷入二氧化碳麻醉状态,这种神志改变往往与二氧化碳分压上升的速度有关。

2. 避免加重通气/血流比例失调。吸入高浓度的氧会解除低氧性肺血管收缩,使高肺泡通气与血流比的肺单位中的血流向低血流比肺单位,加重通气与血流比失调,引起生理死腔与潮气量之比增加,从而使肺泡通气量减少,二氧化碳分压进一步升高。

3. 根据血红蛋白氧离曲线的特性,在严重缺氧时,氧分压与血氧饱和度的关系处于氧离曲线的陡直段,氧分压稍升高,血氧饱和度便有较多的增加,但仍有缺氧,依然能够刺激化学感受器,减少对通气的影响。

基于以上因素,该患者需予以持续低流量吸氧。

 知识链接

氧解离曲线定义及意义

氧解离曲线指在一般性的解离曲线中,使血液及纯粹的血红蛋白的稀薄水溶液和具有各种氧分压的空气相平衡,测定血液和血红蛋白的含氧量,对表示含氧量和氧分压 PO_2 关系的曲线。

氧解离曲线是表示氧分压与 Hb 氧饱和度关系的曲线(图 2-2)。曲线近似"S"形,可分为上、中、下三段。

1. 氧解离曲线的上段　曲线较平坦,相当于 PO_2 由 13.3kPa(100mmHg)变化到 8.0kPa(60mmHg)时,说明在这段期间 PO_2 的变化对 Hb 氧饱和度影响不大,只要 PO_2 不低于 8.0kPa(60mmHg),Hb 氧饱和度仍能保持在 90% 以上,血液仍有较高的载氧能力,不致发生明显的低氧血症。

2. 氧解离曲线的中段　该段曲线较陡,是 HbO_2 释放 O_2 的部分。表示 PO_2 在 8.0～5.3kPa(60～40mmHg)范围内稍有下降,Hb 氧饱和度下降较大,进而释放大量的 O_2,满足机体对 O_2 的需要。

3. 氧离曲线的下段　相当于 PO_2 25.3～2.0kPa(40～15mmHg),曲线最陡,表示 PO_2 稍有下降,Hb 氧饱和度就可以大大下降,使 O_2 大量释放出来,以满足组织活动增强时的需要。因此,该曲线代表了 O_2 的贮备。表明 O_2 分压较高(曲线上段)时,血液能携带足够的 O_2,O_2 分压较低(曲线中、下段)时,随着 O_2 分压的降低,血液能释出足够的 O_2 供组织利用。

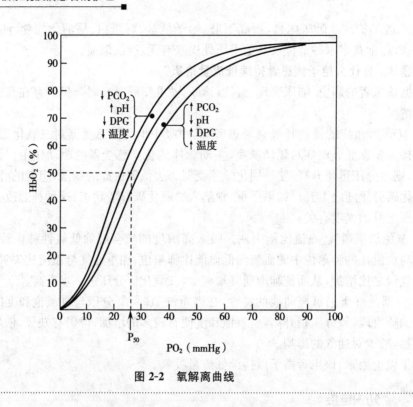

图 2-2　氧解离曲线

情境 2　肺性脑病的护理

患者住院第 3 天,胸闷气急加重,烦躁不安。护理体检:神志恍惚,呼吸 35 次/分,口唇发绀明显,球结膜充血水肿,心率 116 次/分,频发房早,两肺哮鸣音明显,SpO_2 82%。急诊血气分析:pH 7.23,PCO_2 85.2mmHg,PO_2 56.7mmHg,SaO_2 83.4%,AB 48.9mmol/L,BE－12.6mmol/L。急诊血生化:K^+ 3.2mmol/L,Na^+ 122mmol/L,Cl^- 89mmol/L,肌酐 72μmol/L,尿素氮 4.53mmol/L,葡萄糖 5.18mmol/L。血常规:白细胞计数 10.3×10^9/L,中性粒细胞 81.5%,红细胞计数 5.32×10^{12}/L,血红蛋白 165g/L,血细胞比容 54.7%,C 反应蛋白 52mg/L。大便常规:OB(3＋)。医嘱:停低盐饮食,改软食,10%氯化钠 50ml 微泵 10ml/h,盐酸精氨酸,注射用奥美拉唑钠针(洛赛克),硫糖铝片、氯化钾片口服,无创呼吸机使用,吸气压力 14cmH_2O,呼气压力 4cmH_2O,呼吸频率 18 次/分,吸氧浓度 5L/min。

问题 4　该患者可能出现了哪些并发症?

肺型脑病;消化道出血;电解质、酸碱平衡紊乱;心律失常。

知识链接

肺性脑病

肺性脑病是中度、重度呼吸功能衰竭引起的,以中枢神经系统机能紊乱为主要表现的综合病症。临床上除呼吸功能不全征象外,尚有因呼吸衰竭而引起的神经精神症状。表现意识障碍、血气分析二氧化碳分压($PaCO_2$)>9.8kpa、pH<7.35 为肺性脑病。

问题 5　患者烦躁不安能否用镇静剂?

该患者存在严重二氧化碳潴留,呼吸中枢处于被抑制状态,此时不宜用镇静药,因镇静药虽可使患者安静下来,但对已有呼吸功能不全的患者可致过度抑制,严重者引起呼吸停止。

问题6　使用无创呼吸机有哪些禁忌证?

使用无创呼吸机的禁忌证:呼吸心跳停止;心血管不稳定(低血压、严重心律失常、心肌梗死);精神异常不能合作;易误吸者;分泌物黏稠或量大;咳痰无力;上消化道出血;最近的颜面或胃食管手术;面部外伤;急性鼻窦炎;固定的鼻咽部异常;烧伤;过度肥胖;严重呼吸衰竭需插管。该患者无以上禁忌证,按医嘱予无创呼吸机使用。

问题7　应用无创呼吸机中需注意和观察哪些情况?

1. 使用前检查　护理人员在给患者上机前必须监测呼吸机的性能是否完好,管道有无漏气,是否通畅;湿化器水位是否正常,湿化器内必须是蒸馏水;电源是否稳定;氧气管是否连接。

2. 心理护理　向患者及家属介绍病情及呼吸机使用的必要性及安全性,介绍呼吸机的性能;教会患者如何配合呼吸机通气,避免发生人机对抗。连接呼吸机(图2-3)后尽量做到经鼻呼吸,不要张口呼吸,否则气体会进入消化道,引起胃胀气,影响治疗效果;保持咳痰意识,有痰一定要咳出,不能因无创通气影响患者排痰;教会患者及家属如进食、喝水、咳痰、说话等可摘下鼻/面罩,其他时间按照医嘱连续使用;保持一定的饮水量(每天500ml以上),以便保持气道湿润,痰液易咳出。

3. 压力调节　为提高患者舒适度和依从性,应从低压力开始,吸气压力从4～6cmH$_2$O、呼气压力从2～3cmH$_2$O开始,经过5～20分钟逐渐增加到吸气压力14cmH$_2$O,呼气压力4cmH$_2$O。避免饱餐后应用,适当的头高位或半卧位有利于减少误吸。

4. 无创呼吸机应用时的监测

(1)注意观察使用呼吸机的耐受情况,人机配合是否同步,患者的舒适度。

(2)病情的观察:如神志、经皮血氧饱和度、呼吸系统(呼吸困难的程度、呼吸频率、胸廓运动、辅助呼吸机活动、呼吸音、人机协调性);循环系统(心率、血压等)。

(3)并发症观察:如胃肠胀气、误吸、上消化道出血、罩压迫、口鼻咽干燥、结膜炎、急性鼻窦炎、鼻面部皮肤压伤、排痰障碍、恐惧(幽闭症)、气压伤、过敏等。

(4)呼吸机参数监测:潮气量、压力、频率、吸气时间、漏气量等。

尤其在使用呼吸机后10分钟之内严密观察呼吸机工作是否正常、人机配合情况、经皮血氧饱和度及心率变化。护理人员应定期检查呼吸机的设定,确保呼吸机参数没有被意外改动,如有报警应迅速查明报警原因,给予及时处理。

5. 无创呼吸机应用后疗效的判断　需综合临床表现和动脉血气的指标。应用无创呼吸机1～2小时后应进行血气分析。

情境3　呼吸功能锻炼指导

治疗第10天,患者胸闷、气短缓解,但咳嗽、咳痰较多,痰液黏稠,难以咳出。神志清楚,呼吸20次/分,两肺闻及少量哮鸣音,心率92次/分,律齐,SpO$_2$ 92%(3L/min鼻塞吸氧),每天尿量1000～1200ml,双下肢轻度水肿。血气分析(3L/min鼻塞吸氧):pH 7.36,PCO$_2$ 55.1mmHg,PO$_2$ 66.3mmHg,SaO$_2$ 92.1%,AB 22.3mmol/L,BE −4.5mmol/L。血生化:K$^+$ 3.8mmol/L,Na$^+$ 138mmol/L,Cl$^-$ 94mmol/L,肌酐66μmol/L,尿素氮3.83mmol/L。血常规:白细胞计数7.6×10^9/L,中性粒细胞76.7%,红细胞计数5.29×10^{12}/L,血红蛋白

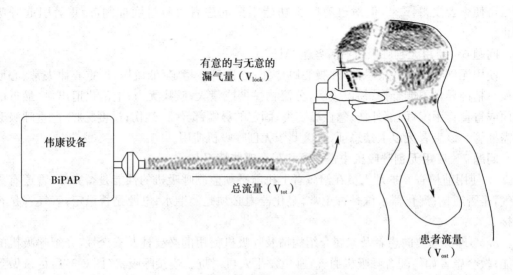

有意的与无意的漏气量（V_{look}）

伟康设备

BiPAP

总流量（V_{tot}）

患者流量（V_{ost}）

图 2-3　无创呼吸机的连接

159g/L，血细胞比容 51.5％，C 反应蛋白 21mg/L。大便常规：OB 阴性。准备择期出院。

问题 8　如何指导患者进行有效咳嗽？如何肺叩击帮助患者排痰？

指导患者有效咳嗽的方法：患者坐位，双脚着地，身体稍前倾，双手环抱枕头，进行 5～6 次深而缓慢的腹式呼吸，深吸气后屏气 3～5 秒，然后缩唇缓慢呼气，再深吸一口气后屏气 3～5 秒，身体前倾，从胸腔进行 2～3 次短促有力咳嗽，张口咳出痰液，咳嗽时收缩腹肌，或用自己的手按压上腹部，帮助咳嗽。

肺叩击的具体方法：患者坐位（图 2-4）或侧卧位（图 2-5），叩击者手指弯曲并拢，使掌侧呈杯状，以手腕力量，从肺底自下而上、由外向内迅速而有节律地叩击胸壁，每次叩击 5～15 分钟，每分钟 120～180 次，叩击时避开乳房、心脏和骨突部位，在餐后 2 小时至餐前 30 分钟完成。

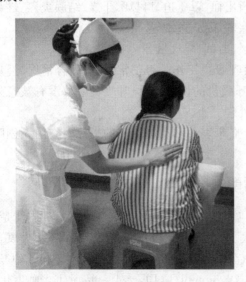

图 2-4　坐位叩肺

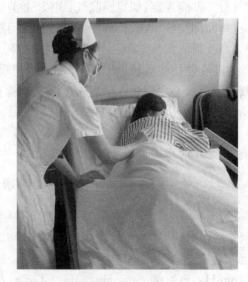

图 2-5　卧位叩肺

问题9 如何指导患者进行呼吸功能锻炼(缩唇呼吸、腹式呼吸)?

开始前的肌肉松弛:使全身的肌肉尽量放松,通过减轻其紧张度减少能量消耗,消除紧张的情绪。

缩唇呼吸:从鼻子自然吸气一次,此时一边数1、2。再从自然状态开始呼气,缩唇(口形如吹口哨状)缓慢把气体呼出来,此时一边数1、2、3、4。请注意呼气时间是吸气时间的两倍。

腹式呼吸:一只手轻轻放于胸前,呼吸时这只手几乎感觉不到在动,另一只手放在腹部。吸气同时,确认腹部突出,想象着使腹中的气球膨胀起来的感觉。呼气同时,确认腹部向里凹陷,想象着气球放气时的情境,反复练习5分钟。

情境4 家庭氧疗 出院指导

患者住院第12天,休息时无胸闷、气急、咳嗽、咳痰少,痰液能咳出,胃纳好,每餐2两米饭,睡眠好,24小时尿量1300ml,大便黄褐色。查体:神志清楚,精神好,呼吸17次/分,两肺呼吸音粗,闻及少量湿啰音,心率89次/分,律齐,双下肢无水肿。医嘱:予以出院;出院带药,沙美特罗替卡松粉吸入剂(舒利迭)继续吸入;长期家庭氧疗。

问题10 长期家庭氧疗有哪些适应证?

长期家庭氧疗(LTDOT)是指患者脱离医院环境后返回社会或家庭而施行的长期氧疗,其目的是纠正低氧血症和减缓肺功能恶化,延缓肺心病的进展,提高生存率,改善神经精神症状,提高生活质量。长期家庭氧疗要求吸氧流量足以将 PaO_2 提高至65mmHg或 $SaO_2 \geq$ 90%的氧流量大小,氧疗时间至少每日15小时。慢性呼吸衰竭稳定期,休息状态下存在动脉低氧血症,即呼吸室内空气时,其 $PaO_2 < 55$mmHg或 $SaO_2 < 88\%$。慢性阻塞性肺病患者 PaO_2 为55~65mmHg,伴有以下情况之一者,应进行长期家庭氧疗。①继发性红细胞增多症(血细胞比容>0.55);②肺心病的临床表现;③肺动脉高压。该患者3L/min鼻塞吸氧下氧分压66.3mmHg,有肺心病、肺动脉高压的临床表现,需进行长期家庭氧疗。

问题11 如何给患者出院指导?

1. 戒烟,这是改善肺功能的最重要措施。

2. 保持室内空气清新洁净,避免各种烟雾尘埃。

3. 长期家庭氧疗 国内外大量实验证明,慢阻肺患者进行规范的长期家庭氧疗,可以改善呼吸困难,改善睡眠和运动耐力,降低入院次数和治疗费用,并被认为是唯一能有效延长患者寿命的治疗措施。每天至少15小时的低浓度鼻管给氧。该患者有长期家庭氧疗的适应证,鼓励患者长期低浓度吸氧。

4. 有规律地步行或做其他运动 运动锻炼的基本原则是:选择适合自身条件的运动方式、锻炼强度以及锻炼时间,运动量宜从小开始,量力而行,逐渐增强运动耐受量。锻炼时以出现轻微气急和心率增快为限。

该患者出院后先慢速步行,每分钟60~80步,根据患者耐受程度逐渐增加步行的速度,一般来说,中速每分钟80~100步,快速每分钟100~120步,配合使用电子记步器即可记录。锻炼的方式还有步行、慢跑、骑自行车,做园艺、家务劳动、太极拳、广播体操、气功等。

5. 坚持呼吸功能锻炼 呼吸锻炼可以帮助改善呼吸困难的症状,增强呼吸肌的力量。缩唇呼吸、腹式呼吸、呼吸操、太极拳等,与四肢活动结合,将呼吸肌锻炼融入全身体育锻炼之中。呼吸训练器,这是一种吸气练习,结合腹式呼吸,鼓励患者进行持续性深吸气的常规训练,增强呼吸功能,促进康复。锻炼要循序渐进,切忌操之过急。并要持之以恒,才能收到好的预防和治疗效果。

6. 注意饮食　摄取有丰富营养的食物,摄取充足的蛋白质、热量、维生素和微量元素。时刻注意"七分饱",过饱容易影响呼吸肌的运动,引起呼吸困难。容易产气的食物,会在肠道内产生气体,引起腹部胀气,应尽量少吃或不吃。水分不足可以使痰变黏稠,慢阻肺患者可适当多喝水有助于排痰。配合中药、食疗,可提高机体抗病能力,减少急性发作。

7. 按医生的要求继续使用药物　在 COPD 的稳定期,坚持用支气管扩张药加吸入激素[沙美特罗替卡松粉吸入剂(舒利迭)或信必可]长期规律治疗是目前药物治疗最有效的方式。支气管扩张药的治疗应优先选用吸入治疗,一般不推荐预防性使用抗生素。指导该患者正确使用舒利迭。

8. 如果呼吸状况恶化,立即去医院就诊。

(倪淑红)

【思考与练习】

1. 如何指导患者正确使用舒利迭?
2. 有哪些治疗护理措施能促进 Ⅱ 型呼吸衰竭患者的 CO_2 排出?
3. 胸部物理疗法包括哪些内容?
4. 肺叩击时存在哪些风险?

任务二　肺结核患者的护理

患者李女士,56 岁,退休工人,小学学历。高血压史 5 年,因"咳嗽、低热 2 周,咯血 1 天"入院。患者近 2 周来劳累后出现咳嗽咳痰,痰白色量少,继而发热,体温在 37.5～38℃左右,下午明显,今咳嗽剧烈后出现咯血 2 次,量共约 80ml,急诊入院。平时服用硝苯地平缓释片控制血压,血压维持在 150～170/80～90mmHg,既往无慢性肺部疾病史。

体格检查:T 37.8℃,P 106 次/分,R 23 次/分,BP 172/86mmHg,SPO₂ 96%。神志清楚,精神紧张,两侧呼吸运动对称,右上肺叩诊浊音,右上肺呼吸音粗糙,未闻及明显湿啰音,心率 106 次/分,律齐,腹部平软,全身皮肤黏膜完整。

辅助检查:CT 示右上肺见斑片状密度增高影。血常规:白细胞计数 $10.3×10^9/L$,中性粒细胞 78.5%,红细胞计数 $3.87×10^{12}/L$,血红蛋白 12.4g/L,血沉 54mm/h。痰涂片找抗酸杆菌:(+),已行结核菌素试验。

医疗诊断:继发性肺结核 右上 涂(+)初治。

入院医嘱:一级护理,半流质,吸氧 prn,异烟肼,利福平,吡嗪酰胺,乙胺丁醇,硝苯地平缓释片,酚妥拉明针,云南白药,肺血管 CT 检查。

情境 1　咯 血 护 理

患者入院第 1 天,精神软弱,半卧位,不敢动弹,不间断痰中带血,鲜红色,量不多,患者经常询问:"医生,我的病能好吗?"

医嘱:一级护理,卧床休息,心电监护,氨甲苯酸、酚磺乙胺、维生素 K₁,ivgtt,st,左氧氟沙星抗感染,酚妥拉明微泵使用。

问题 1　患者咯血后很紧张,护士如何对患者进行护理和指导?

1. 卧位　患侧卧位,减少患侧肺活动,利于健侧肺通气。

2. 观察咯血量的大小 小量咯血<100ml/24 小时,中等量咯血 100~500ml/24 小时,大量咯血大于 500ml/24 小时,或一次咯血>300ml。

3. 床边备吸引器,多巡视患者。

4. 心理疏导 指导患者咯血时勿屏气,避免紧张,轻轻将血咳出,否则易诱发喉头痉挛,出血流出不畅而形成血块,造成呼吸道阻塞。

5. 保持大便通畅 多饮水,进食含丰富纤维素的食物,避免用力大便时胸内压增加而出血。

6. 保持口腔清洁 咯血后及时漱口,避免细菌生长及口腔异味影响患者食欲。

问题 2 患者 3 天前行结核菌素试验(纯蛋白衍生物,简称 PPD),72 小时结果:局部小水疱,痒感明显。如图 2-6。

如何判断患者的结核菌素试验结果?有何意义?

1. 结核菌素试验 取结核菌素稀释液 0.1ml(5IU)予前臂掌侧做皮内注射,48~72 小时后观察和记录结果,观察结果时测量硬结的横径和纵径,得出平均直径=(横径+纵径)/2,而不是测量红晕直径,硬结为特异性变态反应,而红晕为非特异性反应。

2. 结果判断 硬结直径≤4mm 为阴性,5~9mm 为弱阳性,10~19mm 为阳性,≥20mm 或虽<20mm 但局部出现水疱和淋巴管炎为强阳性反应。

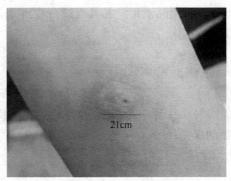

21cm

图 2-6 PPD 阳性

3. 结核菌素试验强阳性可协助结核的诊断,但其可受许多因素影响:结核杆菌感染后 4~8 周内变态反应尚未建立,在此之前,结核菌素试验可表现阴性。营养不良、体能虚弱、HIV 感染、麻疹、水痘、癌症、严重细菌感染、免疫抑制药使用等等,其结果则多为阴性和弱阳性。

该患者结核菌素试验 72 小时观察结果为 21mm,且局部有小水疱,为强阳性反应。

问题 3 使用酚妥拉明止血应如何做好用药护理?

[酚妥拉明的止血机制]

1. 竞争性阻断 α 受体,静脉注射使血管舒张,血压下降,减轻血管压力。

2. 扩张血管,降低肺循环阻力,使肺动脉压降低。

3. 体循环血管阻力下降,回心血量减少,肺内血液分流到四肢和内脏循环中,造成肺动脉和支气管动脉压力下降。

[用药护理]

1. 每小时测量血压,根据血压、出血情况调整微泵速度,避免血压波动过大。

2. 用药期间卧床休息,改变体位时速度宜慢,避免引起直立性低血压。

3. 观察心率、心律的变化 心动过速、心律失常、心绞痛等是酚妥拉明的副作用,使用时应心电监护,及时发现病情变化。

问题 4 患者痰找抗酸杆菌阳性(十),如何指导患者避免传染?

1. 掌握结核杆菌的灭活方法 结核杆菌对干燥、冷、酸、碱等抵抗力强。在室内阴暗潮湿处能数月不死。湿热80℃5分钟、95℃1分钟或煮沸100℃5分钟可杀死。常用杀菌剂中,75%酒精,一般2分钟可杀死结核杆菌。另外,结核分枝杆菌对紫外线比较敏感,太阳光直射下痰中结核分枝杆菌2～7小时可被杀死。

2.传播途径　飞沫传播是肺结核最重要的传播途径。结核分枝杆菌主要通过咳嗽、打喷嚏、大声谈话或大笑等方式把含有结核杆菌的微滴排到空气中而传播。咳嗽是肺结核排出微滴的主要方式。

3.呼吸道隔离　患者外出检查时戴口罩。住院期间不串病房,讲究卫生,不随地吐痰。指导患者咳嗽或打喷嚏时双层纸巾遮住口鼻,纸巾焚烧处理。留置痰液的容器随时加盖,痰液灭菌处理后再弃去。痰涂片三次复查阴性或规范治疗4周以上可解除呼吸道隔离。

4.日用品消毒　餐具可进行煮沸消毒,被褥、书籍、使用的私人物品可在烈日下暴晒6小时以上。

 知识链接

肺结核分类

肺结核的分类包括:①原发型肺结核;②血行播散型肺结核;③继发型肺结核;④结核性胸膜炎;⑤其他肺外结核;⑥菌阴肺结核。

情境2　支气管动脉栓塞术的护理

入院第2天晚上,患者床上用力大便后突发再次咯血,整口鲜血,伴血块,量大约600ml,胸闷明显,大汗,继而口唇发绀,呼吸费力,神志清楚,BP 94/57mmHg,HR 102次/分,R24次/分,SpO_2 85%。医嘱予绝对卧床休息,高流量吸氧,吸痰,监测血压、心率、呼吸,平衡液1000ml,ivgtt st,5%GS500ml+氨甲苯酸0.3g+酚磺乙胺0.5g,ivgtt st,备血,下病危通知。

问题5　目前患者首优的护理问题是什么? 该如何处理?

[护理问题]

有窒息的危险　与大咯血有关。

[处理]

1.保持气道通畅　立即改变患者体位,头低脚高位,头部侧向一边,并通知医师,尽快清除堵塞气道的血块。给患者心理安慰,鼓励患者咳出滞留在呼吸道的血液,轻叩患者病肺侧,吸引器协助吸引,解除呼吸道阻塞。

2.吸氧　立即予高流量氧气吸入,改善缺氧状态。

3.通知血库配血,迅速建立两条以上静脉通路,补充血容量,根据医嘱使用止血药物等,避免发生休克等情况。

4.绝对卧床休息,尽可能减少不必要的搬动,减少出血。

5.加强生命体征的监测　观察患者神志、咯血情况,准确记录咯血量。

6.暂禁食及勿用力大便,避免再次咯血。

7.加强巡视,书写抢救记录。

问题6　患者经上述处理后仍反复咯血,急诊肺血管CT示右侧支气管动脉增粗扩张,医嘱急诊支气管动脉栓塞术,如何进行术前、术后护理?

[术前护理]

1. 心理护理　向患者及家属说明支气管动脉栓塞术是一个微创手术,讲明手术的目的、必要性及手术中的注意事项,消除患者的疑惑,避免紧张,以便能更好地配合。

2. 局部皮肤准备,更换手术衣裤。

3. 做必要的化验、检查　血常规、凝血功能、心电图、胸部CT等。必要时备血。

4. 观察及触摸患者双侧足背动脉搏动情况并进行记录,以便术后观察及比较。

5. 测量生命体征,填写手术交接单,护送患者至DSA室。

 知识拓展

支气管动脉栓塞术

支气管动脉栓塞术是通过导管将栓塞剂有选择性注入某一支气管动脉,借以堵塞血管、控制大出血,或获得其他治疗目的。肺部受支气管动脉和肺动脉双重供血,两套循环系统间常存在潜在的交通支,并具有相互调节和补偿的作用,支气管动脉栓塞后不会引起肺缺血坏死。

[术后护理]

1. 绝对卧床24小时,术后由于机体自身的修复、血液凝集作用等可使出血暂停,但此时组织纤维仍不牢固,过早活动易发生再次出血。

2. 观察局部出血　动脉穿刺处用弹力绷带加压包扎后沙袋压迫6小时,观察局部敷料有无渗血,勤测血压,观察有无内出血等。

3. 术侧肢体制动24小时　观察术侧肢体远端皮肤的温度、颜色、感觉和足背动脉搏动。定时进行双侧肢体对比,如果远端皮肤颜色改变或动脉搏动明显减弱,可能出现血栓形成,应立即汇报医生。

4. 术后鼓励患者多饮水,大于2000ml。造影剂可对肾功能造成影响,多补充液体,以促进造影剂排泄。也可静脉补液。

5. 严密观察咳嗽、咳痰、咯血、生命体征,及时发现异常并汇报医师。

6. 观察患者大便情况,保持通畅,便秘者予酚酞片口服,避免患者用力大便。

问题7　为避免发生大咯血,术后指导患者注意哪些事项?

1. 避免用力大便　用力大便将导致胸腔内压升高,使心脏、肺血管压力增大,导致血流速度改变,支气管壁压力明显升高,加上疾病所致肺血管部分坏死,使血管破裂引起大出血。大便干结时,可适当服用缓泻剂,平时多进食粗纤维食物,保持通畅。

2. 避免用力咳嗽、打喷嚏　剧烈咳嗽或打喷嚏均可致血压、支气管动脉压力瞬间增高,对局部血管壁产生过大的冲击,引起血管破裂出血。

3. 控制高血压　患者血压控制欠佳,规范服用降压药物。监测血压,血压维持在130/85mmHg以下。因为高血压时血管压力负荷处于较高状态,适当控制血压可减轻支气管动脉所承受的压力,减少咯血发生的几率。

情境3　出院指导

患者入院第10天,精神好转,呼吸平稳,无咯血、发热,少许咳嗽,复查血常规示:白细胞

计数 5.9×10^9/L,中性粒细胞 69%,血红蛋白 112g/L,血细胞比容 39.5%,血小板计数 137×10^9/L。肝功能:谷丙转氨酶 31.1IU/L,谷草转氨酶 40.2IU/L,总胆红素 8.9μmol/L。继续异烟肼、利福平、吡嗪酰胺、乙胺丁醇抗结核治疗,配合甘草酸二铵胶囊、护肝薄衣片护肝,硝苯地平缓释片(尼福达)控制血压治疗。

问题 8　如何对患者进行出院指导?

1. 活动与休息　患者入院时因咯血、发热等严重症状,应卧床休息。现在症状已好转,可以合理安排休息,适当下床活动,避免劳累。肺结核疾病恢复期可参加力所能及的户外活动,提高机体抗病能力

2. 饮食注意事项　服用药物期间加强营养,蛋白质能增加机体的抗病能力和修复能力。指导患者每天蛋白质摄入量达到 $1.5\sim2.0$g/kg。肺结核患者机体消耗增加,进食高热量的食物,以补充疾病消耗所需。每天摄入一定量的新鲜蔬菜和水果,补充足够的维生素。维生素 C 能促进渗出病灶的吸收,宜多摄取,维生素 B 对神经系统有调节作用,可促进食欲。为更好控制血压,低盐饮食。每周监测体重,及时发现营养问题。

3. 患者痰涂片阳性,暂时进行呼吸道隔离,需要限制活动范围,减少传染。住院后每周复查痰涂片。痰涂片阴性及经有效抗结核治疗 4 周以上患者,没有传染性或传染性极低,可过正常的家庭社会生活。

4. 居所保持通风良好,干燥避免潮湿。室内下床活动注意保暖,避免上呼吸道感染加重肺结核症状。

5. 劳逸结合　轻症患者坚持用药同时可正常上班,但避免重体力活动,保证充足的睡眠和休息,利于疾病的康复。患者咯血、发热症状已控制,可循序渐进增加活动量,减少并发症。

问题 9　患者即将出院,如何对该患者进行用药指导?

1. 抗结核药物使用原则　早期、联合、适量、规律、全程。

(1)早期:一旦确诊肺结核后立即予药物化学治疗,有利于迅速发挥药物的杀菌作用,使病变吸收,减少传染性。

(2)联合:联合使用两种以上药物,以增强药物疗效,减少耐药性的产生。

(3)适量:严格遵照适当的药物剂量用药,减少各种药物副作用的发生。

(4)规律:严格按照治疗方案用药。

(5)全程:坚持完成规定的疗程,提高治愈率,减少复发率。

2. 观察药物作用与副作用

(1)异烟肼:全杀菌剂,细胞内外均能达到杀菌作用。副作用:周围神经炎,偶有肝损害。

(2)利福平:全杀菌剂,细胞内外均能达到杀菌作用。副作用:肝损害、变态反应。

(3)吡嗪酰胺:半杀菌剂,杀灭巨噬细胞内酸性环境中的结核杆菌。副作用:胃肠道反应、高尿酸血症。

(4)乙胺丁醇:抑菌剂。副作用:视神经炎。

3. 强调按医嘱用药,不擅自停药或减药。服药前 2 个月,患者用上述 4 药联合治疗,服药 2 个月后改为异烟肼、利福平 2 药联合治疗。若出现胃肠道不适、巩膜黄染、耳鸣等药物不良反应,及时联系医生进行处理。利福平使用后会使尿液、汗液等变为橘黄色,不必紧张。遵医嘱服药降压药物,定期定点测量血压。

4. 建议患者服药 1 个月内每周复查肝功能、血常规。若无明显异常 1 个月后每 2 周复查肝功能、血常规。若出现视物模糊等不适即刻就诊。2 个月后每月复查肝功能、血常规，若期间出现异常则遵医嘱增加复查频率。

（蒋淑贞）

【思考与练习】

1. 简述咯血与呕血的鉴别。
2. 简述大咯血急救流程。
3. 试述能引起咯血的疾病。这些疾病除咯血外分别有什么临床特点？
4. 小量咯血患者的护理措施有哪些？
5. 护士在肺结核病房工作，如何做自身防护？

任务三　肺炎患者的护理

患者男，70 岁，退休工人，小学学历。吸烟史 20 年，每天 1 包。因"发热、咳嗽咳痰 3 天"入院。患者 3 天前受凉后出现畏寒、发热，体温最高 39.5℃，伴咳嗽咳痰，痰为黄色，带少许血丝，不易咳出，咳嗽时感右下胸部隐痛，伴头痛，无胸闷、气促，无咽痛、流涕，口服"安乃近片、阿莫林胶囊"后无好转，遂就诊于本院门诊。摄胸片：右下肺大片渗出影。考虑肺炎，予以静脉输注"阿洛西林针"后仍有发热。

体格检查：T 39.4℃，P 116 次/分，R 26 次/分，BP 136/72mmHg，SpO_2 96%，神志清楚，急性面容，面颊绯红，咽部轻度充血，胸廓对称，叩诊右下肺偏浊，听诊右下肺呼吸音粗，闻及湿啰音，腹软，肝脾肋下未及，无腹痛，无双下肢水肿。

辅助检查：胸部 X 线：右下肺大片渗出影，首先考虑肺炎。门诊血常规：白细胞计数 $19×10^9/L$，中性粒细胞百分比 85%，C 反应蛋白 75mg/dl。

医疗诊断：社区获得性肺炎？

入院医嘱：呼吸内科护理常规，一级护理，心电监护，头孢呋辛针，阿奇霉素针，盐酸氨溴索针，阿尼利定（安痛定）针；痰培养、血培养，肝肾功能，血沉，血气分析，大小便常规，肺炎支原体、结核抗体。

情境 1　入院护理及标本留取

患者因发热、咳嗽咳痰 3 天，伴头痛、肌肉酸痛，精神软弱，乏力，门诊就诊后由卫事中心工人用轮椅推入病房。

问题 1　该患者入院时，你怎样对患者进行护理评估？

1. 评估症状、体征、实验室检查　该患者典型症状：受凉后畏寒、发热，随后咳嗽、咳黄痰、痰中带血丝，伴头痛、胸痛。体征：急性面容，面颊绯红，咽部轻度充血，胸廓对称，叩诊右下肺偏浊，听诊右下肺呼吸音粗，闻及湿啰音。实验室检查：患者白细胞计数和中性粒细胞比例增高。胸部 X 线：右下肺大片渗出影，首先考虑肺炎。

2. 评估疾病严重程度及可能发生的问题　患者高热，心率快，呼吸稍促，伴头痛，给予监测血压、生命体征；患者胃纳差，予抽血化验电解质；呼吸稍促，评估氧合情况，抽血气分析；评估咳嗽、咳痰情况，痰液性状、量，能否咳出，听诊肺部呼吸音。

3. 评估心理、社会支持情况　患者有无焦虑、紧张情绪，家属对患者关心程度。

问题2　目前患者存在的首优护理问题是什么？应采取哪些护理措施？

[护理问题]

体温过高　与细菌释放毒素有关。

[护理措施]

1. **休息与环境**　卧床休息，以减少耗氧量，缓解头痛，保持病室安静，维持病室温度18～20℃，湿度50%～60%。

2. **饮食**　提供有足够热量、蛋白质和维生素的流质或半流质食物，以补充高热引起的营养物质消耗。鼓励患者多饮水，每日饮水1500ml以上，保证足够的入量，有利于稀释痰液。

3. **口腔护理**　做好口腔护理，鼓励患者经常漱口，防止并发感染。

4. **降温措施**　采用温水擦浴，按医嘱予安痛定。降温过程中观察出汗量的多少，根据需要静脉补充液体及电解质，防止脱水引起水电解质平衡失调；患者降温、大量出汗需及时擦干并更换衣服，避免受凉。

5 **病情观察及安全防范**　观察神志、体温、脉搏、呼吸、血压的变化，高热致患者体能虚弱，活动耐力下降应注意防止跌倒的发生。

问题3　护士如何正确留取痰培养标本和血培养标本？

1. **正确留取痰培养标本**

(1)留取痰标本尽可能在抗生素使用(或)更换前进行；该患者入院时咳嗽，咳黄色痰，且入院后更换抗生素，故入院时留取痰培养标本最合适。

(2)指导患者以清水漱口数次，减少口腔杂菌污染。

(3)用力咳出深部第一口痰(下呼吸道分泌物)，留于加盖的无菌容器中。

(4)立即送检，一般不超过2小时。

 知识链接

> 合格痰培养标本：送检后的痰标本先直接涂片，光镜下观察细胞数量，如每低倍视野鳞状上皮细胞<10个，白细胞>25个，或鳞状上皮细胞：白细胞<1：2.5，可作为污染相对较少的"合格"标本。

2. **正确留取血培养标本**

(1)血培养采集时间：尽可能在抗菌药物使用前采血，且尽可能在寒战和发热初起时采血。该患者门诊已经使用抗生素，但治疗效果欠佳，入院时体温39.4℃，故入院时就留取血培养标本。

(2)要求：每次采血2～3套标本，一个静脉穿刺点采集一套血培养标本，每套包括一个需氧培养瓶和一个厌氧培养瓶。

(3)严格按无菌操作进行静脉采血：选取静脉穿刺点，消毒液均匀涂擦两遍，消毒直径5cm，每次作用30秒。弃去培养瓶塑料帽，用75%乙醇棉球消毒橡皮塞，待干60秒。穿刺成功后先注入需氧瓶10ml，后注入厌氧瓶10ml。采集完成后标注患者信息、采集时间和采血部位。血培养瓶室温保存，采集标本后立即送检；如果是夜班采集标本，可以室温保存，不要冷藏或放到孵箱内。

问题4 如果患者痰少或无痰时该怎样留取痰标本?

1. 如患者痰少也可在入院后第二天留取痰标本,痰液经过一晚的聚集,清晨痰量较多,易于留取。

2. 如患者无痰可用高渗盐水(3%~10%)雾化吸入导痰后再留取。

3. 经纤维支气管镜、支气管肺泡灌洗适用于做支气管镜检查患者痰液的留取,无力咳痰的患者可行人工气道吸引留取痰液。

问题5 患者静脉滴注过程中出现恶心、呕吐,静脉输液部位疼痛,你考虑是何原因? 如何减轻或避免药物的不良反应?

可能与输注阿奇霉素有关。

1. 阿奇霉素主要不良反应包括腹泻(稀便)、腹痛、恶心、呕吐等胃肠道反应,一般为轻中度。

2. 静脉滴注阿奇霉素可引起疼痛和血栓性静脉炎等局部反应。

3. 静脉滴注阿奇霉素时溶液浓度不得高于 2.0 mg/ml,滴注时间应大于 60 分钟,以减轻药物的不良反应。

情境2 病情观察及低钾处理

患者入院第 2 天,体温 38.6℃,咳嗽咳痰,黄色痰带暗红色血丝。胸部 CT:右下肺大片渗出伴实变。血生化报告:K^+ 3.0mmol/L,Na^+ 128mmol/L,Cl^- 90mmol/L。医嘱予静脉补钾、补钠治疗。

问题6 在治疗过程中预示病情加重的临床表现有哪些?

1. 意识障碍。

2. 呼吸频率>30 次/分。

3. 氧分压<60mmHg、氧合指数<300,需行机械通气治疗。

4. 血压<90/60mmHg。

5. 胸片显示入院后 48 小时内病变扩大≥50%。

6. 尿量<20ml/h,或<80ml/4h,或急性肾衰竭需要透析治疗。

如出现上述病情变化提示发生了重症肺炎,因此要给患者心电监护,监测心率、血压、氧饱和度,查房时特别注意意识、生命体征、尿量等变化。

问题7 根据痰液性状及胸部 CT 报告,该患者可能是何种病原体感染的肺炎?

社区获得性肺炎最常见的病原体是肺炎链球菌,约占半数;患者临床起病急骤,以高热、寒战、咳嗽、血痰和胸痛为特征,符合肺炎球菌肺炎临床表现。

 知识链接

肺 炎 分 类

1. 按病因学分类

细菌性肺炎:肺炎球菌肺炎、金黄色葡萄糖球菌、肺炎克雷伯菌、流感嗜血杆菌等。

非典型病原菌肺炎:支原体、衣原体、军团菌等。

病毒性肺炎:冠状病毒、腺病毒、呼吸道合胞病毒等。

真菌性肺炎:白色念珠菌、曲菌、放线菌等。

其他病原体所致肺炎:立克次体、弓形虫、原虫、寄生虫等。

2. 按患病环境分类 医院获得性肺炎、社区获得性肺炎

3. 按解剖分类 大叶性肺炎、小叶性肺炎、间质性肺炎。

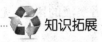 **知识拓展**

传染性非典型肺炎

2003年春季我国发生的一种传染性非典型肺炎,世界卫生组织初步认定病原体为新型冠状病毒(SARS-CoV),是一种具有明显传染性、可累及多个器官系统的特殊肺炎,将其命名为严重急性呼吸综合征(SARS)。其主要临床特征为急性起病、发热、干咳、呼吸困难,白细胞不高或降低、肺部浸润和抗菌药物治疗无效。人群普遍易感,呈家族和医院聚集性发病,多见于青壮年,儿童感染率较低。

问题8 如何根据痰的性状和量来判断病情?

通过观察痰液性状,初步判断病原菌的类别。

1. 黄绿色脓性痰常为感染的表现。

2. 白色黏液或浆液泡沫痰多见于慢阻肺患者。

3. 铁锈色痰多提示肺炎球菌肺炎。

4. 红褐色或巧克力痰考虑阿米巴肺脓肿。

5. 粉红色泡沫痰提示急性肺水肿。

6. 砖红色胶冻状痰或带血液者常见肺炎克雷伯杆菌肺炎。

7. 痰恶臭味是厌氧菌感染的特征。

8. 红色或红棕色痰多见于肺结核、肺癌、肺梗死。

痰量少时仅数毫升,一般将24小时超过100ml定为大量痰。

问题9 该患者发生低血钾、低血钠的原因是什么,该采取怎样的措施纠正?

[原因]

1. 摄入量减少 与患者高热、胃纳差有关。

2. 排出量增多 与高热、出汗多体液丢失有关。

[纠正措施]

1. 根据医嘱补钾、补钠、补液治疗,鼓励多进食香蕉、番茄汁、橘子汁、菜汤、盐水等。

2. 静脉补钾速度不宜过快,小于20mmol/h;浓度不超过0.3%。

3. 监测病情,观察心率、心律、血压、意识、尿量、排汗量等变化。

情境3 纤维支气管镜检查配合

患者入院第7天,体温正常,咳嗽减轻,咳白色痰,量减少,无痰血。胸部CT复查:右下肺病灶吸收不良。为排除有无合并肿瘤、结核等阻塞性病变,医嘱下午纤维支气管镜检查。

问题10 如何做好纤维支气管镜检查的护理?

[术前护理]

1. 患者准备

(1)向患者及家属说明检查目的、操作过程及配合注意事项,取得患者配合,并家属签字。

(2)患者术前 4 小时禁食禁水,以防误吸。

(3)患者有活动性义齿应取出。

(4)评估患者的心肺功能及药物过敏史、手术史。

2. 术前用药

(1)评估患者对消毒剂、局麻药或术前用药是否过敏,防止发生过敏反应。

(2)术前半小时遵医嘱给予阿托品 1mg 或地西泮 10mg 肌注,减少呼吸道分泌或镇静。

3. 物品准备　备好吸引器和复苏设备,以防术中出现喉痉挛和呼吸窘迫,或因麻醉药物的作用抑制患者的咳嗽和呕吐反射,使分泌物不易咳出。

[术后护理]

1. 病情观察　密切观察生命体征,有无胸痛、发热、呼吸困难、分泌物颜色及性状。

2. 避免误吸　术后 2 小时禁食禁水,进食前试验小口喝水,无呛咳再进食。

3. 减少咽喉部刺激　术后数小时内避免吸烟、谈话和咳嗽,以免声音嘶哑和咽喉部疼痛。

 知识链接

纤维支气管镜检查术

纤维支气管镜检查是利用光学纤维内镜对气管支气管管腔进行的检查。可经口腔、鼻腔、气管导管或气管切开套管插入段、亚段支气管,可在直视下行活检、钳取异物、吸引或清除阻塞物,并可做支气管肺泡灌洗,行细胞学或液体成分的分析。另外,利用支气管镜可注入药物,或切除气管内良性肿瘤。

情境 4　出院宣教

患者气管镜检查未见异常,更改头孢曲松针继续抗感染治疗 5 天,生命体征正常,咳嗽咳痰明显减少,无发热,无胸闷气促,无胸痛。血常规:白细胞计数、中性粒细胞百分比、C 反应蛋白、血沉均正常。复查胸部 CT:提示右下肺渗出较前明显吸收。医嘱出院。出院诊断:社区获得性肺炎(右下)。出院带药:头孢地尼胶囊口服,2 周后复查胸部 CT。

问题 11　如何对患者进行出院宣教?

1. 休息　平时注意锻炼身体,适当耐寒训练,如洗冷水脸等。

2. 增加营养,保证充足的休息时间,防止疲劳。

3. 注意气温变化,随时增减衣服,预防上呼吸道感染。

4. 纠正不良生活习惯,劝其戒烟。

5. 药物指导　头孢地尼胶囊宜在饭后服用,减轻胃肠道反应,每日 3 次,每次 1 粒服用,不能随意增减用量,不能长期服用。

6. 告知患者 2 周后复查 CT,复诊时应携带出院记录。

7. 如果再次出现咳嗽咳痰增多、发热、胸痛、咯血等，请及时回院就诊。

（高赞美）

【思考与练习】

1. "痰中带血"在哪些疾病中比较常见？

2. 肺炎患者可能发生的并发症有哪些？

项目三

消化系统疾病患者的护理

任务一　急性胰腺炎患者的护理

患者男,57岁,农民,初中学历。因"反复中上腹痛5天,加重1天"入院。5天前患者大量饮酒后出现上腹痛,为持续性胀痛,伴阵发性加重,向后背部放射,伴频繁恶心呕吐,呕吐物为胃内容物和胆汁,在当地医院给予补液、抗感染、抑酸对症支持治疗后病情好转。1天前进大量油腻食物后病情加重,腹痛不能缓解,逐渐蔓延至全腹,感腹胀,恶心呕吐加重,肛门排气排便减少,尿量减少,色黄。

体格检查:T 38.2℃,P 108次/分,R 26次/分,BP 110/62mmHg。患者双肺呼吸音清,心脏各瓣膜听诊区未及病理性杂音。全腹膨隆,腹软,全腹轻压痛,无反跳痛,肠鸣音减弱,移动性浊音阴性。

辅助检查:白细胞计数 $15.3×10^9$/L,中性粒细胞计数83%,血淀粉酶苏氏法(Somogyi法)70U/dL,尿淀粉酶苏氏法(Somogyi法)1200U/dL,血糖 10.3mmol/L,血钙 2.10mmol/L,三酰甘油 4.2mmol/L,CRP 80mg/L。腹部立位平片示:未见膈下游离气体,未见扩张气液平面。腹部彩超示:胆囊增大,胆囊壁增厚、毛糙,囊腔内见数枚强光团。腹部增强CT示:胰腺体积明显增大,边界不清,胰周少许渗出。

医疗诊断:1. 急性胰腺炎
　　　　　2. 胆囊炎、胆囊结石

入院医嘱:消化内科护理常规,一级护理,禁食,心电监护,记24小时尿量,每日四次测末梢血糖,奥美拉唑钠针(洛赛克)、生长抑素针、哌拉西林舒巴坦钠、复方氨基酸(18AA－V)等治疗。

情境1　入院护理

患者由急诊室平车送入,神志清楚,痛苦貌。上腹部疼痛评分:5分(NRS评分法)。急诊室行腹部CT检查已明确诊断急性胰腺炎。患者对病情不了解,担心治疗是否有效。

问题1　患者入院时如何做好接诊工作?
1. 接到急诊室电话后,准备床单位。
2. 携带体温表、血糖仪,注射治疗盘与急诊室护士做好交接工作。
3. 指导禁食,保持口腔卫生,评估跌倒、压疮、疼痛评分。
4. 卧床休息,床栏使用,做好患者及家属的解释和安慰工作。

问题 2 患者的哪些临床表现符合急性胰腺炎,此次胰腺炎的发生与哪些因素有关?

一般具备下列 3 条中的任意 2 条诊断为急性胰腺炎。

1. 急性、持续中上腹痛;

2. 血淀粉酶或脂肪酶大于正常值限的 3 倍;

3. 急性胰腺炎的典型影像学改变。

此患者符合了其中的第 1 和第 3 条。

胰腺炎的发病因素有:胆道疾病、酗酒、高脂血症、胰管阻塞、十二指肠降段疾病、手术与创伤、代谢障碍、药物、感染及全身炎症反应等。此患者是由于胆道疾病、饮酒、进食大量高脂食物引起了急性胰腺炎。属于轻型急性胰腺炎(MAP)。

 知识链接

急性胰腺炎分型

一般将急性胰腺炎分为轻型急性胰腺炎(MAP)(约占 88%～97%)、重症急性胰腺炎(SAP)、介于两者之间的中度重症急性胰腺炎(MSAP)。

轻型主要变化为:胰腺局限或弥漫性水肿、肿大变硬、表面充血、包膜张力增高。镜下可见腺泡、间质水肿,炎性细胞浸润,少量散在出血坏死灶,血管变化常不明显,渗液清亮。

重型者变化为高度充血水肿,呈深红、紫黑色。镜下见胰组织结构破坏,有大片出血坏死灶、大量炎细胞浸润。继发感染可见脓肿,胰周脂肪组织出现坏死,可形成皂化斑。少数病情严重者,在左腰部皮肤上可出现青紫色斑,称 Grey-Turner 征(图 3-1)。在脐周围部出现青紫色斑,称 Cullen 征(图 3-2)。

两型间无根本差异,仅代表不同的病理阶段。轻型较平稳,死亡率低,重型者经过凶险、并发症多(休克、腹膜炎、败血症等)、死亡率高,甚至可在发病数小时死亡。本病可累及全身各系统、器官,尤以心血管、肺、肾更为明显。

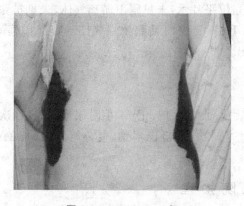

图 3-1 Grey-Turner 征

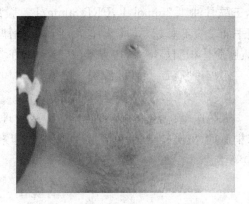

图 3-2 Cullen 征

问题 3 胰腺炎的主要相关辅助检查有哪些?

1. 淀粉酶 血清淀粉酶于起病后 6～12 小时开始升高,48 小时开始下降,持续 3～5 天,血淀粉酶的高低不一定反映病情轻重。其他急腹症如消化性溃疡穿孔、胆石症、胆囊炎、肠梗阻等都有血清淀粉酶升高,但一般不超过正常值 2 倍。

尿淀粉酶升高较晚,在发病后 12～14 小时开始升高,下降缓慢,持续 1～2 周,但尿淀粉酶值受患者尿量影响。

患者发病已有 5 天,表现为血淀粉酶正常,尿淀粉酶升高。

2. 脂肪酶 血清脂肪酶于起病后 24～72 小时开始升高,持续 7～10 天,其敏感性和特异性均优于血淀粉酶。

3. C 反应蛋白(CRP) CRP 是组织损伤和炎症的非特异性标志物,有助于评估与监测急性胰腺炎的严重性,在胰腺坏死时 CRP 明显升高。发病 72 小时后 CRP>150mg/L 提示胰腺组织坏死。

4. 其他生化指标 持久空腹血糖高于 10mmol/L 提示胰腺坏死,预后不良。血钙低于 1.5mmol/L 则预后不良,此外还有血清谷丙转氨酶、乳酸脱氢酶升高,血清清蛋白降低。

5. 腹部 CT 增强 CT 有助于确定胰腺的坏死程度,一般应在起病一周左右进行。

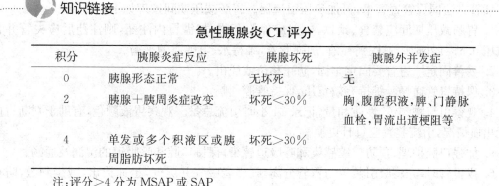

知识链接

急性胰腺炎 CT 评分

积分	胰腺炎症反应	胰腺坏死	胰腺外并发症
0	胰腺形态正常	无坏死	无
2	胰腺+胰周炎症改变	坏死<30%	胸、腹腔积液,脾、门静脉血栓,胃流出道梗阻等
4	单发或多个积液区或胰周脂肪坏死	坏死>30%	

注:评分>4 分为 MSAP 或 SAP

情境 2 腹痛护理

患者住院当日下午仍持续腹痛,评分:6 分。T 38.5℃,P 110 次/分,R 30 次/分,BP 118/66mmHg,患者全腹膨隆,腹稍胀,全腹轻压痛,无反跳痛,肛门有少许排气,肠鸣音减弱,遵医嘱插胃肠减压管行负压吸引,生长抑素微泵静脉注射维持治疗。

问题 4 患者目前的首优护理问题是什么?该采取哪些护理措施?

[护理问题]

疼痛 与胰腺及周围组织炎症、水肿有关。

[护理措施]

1. 评估患者腹痛的部位、性质和程度,以及伴发症状,了解病情的进展情况。

2. 卧床休息,以降低机体代谢率。可协助患者取弯腰、前倾坐位或屈膝侧卧位,以缓解疼痛。

3. 禁食和胃肠减压,通过减少胃酸分泌以减少胰液分泌,以减轻腹痛。保持静脉通畅,及时补充水分及电解质,保证有效血容量。

4. 疼痛难忍时可适当使用镇痛药物如哌替啶,禁用吗啡,吗啡可增加 oddi 括约肌痉挛,加重疼痛。指导患者也可采用非药物来缓解疼痛的方法如深呼吸、冥想、音乐疗法等。

5. 关心、安慰患者,消除患者的紧张情绪,注意腹部保暖。

6. 疼痛剧烈时防坠床,保证安全。

问题 5　对于此患者治疗上遵循哪些原则?

患者属于轻型急性胰腺炎,治疗原则:

1. 禁食及胃肠减压　目的在于减少胃酸分泌,进而减少胰液分泌,以减轻腹痛、腹胀情况。

2. 静脉补液　补充血容量,维持水、电解质及酸碱平衡。

3. 止痛　腹痛剧烈时可予哌替啶。

4. 抗感染　适当使用抗菌药物。

5. 抑酸治疗　多选用质子泵抑制药。

问题 6　如何做好胃肠减压护理?

胃肠减压术是利用负压吸引原理,将胃肠道积聚的气体和液体吸出,以降低胃肠道内压力,改善胃肠壁血液循环,有利于炎症的局限,促进伤口愈合和胃肠功能恢复的一种治疗方法。插管方法同胃管置管术,再加负压引流器。胃肠减压期间护理如下:

1. 胃肠减压期间应禁食、禁饮,一般应停服药物,如需胃内注药,则注药后应夹管并暂停减压 0.5~1 小时。遵医嘱补液,加强营养,维持水、电解质的平衡。

2. 妥善固定　胃管要固定牢固,防止移位或脱出。

3. 保持胃管通畅　维持有效负压,保持管腔通畅。

4. 观察引流物颜色、性质和量,记录 24 小时引流总量。观察胃液颜色,有助于判断胃内有无出血情况,引流装置应每日更换。

5. 加强口腔护理,预防口腔感染和呼吸道感染,保持口腔和呼吸道的湿润及通畅。

6. 拔胃管时,先将吸引装置与胃管分离,嘱患者吸气并屏气,迅速拔出,减少刺激,防止患者误吸。擦净鼻孔及面部,妥善处理胃肠减压装置。

问题 7　生长抑素的作用,有何不良反应及注意事项?

1. 生长抑素应用于急性胰腺炎的作用

(1)减少胰腺的内外分泌以及胃小肠和胆囊的分泌,降低酶活性,对胰腺细胞有保护作用。

(2)可影响胃肠道吸收和营养功能,用于上消化道大出血,主要是食管静脉曲张出血,胰、胆、肠瘘,急性胰腺炎。

2. 不良反应　输注过快可有恶心、呕吐;生长抑素抑制胰岛素、胰高血糖素的分泌,在治疗初期可导致短暂血糖水平下降,既可出现低血糖又可出现高血糖,所以要关注血糖情况;使用中正常人的血压和脉搏有短暂的升高,在高血压患者中,血压反而降低。

3. 使用注意事项

(1)注射时注意给药的连续性,防止药液在血中的浓度降低。在输注过程中经常巡视,密切观察针头乳头与延长管连接处有无因牵拉而脱节,确保给药的连续性,注射泵工作是否正常,药物有无外漏及推注不畅,若有问题,及时处理。嘱患者切勿自行调节推注速度,以防发生不适。

(2)禁用于对本品过敏者。

(3)应单独给药,本品不宜与其他药物配伍给药。

(4)药物需要在 2~8℃存储。

情境 3　饮食护理

患者住院 5 天,情绪稳定,查血淀粉酶 30U/dL,尿淀粉酶 700U/dL,血钙 2.22mmol/L,

三酰甘油 3.7mmol/L,CRP 60mg/L,血糖 6.7mmol/L。T 37.0℃,P 80 次/分,R 22 次/分,BP 106/60mmHg,肛门有排气,排便,腹痛情况明显缓解,停用胃肠减压管,给予流质饮食。

问题 8　如何做好患者的饮食护理?

1. 急性发作期　禁食,做好口腔护理,保持口腔湿润。

2. 疾病恢复期　现患者病情好转,无明显腹痛腹胀,胃肠减压管拔除,体温正常,复查血、尿淀粉酶正常,可考虑进食。但应严格限制刺激胰腺分泌的食物摄入,尽量给予易消化的碳水化合物。起始宜先饮少量温开水,每次 10~20ml,间隔 1~2 小时,如无胃肠道反应及腹痛腹胀等症状,可给予无脂无蛋白高碳水化合物流食,如米汤、果汁、藕粉等,应少量多次,每次 60~100ml,每日 6~8 餐。密切观察进食后患者的反应,如无不适症状,3~5 天后可改为无脂肪的半流质,如米粥、素挂面、素馄饨、青菜汤、蔬菜粥、少量碎蔬菜、新鲜的水果等,以每日 5~6 餐为宜。

3. 疾病康复期　当疾病进入恢复期,无腹胀感,大便正常,这个时期仍以低脂饮食为佳,逐渐由植物蛋白缓慢过渡到动物蛋白,以高维生素、高碳水化合物、低蛋白、低脂肪等食物为主,如豆制品、牛奶、精瘦肉、烂面条等,仍要求少食多餐,开始每日 4~6 餐,适度为宜。循序渐进,逐步加量,直到恢复每日 3 餐,以 6~7 成饱为宜。避免高蛋白、高脂肪酸性食物,严禁暴饮暴食,忌肥肉、蛋黄、鸡汤、鱼汤、肉汤等,忌辣椒烟酒等辛辣刺激食物,忌油煎油炸食品。加强全程饮食宣教,告知患者进食不当的危害性。

情境 4　出院护理

患者住院 8 天,精神好,呼吸平稳,腹软,无明显腹痛腹胀情况,肛门有排气,大便通畅,生命体征平稳。医嘱予出院,出院带药:头孢地尼片、雷贝拉唑肠溶片。

问题 9　如何做好出院健康宣教?

1. 休息与活动　注意休息,避免劳累、情绪波动及紧张。

2. 饮食　注意饮食卫生,规律进食,避免暴饮暴食,避免刺激性强、产气多、高脂高蛋白食物,戒烟戒酒。

3. 向患者告知本病好发的特点、病因,予积极预防。

4. 积极治疗胆道原发病。

5. 遵医嘱按时服药　头孢地尼片宜饭后服用,雷贝拉唑肠溶片予晨起空腹或睡前服用。

6. 告知患者如有腹痛或腹胀、恶心、呕吐时,体温升高应及时就诊。一个月后复诊血常规、血尿淀粉酶、大便常规、腹部增强 CT。

(滕　智)

【思考与练习】

1. 急性胰腺炎的护理问题除了疼痛外还存在哪些护理问题?

2. 患者疼痛持续加剧如果发展为重症急性胰腺炎应如何做好急救护理?

3. 患者存在哪些潜在并发症?

任务二　消化性溃疡患者的护理

患者男,44 岁,农民,高中学历。因"反复腹痛 5 年,再发 4 天"收住入院,患者 5 年来经常于餐后 2～3 小时出现上腹部烧灼痛,严重时夜间痛醒,伴反酸烧心,多于秋冬季发作,每次持续一周左右,进食后症状可缓解。平日偶有饮酒。4 天前因过度劳累后再发上腹痛伴恶心、呕吐,吐出少许胃内容物,大便黄软。

体格检查:T 36.4℃,P 91 次/分,R 18 次/分,BP 97/62mmHg,神志清楚,皮肤巩膜无黄染,双肺呼吸音清,心律齐,腹平软,上腹偏右压痛(+),无反跳痛,肝脾肋下未及,移动性浊音阴性,肠鸣音 3 次/分。

辅助检查:血常规示红细胞计数 3.90×10^{12}/L,血红蛋白 115g/L,血小板计数 138×10^9/L,白细胞计数 5.1×10^9/L,大便隐血试验阴性,肝、肾功能及血糖正常。

医疗诊断:消化性溃疡?

入院医嘱:消化性溃疡护理常规,二级护理,半流质饮食,遵医嘱予择日行胃镜及 ^{14}C 尿素呼气试验检查,铝碳酸镁片(达喜)口服等对症处理。

情境 1　入院检查宣教护理

患者入院第 1 天,情绪低落,上腹痛评分:3 分(NRS 评分法)。医嘱予明日行胃镜检查及 ^{14}C 尿素呼气试验。

问题 1　如何向患者做好胃镜检查的护理工作?

1. 检查前护理

(1)向患者仔细介绍检查的目的、方法、如何配合及可能出现的不适,使患者消除紧张情绪,检查时放松并主动配合。

(2)仔细询问病史,如有无青光眼、高血压、是否装有心脏起搏器、有无胃肠传染疾病等,配合医生体格检查,排除禁忌证。

(3)检查前禁食 8 小时,携带胃镜预约单、毛巾或纸巾。

2. 检查中护理　配合内镜室医护人员工作,吞服麻醉剂,取左侧卧位,双腿屈曲。头垫低枕,松开领口及腰带。若有戴可脱卸义齿建议取下,检查中配合医生将内镜从口腔缓缓插入及退出。

3. 检查后护理

(1)检查后咽喉部麻醉尚未消退,不要吞咽唾液,以免呛咳。麻醉作用消失后可先饮少量水,如无呛咳可进食,当天以流质、半流质为宜,行活检后予以温凉饮食。

(2)告知患者检查后可能会出现咽痛、咽喉部异物感,不要用力咳嗽,以免损伤咽喉部黏膜,若出现腹胀、腹痛,可进行按摩,促进排气。观察大便情况,若出现柏油样便、血便及时告知医护人员,并及时处理。

患者胃镜报告:十二指肠球部小弯近前壁可见一大小约 0.5cm×0.3cm 溃疡,溃疡底附白苔,周围黏膜充血水肿。诊断:十二指肠球部溃疡。

问题 2　如何向患者宣教 ^{14}C 尿素呼气试验时的注意事项及配合?

1. 检查前禁食 2～4 小时。

2. 检查流程

(1)检查时先让患者口服一粒碳 14 尿素胶囊。

(2)静坐 25 分钟后,再直接向集气瓶内呼气,患者呼气后集气瓶中的液体由粉红色变成无色为止,或者患者持续呼气时间已经达到 3 分钟后即可停止呼气。

(3)检查过程中患者应当保持安静,剧烈运动后血中的酸碱度变化可能影响同位素标记

CO_2 的呼出,另外在患者呼气时应当嘱咐患者注意不要将集气瓶中的液体误吸入口腔。

患者 ^{14}C-尿素呼气试验 UBT:1000dpm/mmol。

 知识链接

幽门螺杆菌(HP)的检测方法及注意事项

幽门螺杆菌可引起多种胃病,包括胃炎、胃溃疡、十二指肠溃疡、非溃疡性消化不良、胃癌等。为明确患者有无幽门螺杆菌的感染,临床上需要一种敏感性高、特异性强、快速、简单、安全、经济的 Hp 诊断方法。

1. 非侵入性方法 常用 ^{13}C 或 ^{14}C-尿素呼气试验,该检查不依赖内镜,患者依从性好,准确性较高,为 Hp 检测的"金标准"方法之一。其中 ^{14}C-尿素呼气试验时应注意下列因素可导致假阴性,应予避免:受检者在近一个月内使用了抑制 HP 的药物,如抗生素、铋剂等;近一周内曾有上消化道出血的病史;没有空腹,胃中有食物,口服碳 14 尿素胶囊难以与胃黏膜接触;孕妇、哺乳期妇女禁做此试验,可选择 ^{13}C-尿素呼气试验。

2. 侵入性方法 主要包括快速尿素酶试验、胃黏膜组织切片染色镜检及细菌培养。其中胃黏膜组织切片染色镜检也是 HP 检测的"金标准"方法之一。

情境 2 疾病特点及病情观察护理

患者住院第 2 天,生命体征平稳,无明显腹胀,上腹部仍感疼痛,评分:2 分。胃镜检查返回病房,胃镜报告示:十二指肠球部溃疡。^{14}C 尿素呼气试验示:Hp(+)。患者对疾病原因不了解,担心治疗效果。

问题 3 如何向患者解释疾病特点?

消化性溃疡主要是指在各种致病因子的作用下,黏膜发生的炎症与坏死性病变,病变深到黏膜肌层,常发生于与胃酸分泌有关的消化道黏膜,其中以胃、十二指肠为最常见。本病可见于任何年龄,以 20～50 岁居多,男性多于女性(2～5:1),临床上十二指肠溃疡多于胃溃疡,两者之比约为 3:1。多数消化性溃疡有慢性过程、周期性发作和节律性疼痛的特点。其发作常与不良精神刺激、情绪波动、饮食失调、过度疲劳等有关。

两种消化性溃疡疼痛特点如下。

	十二指肠溃疡	胃溃疡
疼痛性质	钝痛、灼痛或剧痛	烧灼或痉挛感
疼痛部位	上腹正中或稍偏右	剑突下正中或偏左
疼痛时间	进食后 2～3 小时,至下次进餐后缓解,常有午夜疼痛	进食后半小时或 1 小时,至下次进餐前消失,较少发生于夜间痛
疼痛规律	疼痛→进食→缓解	进食→疼痛→缓解

该患者符合十二指肠溃疡的疼痛规律。

问题 4 消化性溃疡的病因有哪些? 该患者考虑是与哪些病因有关?

病因:胃酸分泌异常、幽门螺杆菌感染和非甾体抗炎药(NSAID)等因素是引起消化性溃疡的主要环节。胃排空延缓和胆汁反流、胃肠肽的作用、遗传因素、药物因素、环境因素和精神因素等,都和消化性溃疡的发生有关。

该患者主要是由于胃酸分泌过多、幽门螺杆菌感染和胃黏膜保护作用减弱等因素引起的十二指肠溃疡。因此在治疗过程中应消除病因,积极抗 Hp 治疗,缓解症状等。

问题 5　患者存在哪些并发症,哪些情况应怀疑癌变?

并发症包括出血、穿孔、幽门梗阻、癌变。

消化性溃疡是上消化道出血中最常见的病因,约占所有病因的 50%,十二指肠球部溃疡较胃溃疡易发生,当消化性溃疡侵蚀周围或深处的血管,可有不同程度的出血。如果出现大量出血时可表现为呕血,立即通知医生,患者取平卧位,保持呼吸道通畅,禁食,建立静脉通路,积极补液,稳定患者情绪,观察脉搏、血压、出血等情况。消化性溃疡合并活动性出血首选是内镜下止血,同时使用质子泵抑制药(PPI)可有效预防再出血,减少外科手术率与死亡率。

少数胃溃疡可发生癌变,十二指肠溃疡则极少见。对于长期十二指肠溃疡病史,年龄在 45 岁以上,经内科严格治疗 4～6 周症状无明显好转,大便隐血试验持续阳性者,应怀疑癌变,需进一步检查以确诊疾病。

情境 3　用 药 护 理

患者住院第 2 天下午,医嘱予雷贝拉唑钠肠溶片(瑞波特)、克拉霉素片、阿莫西林胶囊、枸橼酸钠铋钾片口服治疗。

问题 6　如何指导患者正确服用所给药物? 是属于哪种治疗方案?

医嘱所给的是抗 Hp 四联治疗方案,服用方法如下:

1. 雷贝拉唑钠肠溶片　指导患者每日两次,每次一粒(20mg),晨起空腹与睡前用开水吞服。本品不能咀嚼或压碎服用,应整片吞服

2. 阿莫西林胶囊每日两次,每次四粒(1.0g);克拉霉素分散片每日两次,每次两粒(0.5g)。此两种药物宜饭后服用。使用阿莫西林前应询问是否有青霉素过敏史,服药过程中注意有无迟发性的过敏反应出现,如皮疹。

3. 枸橼酸钠铋钾　每日服用四次,每次一粒。前三次于三餐前半小时,第四次于晚餐后 2 小时服用,应嚼服。服药时不得同时食用高蛋白饮食(如牛奶等),不得服用其他含铋制剂,服药前后半小时须禁食。服药期间舌苔及大便呈灰黑色,停药后即自行消失。本药不宜长期服用。

 知识链接

消化性溃疡治疗原则及用药

治疗原则为消除病因,缓解症状,促进溃疡愈合,根除幽门螺杆菌,预防复发和避免并发症。有药物治疗、手术治疗等方法。药物治疗如下:

1. 抑制胃酸分泌　质子泵抑制药(PPI)是首选药物:埃索美拉唑、雷贝拉唑、奥美拉唑、泮托拉唑等。

2. 抗 Hp 治疗方案

(1)三联疗法:PPI＋两种抗菌药物

(2)四联疗法:PPI＋两种抗菌药物＋铋剂

疗程为 10~14 天,两种抗菌药物可选用:阿莫西林、克拉霉素、左氧氟沙星、甲硝唑、呋喃唑酮等,青霉素过敏可推荐使用:克拉霉素＋左氧氟沙星、克拉霉素＋呋喃唑酮、克拉霉素＋甲硝唑等。方案、疗程和药物的选择需考虑既往抗菌药物应用史、吸烟、药物过敏史、不良反应、年龄等强调个体化治疗。

3. 保护胃黏膜治疗 铋剂:能黏附覆盖在溃疡面上,形成一层保护膜,从而阻止胃酸和胃蛋白酶侵袭溃疡面,还可以通过包裹 Hp 菌体,干扰 Hp 代谢,发挥杀菌作用;弱碱性抗酸剂:铝碳酸镁、硫糖铝等可中和胃酸,短暂缓解疼痛。

情境 4 出院护理

住院第 7 天,心情愉快,进食软食后,无恶心、呕吐情况,腹软,无腹痛、腹胀情况,大便黄软。查血常规:红细胞计数 3.90×10^{12}/L,血红蛋白 118g/L,血小板计数 140×10^9/L,大便隐血试验(－),今日医嘱予出院,出院带药为以上抗 Hp 四联药物。

问题 7 如何做好出院指导?

1. 休息与活动 出院后可适当活动,分散注意力,避免过度劳累。

2. 饮食 进营养丰富、易消化的食物;避免过饥或暴饮暴食,避免粗糙、刺激性食物,或过冷过热、产气过多的食物、饮料,禁烟、酒、浓茶、咖啡等。

3. 用药指导 宣教患者正确服用药物,学会观察药效及不良反应,不随意停药或减量,防止溃疡复发。指导患者慎用或勿用致溃疡药物,如阿司匹林等非甾体抗炎药等。按时复诊。

4. 卫生指导 幽门螺杆菌具有较强的传染性,可通过食物和饮用水进入人体内,口口传播是幽门螺杆菌的重要传播途径。粪便、唾液、牙垢、呕吐物中均存在幽门螺杆菌,所以要强调养成良好的卫生习惯,做到餐前便后洗手,特别是进食前必须洗手,这样既可以防止幽门螺杆菌的传播,也可以防止其他传染病的发生。对于此患者为幽门螺杆菌阳性,指导应避免与他人密切接触,与他人分餐,并坚持正规的抗幽门螺杆菌治疗。

5. 病情监测 若上腹疼痛节律发生变化或加剧,或者出现呕血、黑便等情况时,应立即就医治疗。

6. 复查 停用所有药物四周以上,复查 ^{14}C 尿素呼气试验。

(滕 智)

【思考与练习】

1. 消化性溃疡并发穿孔时应如何做好术前术后护理?
2. 此患者在并发上消化道出血时存在哪些护理问题与措施?

任务三 肝硬化并发上消化道大出血、肝性脑病患者的护理

患者张某,男,65 岁,农民,小学毕业,嗜酒史 30 年,每天饮黄酒 2~3 斤。无乙肝及血吸虫性肝病史。因"反复腹胀 9 年,加重伴尿少、双下肢水肿 10 余天"入院。患者 9 年前开始无明显诱因下反复出现腹胀,多次在当地医院以"肝硬化失代偿期"住院,治疗后好转,症状

反复。10天前再次出现腹胀,伴活动后胸闷,尿量明显减少,双下肢水肿,纳差,乏力,全身皮肤瘙痒,无恶心、呕吐,无腹痛,大便每日解3~4次,黄色稀糊状。

体格检查:T 36.8℃,P 96次/分,R 22次/分,BP 125/70mmHg,SpO₂ 96%,神志清楚,精神软弱,消瘦,面色灰暗黝黑,颈静脉充盈,皮肤巩膜黄染,浅表淋巴结未及肿大,胸前区可见蜘蛛痣,可见肝掌。心率96次/分,律齐。两肺呼吸音粗,未闻及啰音。腹膨隆,腹壁静脉显露,全腹无压痛、反跳痛,肝脾触诊不满意,移动性浊音阳性,双下肢凹陷性水肿。

辅助检查:血常规示白细胞计数 $2.3×10^9$/L,红细胞计数 $2.52×10^{12}$/L,血红蛋白 85g/L,血小板计数 $52×10^9$/L。血生化:总蛋白 50g/L,白蛋白 23.5g/L,总胆红素 55.5μmol/L,直接胆红素 16.2μmol/L,总胆汁酸 87μmol/L,K^+ 2.91mmol/L,Na^+ 132.9mmol/L,Cl^- 98mmol/L,钙 1.97mmol/L,尿素氮:10.52mmol/L。凝血功能:PT 17.9秒,APTT 45秒。腹部彩超:肝硬化,脾大,腹腔大量积液。胃镜提示:食管胃底静脉重度曲张(图3-3,图3-4)

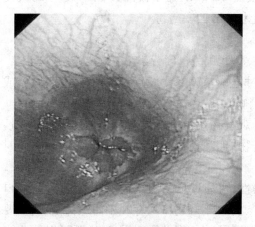
图3-3　正常食管静脉

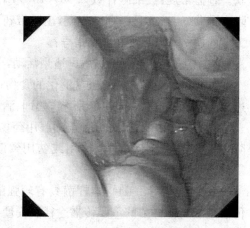
图3-4　食管静脉重度曲张

医疗诊断:酒精性肝硬化失代偿期

入院医嘱:消化内科护理常规,一级护理,低盐饮食,心电监护,记尿量,输血浆、10%氯化钾、还原谷胱甘肽(阿拓莫兰)针、多烯磷脂酰胆碱(天兴)针、呋塞米(速尿)片、螺内酯(安体舒通)片、普萘洛尔(心得安)片对症治疗。

情境1　肝硬化失代偿期的护理

该患者入院第一天,根据病史及门诊相关检查,初步诊断为酒精性肝硬化失代偿期。

问题1　患者符合(酒精性)肝硬化失代偿期的临床表现有哪些?

1. **症状**　反复腹胀9年,加重伴尿少、双下肢水肿10天。纳差、乏力、全身皮肤瘙痒。

2. **体征**　面色灰暗黝黑,皮肤巩膜黄染,颈静脉充盈,蜘蛛痣,肝掌,腹壁静脉显露,全身皮肤瘙痒,移动性浊音阳性。

3. **辅助检查**　血常规:白细胞计数 $2.3×10^9$/L,血红蛋白 85g/L,血小板计数 $52×10^9$/L。血生化:总蛋白 50g/L,白蛋白 23.5g/L,总胆红素 55.5μmol/L,总胆汁酸 87μmol/L,直接胆红素 16.2μmol/L,尿素氮 10.52mmol/L。凝血功能:PT 17.9秒,APTT 45秒。B超:肝硬化,脾大,腹腔大量积液;胃镜检查:食管胃底静脉重度曲张。

问题 2 肝硬化的病因、并发症有哪些? 该患者的肝硬化是由什么病因引起的? 出现哪些并发症?

1. 病因 病毒性肝炎、慢性酒精中毒、非酒精性脂肪性肝炎、药物或化学毒物、胆汁淤积、遗传和代谢性疾病、肝静脉回流障碍、免疫紊乱、血吸虫病、隐源性肝硬化。

2. 并发症 上消化道出血、感染、肝性脑病、原发型肝癌、肝肾综合征、肝肺综合征、电解质酸碱平衡紊乱、门静脉血栓形成。

该患者由于长期嗜酒,造成酒精中毒引起肝硬化,已并发电解质酸碱平衡紊乱。

问题 3 目前该患者的护理措施有哪些?

1. 休息与安全 卧床休息为主,取低半卧位或半卧位,抬高双下肢,以减轻心肺负担,缓解胸闷、气短。注意安全,防跌倒、防坠床。

2. 基础护理 注意口腔清洁,加强皮肤护理,穿宽松棉质衣裤,避免用力搔抓皮肤。

3. 心理护理 患者因病情反复,久治不愈,情绪低落,加强护患沟通,安慰鼓励患者保持情绪稳定,积极配合治疗。

4. 预防出血护理 注意保暖,保持大便通畅,避免剧烈咳嗽、打喷嚏、用力排便能使腹内压突然增高的因素。

5. 饮食护理 指导进食高热量、高蛋白、高维生素、易消化的饮食,应细嚼慢咽,食用宜小且表面光滑的食物,避免粗糙、油炸、有硬屑的食物并禁酒等。蛋白质以植物蛋白为主,如豆制品。限制水钠的摄入:水<1000ml/d,食盐<2g/d,根据电解质的情况,适当调整食盐的摄入量。

6. 准确记录尿量。

7. 观察腹水和双下肢水肿的消长,每天测量腹围、体重,准确记录。

8. 用药护理 按医嘱应用药物,观察药物作用及副作用:使用呋塞米(速尿)和螺内酯(安体舒通),要动态监测血钾变化;利尿速度不宜过快,每日体重减轻不宜超过 0.5kg;使用普萘洛尔(心得安),要注意观察心率的变化,如心率<50 次/分或<患者基础心率的 20% 时,应停用。

问题 4 腹水形成的原因有哪些?

1. 门静脉压力增高,达到 300mmH$_2$O 以上,组织间液回吸收减少,漏入腹腔。

2. 低清蛋白血症 血浆清蛋白低于 30g/L,血浆胶体渗透压降低,血管内液外渗。

3. 肝淋巴液生成过多,而肝静脉回流受阻。

4. 抗利尿激素分泌增多,水的重吸收增多。

5. 继发性醛固酮增多,钠重吸收增多。

6. 肾脏因素 有效循环血量不足导致肾血流量的减少,肾小球滤过率下降,排钠、排尿量减少。

问题 5 腹腔穿刺放腹水应如何护理?

1. 术前解释说明,取得配合。

2. 术前测量体重、腹围、生命体征,排空膀胱以免误伤。

3. 术中及术后观察有无不适及监测生命体征。

4. 术毕用无菌敷料包扎穿刺部位,并用腹带加压包扎,以免腹内压骤然下降。

5. 记录抽出腹水的量、性状和颜色,标本及时送检。

6. 术后给予输注白蛋白或血浆。

7. 腹腔穿刺放腹水，第一次量不超过 3000ml，以免诱发肝性脑病。

情境 2　上消化道大出血的护理

患者住院第 3 天，中午进食面条后，感上腹不适，恶心明显，伴心慌、出冷汗，继而出现呕吐，吐出暗红色血液约 1000ml，解暗红色血便 500g。体格检查：神志清楚，口唇苍白、四肢湿冷。P 122 次/分，R 22 次/分，BP 80/52mmHg。血常规：红细胞计数 2.3×10^{12}/L，血红蛋白 52g/L，血小板计数 4.5×10^9/L，白细胞计数 2.5×10^9/L，网织红细胞计数 110×10^9/L。血尿素氮 11.37mmol/L。

医嘱：病危通知，心电监护，深静脉置管，测 CVP，3L/min 吸氧，生理盐水 48ml＋生长抑素（思他宁）3000μg 微泵注射 4ml/h、生理盐水 40ml＋埃索美拉唑 80mg 微泵注射 4ml/h、平衡液 1500ml 静脉滴注、羟乙基淀粉 130/0.4 氯化钠注射液（万汶）500ml 静脉滴注，备三腔二囊管，配血。

问题 6　该患者出现了什么并发症？为什么？

上消化道大出血。因为患者出现了呕血、黑便、失血性周围循环衰竭（表现为头昏、心慌、出冷汗、皮肤湿冷、脉搏加快、血压下降），血尿素氮增高，红细胞计数、血红蛋白下降，网织红细胞计数增高等上消化道出血的临床表现。

问题 7　引起上消化道出血常见的病因有哪些？

消化性溃疡、急性胃黏膜损害、门脉高压引起的食管胃底静脉曲张破裂出血、胃癌。

该患者是由于肝硬化门脉高压引起食管静脉曲张破裂出血。

问题 8　患者由于肝硬化门脉高压引起食管静脉曲张破裂大出血，应如何急救？

1. 立即去枕平卧，头偏向一侧，防止误吸，清除口鼻腔分泌物，保持呼吸道通畅，同时安慰鼓励患者及家属，告之禁食，通知医生。

2. 迅速建立两路大静脉通路，按医嘱予平衡液、羟乙基淀粉 130/0.4 氯化钠注射液（万汶）快速补液，同时抽血配血。

3. 吸氧，备好吸引器，注意保暖。

4. 按医嘱应用制酸、止血药　质子泵抑制药（埃索美拉唑）、生长抑素（思他宁）。注意观察药物的疗效和副作用。

5. 重症监护，心电监护，严密监测患者生命体征，CVP 的变化，严密观察意识变化、皮肤黏膜色泽、呕血、便血次数、性状、量、颜色、伴随症状等，记进出量，及时做好抢救记录。

6. 经以上措施止血效果不理想时，备好三腔二囊管，配合插管。必要时行急诊胃镜检查或 DSA 检查、诊断及治疗。

7. 同时请外科会诊，有手术指征者，做好术前准备。

问题 9　该患者为什么使用质子泵抑制药（埃索美拉唑）及生长抑素（思他宁）？如何正确使用？

1. 在 pH＞6.0 时才能有效发挥血小板聚集及血浆凝血功能所诱导的止血作用。质子泵抑制药有很强的抑制胃酸分泌作用，能有效提高胃内 pH，从而起到止血作用。

2. 生长抑素可明显减少内脏血流、降低门脉压力，能有效起到止血作用。

3. 使用方法　生理盐水 40ml＋埃索美拉唑 80mg 微泵注射 4ml/h；生理盐水 48ml＋生长抑素 3mg 微泵注射 4ml/h，首剂 250μg 静脉推注，继以 250μg/h 持续微泵推注，不能中断，若中断超过 5 分钟，应重新注射首剂。

问题 10 三腔二囊管(图 3-5)的适应证、并发症有哪些?

1. 适应证 门脉高压引起的食管胃底静脉曲张破裂大出血。

2. 并发症 心脏骤停、窒息、食管胃底黏膜糜烂坏死、吸入性肺炎等。

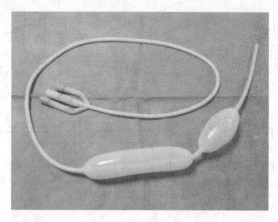

图 3-5 三腔二囊管

问题 11 如何为患者进行三腔二囊管置管?

1. 用物准备 三腔二囊管、2 只 50ml 注射器、血管钳、治疗盘、0.5kg 沙袋、引流袋、液状石蜡、纱布、滑轮、牵引支架、棉绳、手套等。

2. 向患者及家属做解释并签字。

3. 插管

(1)检查腔管是否通畅,气囊有无漏气,充气后膨胀是否均匀。

(2)抽尽气囊内空气,用液状石蜡润滑三腔管前端及气囊外部,患者口服液状石蜡 30ml 后由鼻腔慢慢插入。

(3)注气:三腔管插入 50～65cm 处,向胃囊注气 200ml,以 0.5kg 沙袋牵引,必要时再向食管囊注气 120ml。

问题 12 三腔二囊管置管后如何护理?

1. 置管后护理

(1)保证安全牵引(图 3-6)。

(2)观察病情,监测生命体征,评估三腔二囊管压迫止血是否有效:出血是否停止。

(3)加强基础护理:口腔护理、皮肤护理,定时沿管腔滴注液状石蜡。

(4)置管期间每隔 12～24 小时放气一次,每次 15～30 分钟,放气前口服液状石蜡 30ml。

2. 拔管指征 气囊压迫一般以 3～5 天为妥。出血停止后,可放气观察 24 小时无出血时方可拔管。

3. 拔管方法 口服液状石蜡 30ml→抽尽食管气囊空气→放松牵引抽→置管观察 24 小时→口服液状石蜡 30ml→抽尽胃气囊→拔管。

问题 13 上消化道出血如何评估出血量?

1. 大便 OB 试验阳性提示每天出血量>5～10ml。

2. 出现黑便提示出血量>50～100ml。

3. 呕血提示胃内积血>250～300ml。

4. 一次出血量在 400ml 以下时,一般不引起全身症状。

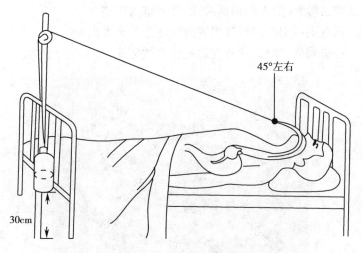

45°左右

30cm

图 3-6　三腔二囊管牵引

5. 出血量超过 400～500ml,可出现头晕、心悸、乏力等症状。

6. 出血量超过 1000ml,可出现急性周围循环衰竭的表现,严重者引起失血性休克。

问题 14　如何评估有无活动性出血?

1. 反复呕血,呕吐物由咖啡色转为鲜红色。

2. 黑便次数增多,粪质稀薄,色泽转为暗红色,伴肠鸣音亢进。

3. 外周循环衰竭经补液及输血后未见改善,或好转后又恶化,血压波动,中心静脉压不稳定。

4. 红细胞计数、血红蛋白、血细胞比容测定继续下降,网织红细胞计数持续升高。

5. 补液足够、尿量正常时,血尿素氮持续或再次升高。

6. 门脉高压的患者,原有脾大,不见脾恢复肿大。

问题 15　目前临床上常用的内镜下止血方法有哪些?

1. 食管静脉套扎术(图 3-7,图 3-8)。

2. 食管胃底曲张静脉硬化术(图 3-9)。

3. 对出血部位直接喷洒去甲肾上腺素、凝血酶等止血药。

4. 糜烂性胃炎、消化性溃疡出血不止者,可用高频电凝止血、钛夹止血术(图 3-10)。

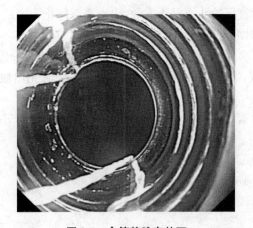

图 3-7　食管静脉套扎环

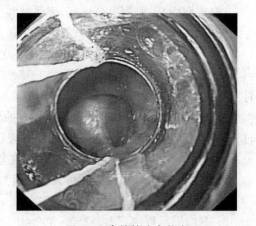

图 3-8　食管静脉套扎术

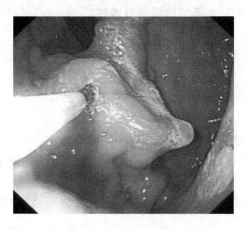

图 3-9　硬化剂注射术

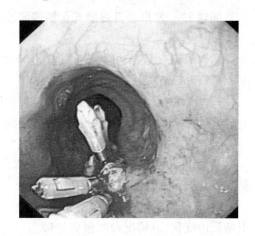

图 3-10　肽夹止血术

情境3　肝性脑病的护理

患者住院第8天,出现昏睡状态,能唤醒,但答非所问,伴有幻觉。脑电图示:异常波形。肌张力增高,锥体束征阳性。

医嘱:绝对卧床休息,无蛋白饮食,予乙酰谷酰胺注射液、支链氨基酸(3-AA)注射液、精氨酸注射液治疗。

问题16　患者出现了什么并发症? 属于哪一期? 该并发症的主要临床表现有哪些?

患者出现了肝性脑病。属于昏睡期(三期)。

肝性脑病患者根据其主要临床表现,可分为:

1. 前驱期(一期)　轻度性格改变和行为异常,可有扑翼样震颤,脑电图多数正常。

2. 昏迷前期(二期)　以意识错乱、睡眠障碍、行为失常为主。上一期的症状加重,腱反射亢进,踝痉挛,巴宾斯基征阳性,扑翼样震颤存在,脑电图表现异常,可出现不随意运动及运动失调。

3. 昏睡期(三期)　以昏睡和精神错乱为主,以症状加重,肌张力增高,锥体束征呈阳性,扑翼样震颤仍可引出,脑电图有异常波形。

4. 昏迷期(四期)　神志完全丧失,不能唤醒。浅昏迷时,对强刺激有反应,腱反射和肌张力亢进;深昏迷时,各种反射消失。扑翼样震颤无法引出,脑电图明显异常。

 知识链接

肝性脑病

肝性脑病是指由严重肝病引起的,以代谢紊乱为基础的中枢神经系统功能失调的综合征。临床表现为意识障碍、行为异常和昏迷。

肝性脑病的主要病因:各型肝硬化,特别是肝炎后引起的肝硬化。

肝性脑病的主要诱因:上消化道出血、感染、摄入过高的蛋白质饮食、大量排钾利尿、放腹水,镇静、麻醉药物的使用,便秘、低血糖等。

问题 17 该患者目前的首优护理问题是什么？主要护理措施有哪些？

[护理问题]

意识障碍 与肝功能减退、上消化道出血导致血氨增高,影响大脑细胞正常代谢有关。

[护理措施]

1. 绝对卧床休息,加强巡视,和家属共同管理,注意安全,防止坠床。

2. 加强基础护理、皮肤护理,预防压疮。

3. 加强饮食护理,给予高热量、高维生素、低脂肪饮食;禁止摄入蛋白质饮食。

4. 保持大便通畅,便秘时可用生理盐水或弱酸性溶液灌肠,忌用肥皂水灌肠;或用乳果糖常规口服,以免便秘。

5. 严密监测生命体征,密切观察病情 观察意识的变化并记录,定期复查肝、肾功能,电解质的变化,有情况及时报告处理。

6. 按医嘱对症处理,及时使用抗肝性脑病的药物,如乙酰谷酰胺注射液、支链氨基酸、精氨酸等,静脉滴注精氨酸时,注意速度不宜过快,以免引起流涎、面色潮红等副作用,并注意观察药物的作用。禁止使用止痛、麻醉、安眠和镇静类药物。

情境 4 出院护理

患者住院第 15 天,神志清楚,T 36.6℃,P 92 次/分,R 20 次/分,BP 130/78mmHg,SpO_2 97％,无明显腹胀,双下肢水肿消退,尿量每日 1500～2000ml,大便日解 2～3 次,黄色、糊状,肝功能得到改善。血常规:白细胞计数 2.8×10^9/L,红细胞计数 2.6×10^{12}/L,血红蛋白 88g/L,血小板计数 52×10^9/L。血生化:总蛋白 50g/L,白蛋白 25g/L,总胆红素 55.5μmol/L,直接胆红素 16.2μmol/L,总胆汁酸 87μmol/L,K^+ 4.4mmol/L,Na^+ 133.1mmol/L,Cl^- 98mmol/L,钙 1.97mmol/L,尿素氮 10.52mmol/L。凝血功能:PT 18 秒,APTT 45 秒。医嘱拟明日出院。出院医嘱:呋塞米(速尿)片、螺内酯(安体舒通)片、普萘洛尔(心得安)、多烯磷脂酰胆碱(易善复)胶囊口服。

问题 18 如何对患者进行出院健康宣教？

1. 休息与活动 以卧床休息为主;保持生活起居有规律;适当活动,活动量以不加重疲劳感和其他症状为宜;活动时注意安全,防止外伤。

2. 饮食指导 进食高热量、适量高蛋白、丰富维生素软食,蛋白以植物蛋白为主。少量多餐,细嚼慢咽,戒酒,避免粗糙、刺激性、辛辣的食物,饮食宜清淡。

3. 心理指导 保持乐观情绪,避免情绪过度激动。让患者及家属认识到病情的严重程度,以及自我保健意识的重要性,树立战胜疾病的信心。

4. 用药指导 按医嘱服用护肝及利尿药物,使用呋塞米(速尿)和螺内酯(安体舒通),要动态监测血钾变化;使用普萘洛尔(心得安),要注意观察心率的变化,如心率<50 次/分或<患者基础心率的 20％时,应停用。避免使用对肝脏有损害的药物。如出现性格行为改变、乏力、黑便、尿少等情况,应及时回院就诊。

5. 避免打喷嚏、用力咳嗽、用力排便等增加腹内压的动作。注意保暖,加强个人卫生,以免感染。

6. 定期回院复诊,复查肝、肾功能,电解质、血常规、凝血功能等,以便及时调整治疗方案。

(黄静芳)

【思考与练习】

1. 简述肝硬化失代偿期的护理诊断及护理措施。
2. 简述肝性脑病昏迷期的护理。
3. 简述上消化道出血的健康教育。

项目四

血液系统疾病患者的护理

任务一　缺铁性贫血患者的护理

患者女,62岁,农民,文盲。因"头昏、乏力10天"入院。患者10天前无明显诱因下出现头昏、乏力,活动后感胸闷、气短,休息后症状有所缓解,无发热头痛,无浓茶样尿,无黑便,胃纳差,每餐进食约一两米饭,当地血常规提示"贫血",未予用药,建议到上级医院进一步检查。今来我院就诊,门诊复查血常规示:血红蛋白49g/L。

体格检查:T 36℃,P 80次/分,R 18次/分,BP 100/70mmHg,神志清楚,精神软弱,重度贫血貌,消瘦,皮肤、巩膜无黄染,浅表淋巴结未及明显肿大,两肺呼吸音清,未闻及明显啰音,心率80次/分,律齐,腹部平软,无压痛及反跳痛,肝脾肋下未及,移动性浊音阴性,双下肢无水肿,指甲脆裂呈匙状,病理征阴性。

辅助检查:血常规示白细胞计数 4.8×10^9/L,红细胞计数 3.04×10^{12}/L,血红蛋白51g/L,血细胞比容20.9%,平均红细胞体积68.8fL,平均红细胞血红蛋白量16.8pg,平均红细胞浓度244g/L,血小板计数 182×10^9/L,铁蛋白6.0ng/ml,叶酸7.3ng/ml,维生素 B_{12} 201pmol/L;大便OB(+),大便集卵阴性。腹部彩超示:肝回声稍增粗。胸部CT示:左上肺舌段纤维灶,心影增大。

医疗诊断:缺铁性贫血?

情境1　入院护理

入院第1天,该患者由住院服务中心送入我科,测生命体征:T 36℃,P 80次/分,R 18次/分,BP 100/70mmHg,神志清楚,精神软弱,重度贫血貌,消瘦,指甲脆裂呈匙状,感胸闷气短。入院医嘱:血液内科护理常规,一级护理,软食,吸氧,查输血前血清学检查、交叉配血,预约红细胞3U。

问题1　应如何对该患者进行入院护理评估?

1. 评估患者的症状、体征和健康史

(1)症状:头昏、乏力,活动后感胸闷气短,休息后有所缓解,胃纳差,每餐进食约一两米饭。

(2)体征:重度贫血貌,消瘦,指甲脆裂呈匙状(图4-1)。

(3)健康史:患者农民,常年田间劳动,饮食卫生习惯较差,有慢性胃炎病史。

2. 辅助检查　血常规示:白细胞计数 4.8×10^9/L,红细胞计数 3.04×10^{12}/L,血红蛋白

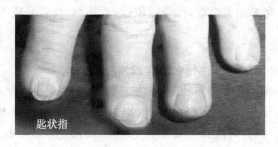

图 4-1　匙状指

51g/L,血细胞比容 20.9%,平均红细胞体积 68.8fL,平均红细胞血红蛋白量 16.8pg,平均红细胞浓度 244g/L,血小板计数 $182×10^9$/L,铁蛋白 6.0ng/ml,叶酸 7.3ng/ml,维生素 B_{12} 201pmol/L,大便 OB(+),大便集卵阴性。

问题 2　贫血严重程度如何划分? 该患者贫血已达到什么程度?

[贫血严重程度划分]

1. 轻度　血红蛋白低于正常,大于 90g/L,一般无明显的胸闷心悸。
2. 中度　血红蛋白 60~90g/L,活动后感心悸气促。
3. 重度　血红蛋白 30~60g/L,休息状态下仍感心悸气促。
4. 极重度　血红蛋白<30g/L,休息状态下仍感心悸气促,并伴有贫血性心脏病。

该患者的血红蛋白 51g/L,感头昏乏力、胸闷气短存在,属于重度贫血。

问题 3　患者目前存在的主要护理问题哪些? 应采取哪些护理措施?

[护理问题]

1. 活动无耐力　与贫血致组织缺氧有关。
2. 营养失调:低于机体需要量　与铁供应不足、吸收不良、丢失过多或消耗增加有关。

[护理措施]

1. 卧床休息,减少心脏负荷,降低组织耗氧量。
2. 予鼻导管吸氧 2L/min,改善组织缺氧。
3. 房间温度合适,以防因寒冷引起血管收缩,加重缺氧。
4. 协助做好生活护理,预防跌倒。
5. 合理搭配膳食,鼓励进食含铁及维生素 C 丰富的食物,注意饮食卫生。
6. 遵医嘱输血,做好输血护理。

问题 4　在给患者输注红细胞的过程中,你需注意观察哪些输血反应?

[常见的输血反应]

1. 发热反应　寒战、发热、面色潮红等。
2. 过敏反应　皮肤瘙痒、皮疹或荨麻疹等。
3. 溶血反应　黄疸、腰痛、小便颜色加深及血红蛋白尿等。
4. 细菌污染反应　寒战、高热、烦躁、呼吸困难等。
5. 循环负荷过重　呼吸困难、发绀、两肺湿啰音等。
6. 其他　输入库存血后低体温、枸橼酸钠中毒、高血钾和继发性出血等。

情境 2　骨穿配合　胃、肠镜检查护理

入院第 2 天,患者头昏乏力减轻,如厕时仍感胸闷、气急,无恶心呕吐,胃纳差,早餐进食

半只馒头,牛奶 100ml,完善相关检查,行骨髓象检查,预约胃镜、肠镜等。

 知识链接

缺铁性贫血实验室检查特点

1. 血常规提示呈小细胞低色素性贫血,平均红细胞体积(MCV)<80fl,平均红细胞血红蛋白量(MCH)<27pg,平均红细胞浓度(MCHC)<32%;红细胞形态:体积变小,中央淡染区扩大;网织红细胞:计数正常或者轻度增高;白细胞和血小板:计数正常或减低。

2. 骨髓象　增生活跃或者明显活跃,以红系增生为主,中、晚幼为主,呈核老浆幼现象,细胞内外铁染色均减少,粒系、巨核系无明显的变化。

3. 铁代谢　血清铁<8.95μmol/L,总铁结合力>64.44μmol/L,转铁蛋白饱和度<15%,血清铁蛋白<12μg/L。红细胞游离原卟啉增高。

问题 5　患者需进行骨髓穿刺检查,你应该如何配合?

1. 术前准备

(1)用物准备:骨髓穿刺包、注射治疗盘、无菌手套 1 副、5ml 及 20ml 注射器各 1 副、2%利多卡因 1 支、玻片 10 张。

(2)患者准备:向患者及家属讲明穿刺的目的、必要性,取得患者同意、合作并签字。穿刺前检查患者凝血功能。

2. 术中配合

(1)协助患者取合适的体位:若穿刺部位选择在髂前上棘,取仰卧位;若选择胸骨,取仰卧位,后背垫枕头;选择髂后上棘部位,取侧卧位或俯卧位;选择腰椎棘突,取坐位,尽量弯腰、头俯屈于胸前使棘突暴露。

(2)协助常规消毒和局部麻醉,配合骨髓穿刺。

(3)穿刺结束后,消毒穿刺部位,覆盖无菌纱布,局部按压,胶布固定,及时送检标本。

3. 术后护理

(1)平卧休息 4 小时,穿刺部位局部加压止血,注意观察有无出血情况。

(2)避免剧烈运动,3 天内禁沐浴,及时更换浸湿的纱布,防止伤口感染。

(3)告知患者术后伤口处可能有疼痛感,但不会对身体和生活带来不良影响。

问题 6　如何做好患者胃镜、肠镜检查前、后的护理?

1. 胃镜检查的护理　参见消化系统护理。

2. 肠镜检查的护理

(1)检查前准备

1)宣教检查目的及注意事项。

2)检查前 1~2 天进食少渣饮食。

3)肠道准备:下午进行肠镜检查,检查当日早餐、中餐禁食,上午开始服用泻药,服用过程中严密观察有无腹痛、呕吐情况。常用方法有以下 2 种:①服用硫酸镁粉:取硫酸镁 50克,用 200ml 温开水稀释后服用,然后在 2 小时内喝温开水 2000ml,直到排出清水样便。②服用聚乙二醇:每次取 A、B 两剂各一包,同溶于 250ml 温水中口服,每隔 10~15 分钟服用一次,最多口服 3000ml,服用过程中需主动去排便,直到排出清水样便。

(2)检查后护理

1)检查后少渣饮食 3 天。

2)连续 3 天检查大便潜血试验。

3)严密观察症状和体征,有无腹痛及血便情况。

情境 3 用药护理

入院第 5 天,患者乏力减轻,无明显胸闷气短。骨髓象示:红系增生活跃,细胞体积偏小,外铁阴性,内铁减少,提示缺铁;胃镜检查示:非萎缩性胃炎伴糜烂,胃底外压性隆起,幽门螺杆菌检测(一);结肠镜检查示:钩虫病。医嘱:予生血宁片、左旋咪唑片口服,奥美拉唑钠针、蔗糖铁针静脉滴注治疗。患者在静脉输注蔗糖铁针时感头昏、胸闷、气短、皮肤瘙痒。

 知识链接

小细胞低色素贫血常见于以下疾病

1. 缺铁性贫血 当幼红细胞合成血红蛋白时需要铁,若体内铁缺乏,使血红蛋白合成减少,形成小细胞低色素性贫血。

2. 铁粒幼细胞贫血和慢性炎症或慢性感染性贫血 体内虽然不缺铁,但铁和原卟啉结合障碍或铁从单核-巨噬细胞转向幼红细胞障碍,可形成小细胞或低色素性贫血。

3. 地中海贫血 珠蛋白基因组织的多种突变或缺失,致使珠蛋白合成障碍,正常血红蛋白不能形成,红细胞易被破坏,寿命缩短。

问题 7 临床上引起缺铁的因素有哪些? 该患者是因何缺铁?

[引起缺铁的因素]

1. 铁吸收障碍 肠道环境改变,如:胃酸缺乏、胃切除术后、慢性萎缩性胃炎及其他胃肠道疾病可造成铁吸收障碍。

2. 铁丢失过多 慢性失血最常见,包括消化道溃疡、肠道肿瘤、月经过多、钩虫病、痔疮等。

3. 铁摄入不足 妊娠期及哺乳期妇女铁需求量增加,饮食供给不足;婴幼儿生长迅速,因喂养不合理使铁储备量较少。

该患者缺铁的主要因素:①钩虫病引起慢性失血;②慢性胃炎致铁吸收不良。

问题 8 目前该患者的治疗要点有哪些?

1. 病因治疗 左旋咪唑片治疗钩虫病,减少慢性失血,奥美拉唑钠针护胃治疗。

2. 铁剂治疗 蔗糖铁针、生血宁片补铁治疗。

3. 对症治疗 吸氧、输注红细胞,改善贫血,减轻症状。

 知识拓展

蔗糖铁药理作用及护理

治疗缺铁性贫血的铁的络合物,为蔗糖、亚铁按 4∶1 摩尔比络合,通过碱化蔗糖与硫酸亚铁铵反应,酸化后制得,结构稳定,与生理状态下的铁蛋白结构相似。适用于口服铁剂效果不好而需要静脉铁剂治疗的患者,如:口服铁剂不能耐受的患者;口服铁剂吸收不好的患者。其优点是可以在短期内补充机体的需铁量,无须长期治疗。

该药使用时需注意：

(1)该药品只能加入生理盐水中使用,不能与其他的治疗药品混合使用。

(2)使用前检查安瓿是否有沉淀和破损,若药液有沉淀不可使用。

(3)该药品的容器被打开后应立即使用,配制好的药液应在12小时内使用完。

(4)在患者第一次治疗前,先给予一个小剂量的药液缓慢静滴,若给药15分钟后未出现不良反应,再按正常量使用。

(5)谨防药液外渗,若出现药液外渗时,应按以下步骤进行处理:若输液针头未拔除,用少量生理盐水冲洗;为了加快铁的清除,指导患者用多磺酸粘多糖乳膏(喜疗妥)或油膏局部擦涂,禁止按摩以避免铁剂的进一步的扩散。

(6)静滴过程中加强巡视,观察有无过敏、恶心等不良反应。

问题9　患者在静脉输注铁剂过程中出现了什么情况? 应该如何紧急处理?

1. 患者在静脉输注铁剂过程中出现了铁剂过敏反应。

2. 铁剂过敏反应的紧急处理措施

(1)立即停止静脉补铁,改用生理盐水维持静脉通路。

(2)取平卧位,注意保暖。

(3)给予氧气吸入。

(4)心电监护,严密观察患者的意识、生命体征、尿量情况,必要时建立两条静脉通路,补充血容量,遵医嘱予盐酸异丙嗪、地塞米松抗过敏治疗。

(5)若出现严重的过敏反应,立即遵医嘱予0.1‰肾上腺素1mg皮下注射;若呼吸抑制时给予人工呼吸,喉头水肿影响呼吸时,应立即气管插管,必要时气管切开;血压低时遵医嘱使用多巴胺、间羟胺等升压药。做好抢救记录。

(6)安慰患者,做好心理护理。

(7)做好基础护理,预防并发症。

(8)做好过敏标识,告知患者及家属,避免再次静脉使用铁剂。

情境4　出院指导

经治疗2周,患者精神好转,头昏、乏力明显改善,无胸闷、心悸。体格检查:睑结膜、口唇、甲床较前红润。血常规:红细胞计数$2.9×10^{12}$/L,血红蛋白87g/L。医嘱:今日出院。出院带药:葡萄糖酸亚铁口服液、雷贝拉唑钠肠溶片、生血宁片口服。

问题10　患者口服葡萄糖酸亚铁时应该注意什么?

1. 口服铁剂是治疗缺铁性贫血的主要方法。

2. 忌空腹服用,饭后或餐中服用铁剂可减少胃肠道不良反应,若胃肠道反应明显,可酌情减轻剂量。

3. 避免与牛奶、茶、咖啡同时服用,以免影响铁的吸收,可同服维生素C以增加铁的吸收。

4. 葡萄糖酸亚铁服用时应使用吸管或滴管将药液送至舌根部咽下,再饮温开水并漱口,以免牙齿染黑。

5. 口服铁剂期间大便可呈黑色或柏油样。

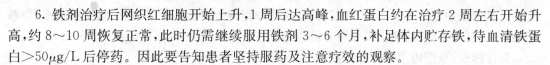

6. 铁剂治疗后网织红细胞开始上升,1周后达高峰,血红蛋白约在治疗2周左右开始升高,约8~10周恢复正常,此时仍需继续服用铁剂3~6个月,补足体内贮存铁,待血清铁蛋白>50μg/L后停药。因此要告知患者坚持服药及注意疗效的观察。

问题11 如何做好出院指导?

1. 讲解疾病的相关知识,提高患者及家属对疾病的认识,使其配合治疗、护理,积极治疗原发病。

2. 休息与活动 多卧床休息,避免过度活动,待病情好转逐渐增加活动量。轻度贫血者可照常上班,但仍需注意休息,劳逸结合。

3. 饮食指导

(1)多吃含铁量高的食物。包括动物性食物:动物肝脏、瘦肉、蛋黄等;植物性食物:海带、黑芝麻、菠菜、黑木耳、黄豆、黑豆、紫菜、大米、玉米、麦芽等;水果类:李子、桃、杏、苹果等。

(2)足量的高蛋白食物。高蛋白饮食可促进铁的吸收,也是合成血红蛋白的必需物质,如肉类、鱼类、禽蛋等。但要避免与牛奶同服,以免影响铁吸收。

(3)常吃富含维生素C的新鲜水果和绿色蔬菜。如橘子、山楂、西红柿、苦瓜、柿子、青椒、芦笋等。维生素C有参与造血、促进铁吸收利用的功能。

(4)不宜喝浓茶、咖啡。茶叶中鞣酸会阻碍铁质的吸收。

(5)少量多餐,食欲低时,经常变换口味,提供色、香、味俱全的饮食,注意调配,尽量做到食物的多样化,做到不偏食。

4. 用药指导 告知患者遵医嘱坚持补铁治疗的方法和注意事项,不得擅自停药。

5. 疾病监测指导 注意有无贫血症状加重的表现,如头昏、乏力、活动后胸闷及心悸等,学会自我监测,若有异常,及时就医。

6. 定期复诊,每周复查一次血常规,以便了解治疗效果。

(张素丽)

【思考与练习】

1. 简述缺铁性贫血的临床表现。

2. 缺铁性贫血的治疗原则是什么?

任务二 再生障碍性贫血患者的护理

王某,男性,32岁,初中学历,农民。因"牙龈出血伴皮肤出血点10天,加重3天"入院。患者10天前无明显诱因下开始出现牙龈出血,能自止,并伴有全身皮肤散在出血点,无牙痛,无畏寒发热,无头痛及意识障碍,无恶心、呕吐及抽搐,无腹痛、腹泻,无鼻腔出血,无黑便,无咳嗽、咳痰,一直未予重视。近3天来自觉上述症状明显加重,在当地查血常规示:白细胞计数、血小板计数均减少(具体数值不详)。

体格检查:T 36.4℃,P 74次/分,R 20次/分,BP 135/80mmHg,神志清楚,精神软弱,贫血貌,浅表淋巴结未及明显肿大,颈静脉无怒张,胸骨无压痛,两肺呼吸音清,未闻及干湿性啰音,心率74次/分,律齐,未闻及病理性杂音,腹部平软,无压痛,肝、脾肋下未触及,移动性浊音阴性,全身皮肤散在出血点,双下肢无水肿,病理征阴性。

辅助检查:血常规示白细胞计数0.9×10^9/L,中性粒细胞计数0.2×10^9/L,血红蛋白

65g/L,血小板计数 4×10^9/L。骨髓象示:有核细胞增生明显减低,淋巴细胞比例增多,巨核细胞少见,可见浆细胞、网状细胞等非造血细胞。

医疗诊断:重型再生障碍性贫血

情境 1　临床表现

患者由急诊室送入病房,神志清楚,精神软弱,贫血貌,无明显头痛,牙龈可见活动性出血,全身皮肤可见散在出血点。测生命体征:T 36.4 ℃,P 74 次/分,R 20 次/分,BP 135/80mmHg。入院医嘱:血液内科护理常规,一级护理,病危,软食,入住无菌层流室,绝对卧床休息,酚磺乙胺(止血敏)针、维生素 C 针、哌拉西林他唑巴坦钠针静滴治疗及重组人粒细胞刺激因子针皮下注射,输血前血清学检查、交叉配血,预约血小板、红细胞悬液,必要时吸氧。

问题 1　该患者符合重型再生障碍性贫血的临床表现有哪些?

1. 症状　牙龈出血伴皮肤出血点 10 天,加重 3 天。

2. 体征　贫血貌,牙龈出血,全身皮肤散在出血点。

3. 辅助检查　血常规:白细胞计数 0.9×10^9/L,血红蛋白 65g/L,血小板计数 4×10^9/L。骨髓象示:有核细胞增生明显减低,淋巴细胞比例增多,巨核细胞少见,可见浆细胞、网状细胞等非造血细胞。

 知识链接

重型再障与非重型再障的区别

	重型再障	非重型再障
起病	急	缓
首发症状	感染、出血	贫血为主、偶有出血
病情进展	进展快、病情重	进展慢、病情较轻
血红蛋白下降速度	快	慢
中性粒细胞计数	$<0.5\times10^9$/L	$>0.5\times10^9$/L
血小板计数	$<20\times10^9$/L	$>20\times10^9$/L
网织红细胞计数	$<15\times10^9$/L	$>15\times10^9$/L
骨髓象增生	极度减低	增生减低或活跃
病程、预后	病程短、预后差	病程长、预后较好

问题 2　患者目前首优的护理问题是什么? 主要护理措施有哪些?

[护理问题]

有受伤的危险:出血　与血小板减少有关。

[护理措施]

1. 绝对卧床休息。

2. 密切观察出血的部位、出血量,皮肤黏膜有无瘀点、瘀斑,有无牙龈出血、鼻出血、呕血、便血、血尿等,尤其是要注意有无头痛、呕吐、视物模糊、意识障碍等颅内出血表现。

3. 进食高热量、高蛋白、高维生素易消化食物,禁食坚硬和带刺的食物,以免诱发口腔血疱及消化道出血;如伴有消化道出血者,遵医嘱给予禁食或温凉流质饮食,出血情况好转逐步改为少渣半流质、软食。

4. 衣着应柔软、宽松,以免皮肤黏膜受损出血。

5. 各种操作动作轻柔,尽量减少肌内注射,穿刺后应适当延长压迫时间或加压包扎止血。

6. 保持大小便通畅,以免因便秘、剧烈咳嗽引起颅内压升高,而导致颅内出血。

问题3 患者血小板计数 $4\times10^9/L$,你认为可能出现最严重的并发症是什么?应该如何进行预防及紧急处理?

可能出现最严重的并发症:颅内出血。

预防要点:

1. 当血小板计数低于 $20\times10^9/L$ 时要绝对卧床休息。

2. 严密观察患者有无剧烈头痛、喷射性呕吐、嗜睡或烦躁不安等颅内压增高表现。

3. 保持情绪稳定。

4. 注意保暖,预防感冒,避免剧烈咳嗽引起颅内压增高。

5. 保持大小便通畅,以免腹压增加,诱发颅内出血。

紧急处理要点:

1. 立即通知医生,迅速安置体位,抬高床头 $15°\sim30°$,若患者昏迷,采取仰卧位,头偏向一侧。

2. 予以吸氧,如昏迷程度加深,一侧瞳孔散大,血压升高,呼吸、脉搏变慢,说明病情加重,提示脑疝发生,做好应急抢救处理。

3. 建立两条静脉通路,遵医嘱用药,如快速输注甘露醇、呋塞米、止血药等。

4. 观察呕吐物的性质并做好记录,呕吐物为咖啡色,提示上消化道出血,遵医嘱给予止血药和凝血药。保持呼吸道通畅,及时清除口鼻腔分泌物,必要时配合医生进行气管插管,做好心肺复苏。

5. 心电监护,严密监测意识、瞳孔、生命体征、血氧饱和度及尿量等,并做好记录。

6. 病情危重者,发病 $24\sim48$ 小时内禁食,予静脉补液治疗,每日 $2000\sim2500$ml,根据病情遵医嘱予鼻饲流质饮食,加强口腔护理。保持电解质和酸碱平衡,准确记录出入量。

7. 观察大小便情况,必要时留置导尿,保持大便通畅,必要时遵医嘱给予通便药物。

8. 急性期绝对卧床休息,减少不必要的搬动,协助每 2 小时翻身拍背,肢体置于功能位,做好皮肤护理。

9. 病情稳定后,按时用药,控制血压至理想水平。

10. 安慰患者,做好心理护理。

情境 2 治 疗 护 理

入院后第 4 天,患者感乏力明显,无头痛,无鼻衄及牙龈出血,无腹痛及恶心、呕吐情况,无黑便和血尿。体温最高达 $38.8℃$。骨髓活检示:造血细胞减少。血常规示:白细胞计数 $0.5\times10^9/L$,血红蛋白 79g/L,血小板计数 $4\times10^9/L$,淋巴细胞亚群:T 细胞 79%,确诊为急性重型再生障碍性贫血。医嘱:予吸氧,奥美拉唑钠针、地塞米松针、抗胸腺细胞球蛋白针ATG(250mg$\times8$ 次/天)、环孢素 A 胶囊、十一酸睾酮针、重组人粒细胞集落刺激因子针等治疗。并积极予哌拉西林他唑巴坦钠针抗感染、输血小板、红细胞悬液对症支持治疗。

问题4　患者目前主要治疗用药及护理有哪些?

1. 抗胸腺细胞球蛋白针(ATG)、环孢素 A 胶囊免疫抑制治疗

(1)抗胸腺细胞球蛋白针(ATG)

1)用药前先做药物过敏试验,皮试阴性方可使用,输注前予盐酸异丙嗪针 25mg 肌内注射、地塞米松针 5mg、葡萄糖酸钙针静脉注射以减轻药物副反应。

2)用药过程中备好抢救器械及抢救药品,予心电监护,每小时监测生命体征的变化,药物静脉滴注速度不宜过快,每日用药的剂量维持在 12～16 小时。密切观察药物不良反应,其不良反应主要是超敏反应、血清病(猩红热样皮疹、关节痛、发热、水肿等)和出血症状加重,用药期间应给予足量的地塞米松针、氯雷他定片等抗过敏药物,并注意将抢救设备与药品置于备用状态,以便患者发生过敏时及时抢救。

3)用药一段时间内,患者可能会出现白细胞计数、血小板计数的一度降低,必须每日监测血常规,当白细胞计数低于 $1.0 \times 10^9/L$ 时,入住层流洁净病房,做好保护性隔离,积极预防感染;当血小板计数低于 $20 \times 10^9/L$ 时,必须绝对卧床休息,遵医嘱输注血小板支持治疗,严密观察有无出血倾向。

(2)环孢素 A 胶囊:可选择作用于异常 T 淋巴细胞,解除骨髓抑制。用药期间须定期监测肝、肾功能,观察有无牙龈增生及消化道反应。

2. 十一酸睾酮胶丸　可刺激红细胞生成,用药期间须注意:

(1)须深部缓慢分层肌内注射,经常更换注射部位。

(2)定期监测血红蛋白、网织红细胞计数、白细胞计数及肝功能等。

3. 造血生长因子(重组人粒细胞集落刺激因子针)　在免疫抑制药的基础上应用,有促进骨髓恢复的作用。严密观察药物副作用的出现,如:肌肉酸痛、骨痛、食欲不振等。

4. 对症支持治疗　奥美拉唑钠针护胃、哌拉西林他唑巴坦钠针抗感染治疗,输血小板和红细胞悬液支持治疗。

 知识拓展

抗胸腺细胞球蛋白的药理作用

抗胸腺细胞球蛋白(ATG)是从经过人胸腺淋巴细胞免疫后的动物高免疫血清中提取的一种 γ 球蛋白。该药物系抗淋巴细胞免疫抑制药,可抑制 T(胸腺依赖)淋巴细胞的功能。应用于骨髓移植的预处理、再生障碍性贫血的免疫抑制治疗以及 GVHD 的治疗。

注释:移植物抗宿主反应(GVHD)是一种特异的免疫现象,是由于移植物组织中的免疫活性细胞与免疫受抑制的、组织不相融性抗原受者的组织之间的反应。

问题5　在输注血小板、红细胞悬液支持治疗时,如何做好患者的输血护理?

1. 在采集血标本做交叉配血前,两人核对患者的姓名、性别、年龄、床号、住院号、血型及输注成分的种类,采集结束在配血试管上签全名后快速送血库配血。

2. 取回的血液及时输注,不得自行贮血。

3. 输血前严格执行双人核对。核对内容:三查:查血液制品的有效期、血液制品的质量、输血装置是否完好;八对:对患者姓名、床号、住院号、血袋号、血液制品种类和剂量、血型和交叉配血试验结果。经两人核对无误后带该患者的病历至床旁,核对配血资料,确认与配血报告单相符,再次核对血液的质量,与患者反向核对姓名、血型,准确无误后方可用输血器

进行输血。

4. 输血前需将血袋内成分轻轻摇晃,使红细胞与添加剂充分混匀,避免剧烈震荡,血液内不得加入其他药物。

5. 输血前用生理盐水开放静脉通路,两袋血之间需要生理盐水冲洗,连续输血 12 小时,须更换输血器。

6. 输注时要注意

(1)输血时遵循先慢后快的原则,开始输血 15 分钟后无不良反应,再根据病情和年龄调整输注速度。

(2)若同时需输注红细胞悬液、血小板、血浆或冷沉淀时,应先输血小板或冷沉淀,再输血浆、红细胞悬液。

(3)输注血小板要注意:①血小板性质脆弱,离体后很容易发生变形、破坏,影响输注后体内存活期。贮存要求高,其中温度条件和 pH 条件最重要。血库血小板的保存是在(22±2)℃条件下放置在摇荡器上以每分钟 40~70 次的水平摇荡保存。如果不摇荡,在贮存期中的血小板的 pH 将下降,严重影响血小板的质量。所以浓缩血小板悬液从血库取出后应立即输用,输注速度也应快速。②输注前需将血袋轻轻摇晃,避免剧烈震荡,血液内不得加入其他药物。可用常规过滤器或血小板过滤器($170\mu m$),不要用微聚集纤维,因为后者将去除血小板而降低治疗效果。输注血小板时一般输血速度为 5~10ml/min,在心肺功能耐受的情况下尽可能地快速输注。

7. 严密观察患者有无输血反应,在输血开始时、输血开始后 15 分钟、输血结束后均需监测患者的生命体征情况,并做好记录;输血过程中加强巡视,密切观察有无输血反应的发生,尤其是在输血开始后的最初 15 分钟。

8. 输血完毕,仍应观察患者有无皮疹等过敏症状的发生,重视患者的主诉,有异常情况及时报告医生。

9. 将输血单贴至病历中存档,并将血袋送回血库,至少低温保存 24 小时。

10. 输血完毕认真做好护理记录。

 知识链接

悬浮红细胞的定义

悬浮红细胞(红细胞悬液):是一种从全血中尽量移除血浆和抗凝保存液后的高浓缩红细胞,然后加入红细胞添加剂制备成的,血细胞比容可高达 0.90。保存期随添加剂成分不同而异,一般为 21~35 天。悬浮红细胞制剂浓度高,能提高携氧能力,输注量少,可避免循环超负荷,适用于血容量正常的贫血患者,老年、幼儿及手术后需要输血的患者。

情境 3　用 药 护 理

入院后第 12 天,患者感头昏、乏力明显,有胸闷气短情况,面色苍白,小便呈浓茶样。复查血常规:白细胞计数 1.3×10^9/L,血红蛋白 66g/L,血小板计数 44×10^9/L;尿常规示:尿胆原(+),胆红素以间接胆红素增高为主;输血前配血检查:直接 Coomb's 试验阳性,间接 Coomb's 试验弱阳性。医嘱:甲泼尼龙针及氯化钾针、奥美拉唑钠针、钙尔奇 D 片治疗。

问题 6 患者在治疗过程中出现了什么并发症？目前存在的主要护理问题是什么？护理措施有哪些？

1. 在使用 ATG 过程中并发急性免疫性溶血。

2. 主要的护理问题

(1)活动无耐力 与溶血加重贫血有关。

(2)预感性悲哀 与治疗效果差有关。

(3)潜在并发症:感染 与白细胞低、肾上腺皮质激素治疗有关。

3. 护理措施

(1)严密观察患者的生命体征及神志变化;注意观察贫血、黄疸有无加重;尿量、尿色的改变,记录 24 小时出入量;及时了解化验结果:如血红蛋白、网织红细胞计数、血胆红素浓度等。

(2)嘱患者卧床休息,减少活动,保证充足睡眠。

(3)进食高热量、高蛋白、高维生素、易消化的食物。

(4)遵医嘱输注洗涤红细胞,做好输血的护理。

(5)做好用药护理,观察药物不良反应。使用激素时加用氯化钾片、钙剂及奥美拉唑钠针等药物可减轻副反应。

(6)积极预防感染,戴口罩,减少陪客,谢绝探视,并注意保持口腔、会阴部及肛周的清洁。

(7)做好心理护理,安慰患者,重视患者感受,给予鼓励和帮助,树立战胜疾病的信心。

问题 7 为什么要用大剂量肾上腺皮质激素治疗患者的溶血症状？使用激素可能会出现什么副作用？

1. 作用机理 起到免疫抑制作用,主要是防止或抑制细胞介导的免疫反应、延迟性的过敏反应,减少 T 淋巴细胞、单核细胞、嗜酸性粒细胞的数目,降低免疫球蛋白与细胞表面受体的结合能力,并抑制白介素的合成与释放,从而减轻原发免疫的发展。

2. 常见的副作用 参见"任务四 特发性血小板减少性紫癜患者的护理"。

情境 4 出 院 指 导

入院后第 30 天,患者感乏力改善,贫血貌,全身皮肤无瘀点、瘀斑,无发热,尿量多,尿色转清。T 36.6℃,P 72 次/分,R 20 次/分,BP 126/70mmHg。血常规:白细胞计数 $3.3 \times 10^9/L$,血红蛋白 78g/L,血小板计数 $25 \times 10^9/L$。医嘱予以出院。出院带药:环孢素 A 胶囊、十一酸睾酮胶丸口服。

问题 8 你将如何做好患者的出院指导？

1. 向患者及家属介绍本病的病因,防止滥用抑制骨髓的药物,避免接触毒性物质。

2. 休息与活动 生活规律,充足的睡眠与休息可减少机体的耗氧量,酌情适当的活动可调节身心状况,提高患者的活动耐力。

3. 饮食指导 加强营养,增进食欲,避免进食对消化道黏膜有刺激性的食物,养成良好的卫生习惯,积极预防感染。

4. 用药指导 向患者及家属讲解继续遵医嘱服药的重要性,说明药物的副作用,在医生指导下减药或停药。

5. 病情监测指导 注意出血倾向的发生,如皮肤、黏膜、眼底、鼻腔、齿龈的出血等。若发现异常及时回院就诊。

6. 心理指导　良好的情绪有利于患者的康复,指导家属要关心患者,指导患者学会自我调整,学会倾诉,保持心情舒畅。

7. 定期复查　每周复查血常规,每3个月骨髓检查。

8. 如病情反复,待条件成熟后可考虑骨髓移植。

(张素丽)

【思考与练习】

1. 如果患者输血时发生了溶血反应,你该怎么处理?

2. 重型再生障碍性贫血的临床表现是什么?

任务三　急性白血病患者的护理

患者男,60岁,油漆工人,初中学历。因"牙龈出血5天"入院。患者5天前无明显诱因下出现牙龈出血,伴有头痛,数字评分法(INR)3分,自觉发热,体温未测,感乏力,休息后可缓解,无皮肤黏膜出血,无恶心、呕吐,无咳嗽、咳痰及胸闷气短情况,无畏寒,未重视。近日自觉上述症状加重,遂来我院就诊。门诊查血常规示:白细胞计数109.8×10^9/L,血红蛋白70g/L,血小板计数18×10^9/L;急诊骨髓象检查示:急性白血病(AML-M_2a)。

体格检查:T 38.0℃,P 96次/分,R 20次/分,BP 120/68mmHg,神志清楚,精神软弱,贫血貌,浅表淋巴结未及肿大,两肺呼吸音粗,未闻及干湿性啰音,心率96次/分,律齐,无病理性杂音,胸骨压痛明显,NRS评分4分,腹平软,肝肋下未及,脾肋下2cm可触及,移动性浊音阴性,双下肢无水肿,皮肤黏膜可见散在瘀点、瘀斑,病理征阴性。

辅助检查:血常规示白细胞计数109.8×10^9/L,血红蛋白70g/L,血小板计数18×10^9/L。腹部彩超示:脾大,肝、胆、胰未见明显异常。头颅CT:未见异常。急诊骨髓象示:急性白血病(AML-M_2a)。

医疗诊断:急性白血病(AML-M_2a)

情境1　出血护理

入院第1天,患者感头痛,NRS评分3分,伴有视物模糊,无恶心、呕吐情况,无鼻衄,牙龈少许出血,全身皮肤可见散在瘀点、瘀斑。入院医嘱:血液内科护理常规,一级护理,病危,软食,予羟基脲片、碳酸氢钠片、别嘌醇片口服,头孢哌酮舒巴坦钠针静脉滴注抗感染治疗,查输血前血清学检查、交叉配血,预约血小板、血浆,抽血培养。

问题1　你认为该患者符合急性白血病的临床表现有哪些?

1. 症状　牙龈出血5天,伴有头痛、低热。

2. 体征　T 38.0℃,贫血貌,胸骨压痛阳性,腹部平软,肝肋下未及,脾肋下2cm可触及,全身皮肤黏膜可见散在瘀点及瘀斑。

3. 辅助检查　血常规示:白细胞计数109.8×10^9/L,血红蛋白70g/L,血小板计数18×10^9/L。腹部彩超示:脾大,肝、胆、胰未见明显异常。

4. 急诊骨髓象　急性白血病(AML-M_2a)。

5. 既往病史、用药史　既往体健,从事油漆工作35年。

知识链接

羟基脲的药理作用

羟基脲是一种核糖核苷酸二磷酸还原酶抑制药,通过抑制胞苷二磷酸和胞苷三磷抑制 DNA 的合成,为 S 周期特异性物,起效快,但维持时间短。用 2～3 天白细胞迅速下降,但由于白血病细胞的大量破坏,代谢产物经肾脏排泄,血清和尿中尿酸浓度增高,尿酸结晶的析出可积聚在肾小管引起阻塞而发生尿酸性肾病,因此给予口服别嘌醇片以抑制尿酸合成,口服碳酸氢钠片达到碱化尿液,增加尿酸在碱性环境中的溶解度,减少尿酸盐结晶沉淀。

问题 2　患者出现了头痛、视物模糊,你判断可能出现了什么并发症? 应该如何紧急处理?

患者可能出现了白细胞淤滞症。

[紧急处理]

1. 立即配合医生使用血细胞分离机进行血细胞分离,单采去除过多的白细胞。

2. 遵医嘱使用羟基脲片,以迅速降低患者血液中的白细胞。

3. 防止尿酸性肾病　由于白血病细胞大量破坏,血清和尿中尿酸浓度增高,积聚在肾小管而发生。因此,应予碳酸氢钠针静脉滴注碱化尿液,别嘌醇片口服抑制尿酸合成,并注意补液治疗。

4. 注意评估有无酸中毒、电解质紊乱、凝血功能异常等并发症的发生,记录 24 小时尿量,观察有无水肿及出血倾向。

5. 严密观察患者有无白细胞淤滞症出现,注意神志、生命体征的变化,有无头晕、视物模糊、言语不清、反应迟钝等症状。

6. 绝对卧床休息,鼓励患者多饮水,每天至少 3000ml,并保持碱性尿液。

 知识拓展

血细胞分离单采术基本原理

血细胞分离单采是利用血细胞分离机,在体外将患者的血液分离成血浆和血细胞成分(红细胞、白细胞、血小板)。单采清除过高的血细胞,再把分离后的其余血细胞成分和血浆一起回输到患者的体内。若患者病情严重,可反复做 2～3 次置换,直到病情得到控制。利用血细胞分离单采术,还能减少血液中的有害物质,清除患者体内大分子量的蛋白质,比如异源性蛋白质、过敏原、自身抗体,以及脂溶性(或水溶性)药物、毒物等,临床上常用于急性白血病(白细胞淤滞症)、慢性粒细胞白血病、真性红细胞增多症、原发性血小板增多症等。

问题 3　患者目前存在哪些护理问题? 主要的护理措施有哪些?

[护理问题]

1. 有受伤的危险:出血　与血小板减少、白血病细胞浸润有关。

2. 体温过高　与感染和肿瘤细胞代谢亢进有关。

3. 活动无耐力　与贫血、发热有关。

4. 预感性悲哀　与急性白血病的预后有关。

[护理措施]

1. 病情观察　严密观察患者的神志、意识改变,有无头痛、食欲不振、恶心、呕吐、口腔溃疡、细胞溶解综合征、腹泻、便秘等副反应,注意尿量和尿色的变化,准确记录 24 小时出入量。

2. 一般护理　保证充足的休息与睡眠,以利体力与精力的恢复;根据患者的饮食习惯、嗜好,注意色、香、味的调配,以清淡饮食为主,避免煎炸、油腻的食物,鼓励进食牛奶、鸡蛋、香菇、米、面、藕粉、核桃、花生、植物油、海藻类等含嘌呤较少的食物,忌食动物脑、内脏、海鲜、鸡、鸭、贝类和鱼虾等含嘌呤丰富的食物,尤其要注意勿喝荤汤(荤菜中的嘌呤物质有50%均溶于水中),以减少血尿酸的形成;指导患者多饮水,至少每天 3000ml,以加速尿酸的排泄。

3. 出血的护理

(1)皮肤出血的护理:避免人为的损伤而导致或加重出血。保持床单位平整;注意避免肢体的碰撞或外伤;清洗时避免水温过高和过于用力擦洗皮肤;高热患者禁用酒精擦浴降温。各项护理操作动作轻柔;尽可能减少注射的次数,可予静脉留置针输液;静脉穿刺时,应避免用力拍打及揉搓,扎压脉带不宜过紧、时间过长;注射或穿刺时拔针部位适当延长按压时间。

(2)口腔牙龈出血的护理:做好口腔护理,暂禁刷牙,用 3% 过氧化氢溶液棉球将口腔内的血痂擦洗干净,再用碘甘油涂齿龈缘,忌用牙签剔牙;避免食用煎炸、带刺或含骨头的食物、带壳的坚果类食物以及硬的水果(如甘蔗)等;进食的时候细嚼慢咽,避免口腔黏膜的损伤。

(3)预防其他部位出血:①眼底出血:注意休息,勿揉擦眼球。②鼻出血:勿用手挖鼻,若感鼻腔干燥时,给予无菌液状石蜡滴鼻。③消化道出血:进食清淡、易消化、富于营养的食物,细嚼慢咽,少量多餐。④颅内出血:保持情绪稳定,避免剧烈咳嗽,勿用力大小便等。

4. 输血的护理　严格执行查对制度,遵守输血操作规程。血小板制品应在患者心肺功能耐受的情况下,快速输注;输入前应轻轻摇动血袋,使血小板悬起,防止血小板聚集,切忌粗鲁摇动,以防血小板破坏,摇匀时出现云雾状为合格。

5. 预防和控制感染

(1)有条件时,入住无菌层流洁净病房。

(2)当中性粒细胞计数$< 0.5 \times 10^9$/L 时,应采取保护性隔离措施,限制陪客及探视人员,指导患者戴口罩,做好自我保护,防止交叉感染。

(3)保持口腔清洁,积极预防口腔感染,进食后用 1%～4% 碳酸氢钠溶液及饱和浓盐水交替漱口。

(4)保持全身皮肤清洁,特别要注意会阴部及肛周的清洁,防止肛周脓肿;每晚睡前及便后用 1：5000 高锰酸钾溶液坐浴 20 分钟。

(5)高热患者首先给予冰袋物理降温,避免酒精擦浴及使用引起白细胞减少的退热药物。

(6)动态观察体温的变化,遵医嘱合理使用抗生素。

6. 心理护理　患者可表现为恐惧、悲观、焦虑等,加强与患者的沟通,向其讲解疾病相关知识,使患者增强战胜疾病的信心,配合治疗与护理,顺利度过危险期。

情境 2　用药护理

入院第 2 天，患者感头痛，NRS 评分 2 分，无恶心呕吐，牙龈出血已止。复查血常规示：白细胞计数 $41.8 \times 10^9/L$，血红蛋白 66g/L，血小板计数 $15 \times 10^9/L$；骨髓细胞学检查示：AML-M_2a，原始细胞和早幼粒细胞占 75%。医嘱予伊达比星针、阿糖胞苷针联合化疗及输红细胞悬液 2U、血小板 10U 对症支持治疗。在静脉注射伊达比星针时，发生药物外渗。

问题 4　患者静脉注射伊达比星时药液外渗，你将如何处理？

1. 立即停止注射，尽量回抽渗入皮下的药液。

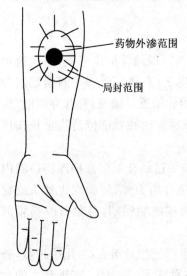

药物外渗范围

局封范围

图 4-2　局封范围

2. 予利多卡因针、地塞米松针加生理盐水棱形局部封闭（图 4-2）。

3. 避免对外渗局部施加压力，以防止药物进一步扩散。

4. 抬高患肢，减少活动，促进静脉血液回流。

5. 局部间断冷敷或冰敷 24 小时，可降低局部温度及耗氧量，延缓局部坏死速度。

6. 清热解毒药膏外用，如消炎止痛膏、如意金黄散等，可促进局部血液循环，减少药物继发性损伤，促进炎症消退。

7. 每班评估外渗处皮肤颜色、范围及红肿疼痛等情况。

8. 有局部皮肤破溃时，先用无菌换药的方法进行清创，再用磺胺嘧啶银乳膏湿敷换药。

9. 如果有严重的局部组织损伤或坏死，请烧伤科会诊。

问题 5　你如何选择该患者继续化疗时的静脉通路？护理时要注意什么？

［选择原则］

1. 推荐中心静脉（颈内静脉置管、PICC、输液港等）置管。

2. 外周静脉留置针　前臂粗直、弹性好的血管，化疗后当天静脉留置针即予拔除。

3. 避免钢针静脉穿刺，以免药液外渗。

该患者化疗时间较长，予行 PICC 置管术。

PICC 置管护理要点参见"项目四　任务五　淋巴瘤患者的护理"。

知识拓展

常用的深静脉置管通路选择

1. 颈内静脉置管　颈内静脉是头颈部最大的静脉，管径粗大，充盈好，尤其是右颈内静脉与头臂静脉、上腔静脉几乎呈一直线，插管容易成功，临床上广泛应用测量中心静脉压、胃肠外营养、输注化疗药物、快速输液扩容及血液透析治疗。根据导管材质的不同，可放置 1 个月左右。

2. PICC（图 4-3）　是由外周静脉穿刺插管，其导管的尖端定位于上腔静脉。穿刺点在外周表浅静脉，如贵要静脉、肘正中静脉和头静脉等，穿刺成功后导管头端送达上腔静脉的下 1/3 段,可留置使用 1 年左右。PICC 置管既消除了患者因反复静脉穿刺的痛苦,又保护了血管,明显降低并发症的发生,有效提高患者的生活质量。可用于输注高渗性药物、需要长期静脉用药、反复采血和输血的患者。

3. 输液港 是一种可以完全植入体内的闭合静脉输液系统,主要由供穿刺的注射座及静脉导管两部分组成。用配套的一次性无损伤针穿刺注射座来建立输液通道。留置时间一般为 1~5 年。

4. 隧道式导管 指导管前端在上腔静脉,后半部分在胸壁皮下潜行。除了提供输注骨髓或干细胞、全静脉营养治疗外,同时也可以用来抽血、输血、疼痛控制等各种静脉的输液及血液透析。部分导管可永久性留置。

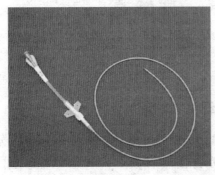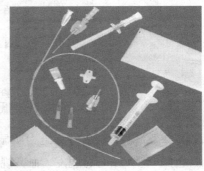

图 4-3　PICC 导管

 知识拓展

一次性化疗泵的护理

一次性化疗泵(图 4-4)利用弹力储液囊的收缩,将化疗药物持续匀速地输入患者的体内,是目前临床输注领域的领先技术,既充分保证了化疗泵持续微量给药的准确性和可靠性,它的全封闭设计及简单化的操作使医护人员使用时更加方便,又使患者在治疗过程中可以自由地活动。

1. 优点 ①维持药物有效的血药浓度,可持续杀灭肿瘤细胞。②可以在要求的时间内方便地匀速给药。③可杀灭不同时段进入增殖期的肿瘤细胞。④能延长药物与肿瘤的接触时间,增强药物的疗效。⑤可降低化疗药物的毒副作用。⑥在用药的同时,不影响患者的室内活动。

2. 加药时需注意 如果要使用稀释液,需先加稀释液后再加药。出药口的蓝色翼状帽必须拧紧,以免因药液渗出产生结晶。小心加药预冲,将气泡的导入降低到最小。流量限速器必须紧贴患者皮肤,以保证药液输注速度的精确。

3. 使用时护理 注意输注装置与留置针的衔接处及各处开关是否打开、连接好,泵是否固定良好,并要防止化疗泵的牵拉而导致留置针脱出。随时观察穿刺点周围皮肤有无红、肿、热、痛,药液是否外渗。留置针上的 3M 敷贴若有潮湿、脱落应及时更换。随时观察化疗泵囊大小的变化,了解泵内药液注入是否通畅,避免管路打折,准确记录泵入的时间,推算出应用结束时间。

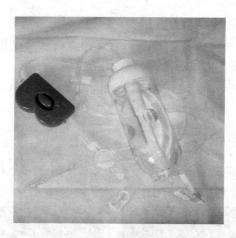

图 4-4　化疗泵

情境 3　低细胞期护理

化疗后第 10 天,患者情绪低落,乏力明显,口腔黏膜可见白斑及溃疡,NRS 评分 2 分,右侧鼻腔出血,色鲜,量约 2ml,有脱发。血常规示:白细胞计数 1.1×10^9/L,血红蛋白 67g/L,血小板计数 10×10^9/L。

知识拓展

骨髓抑制的分级

	0	1	2	3	4
血红蛋白(g/L)	≥110	109~95	94~80	79~65	<65
白细胞计数(10^9/L)	≥4.0	3.9~3.0	2.9~2.0	1.9~1.0	<1.0
中性粒细胞计数(10^9/L)	≥2.0	1.9~1.5	1.4~1.0	0.9~0.5	<0.5
血小板计数(10^9/L)	≥100	99~75	74~50	49~25	<25

问题 6　患者右侧鼻腔出血,你应该如何护理?

1. 局部予冷敷,因为冷疗可使局部的毛细血管吸收,减轻出血的症状,并可用明胶海绵填塞、0.1%肾上腺素棉球或凝血酶棉球填塞止血,若仍出血不止,尤其是后鼻腔出血者,可以请五官科会诊行凡士林纱条填塞,填塞后 3 天内取出油纱条。

2. 保持病室相对湿度在 50%~60%,若局部干燥明显给予液状石蜡滴鼻。

3. 做好口腔护理,保持口腔湿润。

4. 避免用力擤鼻、用手抠鼻和外力撞击鼻部。

5. 卧床休息,安慰患者,给予心理支持,减轻患者的恐惧心理。

问题 7　患者因严重脱发而拒绝接受治疗,你应该如何护理?

1. 评估患者的心理反应,向患者解释化疗的意义。

2. 加强头皮按摩，促进局部的血液循环。

3. 给予替代品，如假发、帽子、丝巾等。

4. 及时给予患者心理支持，介绍同室病友，互相安慰、鼓励。

问题8 患者化疗后发生了口腔溃疡，你如何给患者选择合适的漱口液？

白血病患者因免疫力低下极易发生口腔溃疡，选择适合的漱口液很重要。所谓适合的漱口液，通常是指没有毒性、不被或很少被身体吸收，在口腔环境中能够停留较长时间而充分发挥作用，对特定的细菌有一定的作用，基本不产生耐药性的漱口液。目前临床上常用的漱口液有：

1. 浓盐水　将食盐泡至饱和状态，利用溶液的高渗性，产生不利于细菌生长的口腔环境而达到清洁口腔、预防感染的作用。

2. 洗必泰漱口液　具有广谱抗菌作用。

3. 1‰～4‰碳酸氢钠溶液　属于碱性药剂，用于真菌感染。口腔 pH 值偏酸性时适用。

4. 西吡氯铵漱口液　治疗白色念珠菌感染，对菌斑形成有一定抑制作用。可用于口腔疾病的辅助治疗，也可用作日常口腔护理及清洁口腔。

5. 对于用甲氨蝶呤化疗的患者，可选择亚叶酸钙稀释液进行漱口，以利解毒。

6. 对牙龈肿痛明显的可用甲硝唑漱口液漱口。

7. 朵贝尔液　有轻微抑菌、清除口臭的作用。口腔 pH 中性时适用。

8. 1‰醋酸溶液　用于铜绿假单胞菌感染。口腔 pH 偏碱性时适用。

9. 1‰～3‰硼酸溶液　可抑制细菌的生长，防腐、抑菌，适用于口腔 pH 偏碱性时使用。

10. 对口腔疼痛明显的患者，给予双氯芬酸钠含漱液漱口。漱口时，要通过鼓腮、舌的运动等让漱口液充满整个口腔，并停留一定的时间，多为 30 秒，漱口液吐出后也要过一段时间，多为 30 分钟，再用清水漱口或刷牙等。有糜烂溃疡者局部治疗可使用如西瓜霜、冰硼散、锡类散及表皮生长因子凝胶等。该患者口腔黏膜有白斑及溃疡，应选择碳酸氢钠溶液漱口，重组人表皮生长因子凝胶外用。

情境 4　出 院 指 导

治疗第 25 天，患者贫血貌明显改善，无头昏，口腔溃疡愈合，无胸闷、气短，无恶心、呕吐，全身皮肤无瘀点、瘀斑，生命体征正常。血常规：白细胞计数 6.4×10^9/L，血红蛋白 97g/L，血小板计数 118×10^9/L。医嘱：今日出院。

问题9 如何给患者做好宣教？

1. 疾病预防指导　避免接触对造血系统有损害的理化因素如电离辐射、亚硝胺类物质等。

2. 休息与活动　保证充足的休息和睡眠，每天适当的健身活动，如散步、打太极拳等，以提高机体的抵抗力。

3. 饮食指导　指导进食高蛋白、高热量、高维生素，清淡、易消化、少渣软食，多饮水，多食蔬菜、水果，保持大便通畅。

4. 用药指导　向患者说明急性白血病缓解后仍需坚持定期巩固强化治疗的重要性；告知 PICC 导管维护的注意事项。

5. 病情监测　强化患者自我保健意识，帮助患者提高自我护理能力。注意保暖，避免受凉,不到密集的人群中去,预防感冒;勿用牙签剔牙,刷牙用软毛牙刷;进食后漱口,保持口腔清洁;养成良好的生活习惯,做好感染、出血的预防。

6. **心理指导** 告知患者及家属急性白血病需要较长时间的化疗,虽然难治,但目前医疗水平先进,还是有治愈的可能,一定要树立战胜疾病的信心。

7. 每周在门诊复查血常规,若有发热、出血及骨、关节疼痛等症状,请及时回医院检查治疗;定期回院继续巩固化疗,告知下次化疗的时间、定期复查的时间、地点及联系电话。

(张素丽)

【思考与练习】

1. 简述急性白血病的分类和临床表现。

2. 急性白血病常用的化疗方案是什么? 常见化疗药物的毒副作用是什么?

任务四 特发性血小板减少性紫癜患者的护理

患者女,45岁,已婚,农民,初中学历。因"反复皮肤瘀斑8年余,再发2天"入院。患者8年前起反复出现皮肤瘀斑,未予重视,五个月前来我院就诊,经查血常规、骨髓穿刺,诊断为"特发性血小板减少性紫癜",予"地塞米松磷酸钠针"治疗后病情好转出院。患者2天前再次出现四肢皮肤多处瘀斑,当地医院查血常规:血小板计数7×10^9/L。骨髓细胞学检查:巨核细胞增多,功能差。

体格检查:T 36.7℃,P 86次/分,R 20次/分,BP 118/86mmHg,神志清楚,未见贫血貌,浅表淋巴结未及肿大,四肢皮肤可见散在瘀点、瘀斑,心肺部听诊无异常,腹平软,肝脾肋下未及,四肢肌力正常,全身无水肿。

辅助检查:当地医院血常规示白细胞计数5.11×10^9/L,红细胞计数4.25×10^{12}/L,血红蛋白132g/L,血小板计数7×10^9/L。骨髓细胞学检查:巨核细胞增多,功能差。

医疗诊断:特发性血小板减少性紫癜。

入院医嘱:血液内科护理常规,一级护理,病重,软食,绝对卧床休息,血压血糖监测;地塞米松磷酸钠针、卡络磺钠氯化钠针静滴;奥美拉唑钠、瑞巴派特片(膜固思达)、氯化钾缓释片口服;血型、输血前血清学检查、凝血功能、空腹B超、心电图、胸正侧位片。

情境1 低血小板的护理

患者由门诊卫事中心轮椅送入病房住院。

问题1 给患者进行护理体检评估,哪些表现符合特发性血小板减少性紫癜的诊断?

1. **症状** 反复皮肤瘀斑8年余,再发2天。

2. **体征** 四肢皮肤有散在瘀点、瘀斑,肝脾肋下未触及。

3. **病史** 患者五个月前在我院经查血常规、骨髓穿刺诊断为"特发性血小板减少性紫癜",予"地塞米松磷酸钠针"治疗后病情好转出院。病史符合ITP慢性型表现,可反复发作的特点。

4. **辅助检查** 当地医院血常规:白细胞计数5.11×10^9/L,红细胞计数4.25×10^{12}/L,血红蛋白132g/L,血小板计数7×10^9/L;骨髓细胞学检查:巨核细胞增多,功能差。

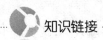 知识链接

特发性血小板减少性紫癜的临床特征

特征	急性型	慢性型
发病高峰年龄	2～6 岁	20～40 岁
性别	无明显差异	女性多见,女:男＝(3～4):1
感染史	发病前 1～3 周常有感染史	常无
起病	急骤(大多＜1 周)	缓慢(大多＞2 个月)
口腔血疱	严重病例有	通常无
血小板计数	常＜20×10^9/L	一般(30～80)×10^9/L
血小板形态	形态正常	可有异形及巨大血小板
嗜酸性粒细胞及淋巴细胞升高	常见	少见
病程	2～6 周,罕有更长	数月到数年
自发缓解	83%	2%
最终完全恢复	89%	50%

问题 2　该患者首要关注的问题是什么? 有哪些护理措施?

首要关注血小板,预防出血。正常值血小板计数(100～300)×10^9/L,血小板计数＜100×10^9/L 称血小板减少。当患者血小板计数低于 20×10^9/L 时,可发生致命性的颅内出血。该患者入院血小板计数 7×10^9/L,并且皮肤有散在瘀斑症状,必须积极预防出血加重,护理措施有:

1. 一般护理　为了避免增加出血的危险或加重出血,应做好患者的休息与饮食指导护理。该患者血小板计数 7×10^9/L,必须绝对卧床休息,协助做好各种生活护理。鼓励患者进食高蛋白、高维生素、易消化的软食或半流质饮食,禁食过硬、过于粗糙的食物。保持大便通畅,排便时不可过于用力,以避免腹压骤增引起内脏出血,特别颅内出血。如果有便秘可使用开塞露或缓泻剂促进排便。

2. 病情观察　注意观察患者皮肤瘀点、瘀斑是否增加或消退,及时发现新的出血,如牙龈出血、鼻出血等,关注大、小便的颜色,发现异常及时报告医生。

3. 皮肤出血的护理　重点在于避免人为的损伤而导致或加重出血情况。保持床单位平整;注意避免肢体的碰撞或外伤;清洗时避免水温过高和过于用力擦洗皮肤;如高热禁用酒精擦浴降温;修剪指甲,避免抓伤皮肤;各项护理操作动作轻柔;尽可能减少注射的次数;可予静脉留置针输液,静脉穿刺时,应避免用力拍打及揉搓,扎压脉带不宜过紧、时间过长;注射或穿刺时拔针部位适当延长按压时间。

问题 3　该患者属于急重症特发性血小板减少性紫癜吗? 为什么? 处理措施有哪些?

该患者属于急重症特发性血小板减少性紫癜。因为急重者包括:①血小板计数＜20×10^9/L 者;②出血严重而且广泛者;③疑有或已发生颅内出血者;④近期要实施手术或分娩者。处理措施有:

1. 血小板输注　紧急补充血小板,可以暂时控制或预防严重出血。

2. 静滴大剂量泼尼松龙　可以有效抑制单核-吞噬细胞系统的吞噬效应,减少血小板的破坏。

3. 静脉注射大剂量丙种球蛋白　可竞争性抑制血小板和相关抗体的结合,减少单核-吞噬细胞系统对血小板的吞噬和破坏,是目前ITP紧急治疗最有效的方法之一。

4. 血浆置换　此方法可有效清除血浆中存在的抗血小板抗体。一般每天置换3L,连续3～5天。

情境 2　出 血 护 理

入院第二天,患者绝对卧床休息,情绪稳定,睡眠佳。胃纳正常,无头痛,无牙龈出血,大小便正常。体格检查:口腔两颊黏膜可见数枚针尖样出血点,全身皮肤可见陈旧性瘀点、瘀斑,未见其他部位新鲜瘀点及瘀斑。复查血常规:白细胞计数 8.6×10^9/L,红细胞计数 4.41×10^{12}/L,血红蛋白 131g/L,血小板计数 8×10^9/L。医嘱:丙种球蛋白静滴。

问题4　如何做好患者口腔黏膜出血护理及预防牙龈出血?

1. 指导患者使用软毛牙刷刷牙或勤漱口,忌用牙签剔牙。

2. 尽量避免食用煎炸、带刺或含骨头食物、带壳的坚果类食物以及质硬水果(如甘蔗)等。

3. 食物避免过烫,进食的时候要细嚼慢咽,避免口腔黏膜的损伤引起出血。

4. 要经常关注口腔黏膜情况,发现出血点或血疱及时报告医生。

问题5　特发性血小板减少性紫癜首选治疗药物是什么? 用药护理有哪些?

糖皮质激素是治疗特发性血小板减少性紫癜的首选药物。近期有效率约80%。其主要作用是降低毛细血管通透性;减少PAIgG(血小板相关免疫球蛋白)生成并减轻抗原抗体反应;抑制血小板与抗体结合及阻止单核-吞噬细胞破坏血小板;刺激骨髓造血和血小板向外周的释放。常用泼尼松口服,症状严重者可静滴地塞米松或甲泼尼龙。该患者在五月前发病选择地塞米松静滴治疗,病情好转。此次住院医嘱仍予地塞米松静滴。用药护理有:

1. 正确执行医嘱。

2. 用药期间向患者及家属解释药物作用、副作用。常见副作用有胃肠道反应或出血、诱发感染、失眠、升高血压血糖等。该患者医嘱监测血压、血糖情况;指导患者自我监测大小便颜色,如有异常及时报告医生。

 知识拓展

糖皮质激素的分泌具有昼夜节律性,每日上午8～10时为分泌高峰(约450nmol/L),随后逐渐下降(下午4时约110nmol/L),午夜为低潮,这是由促肾上腺皮质激素昼夜分泌节律所决定的。临床用药应遵循这种节律进行,以减少对肾上腺皮质功能的影响。

糖皮质激素类药物的分类及特点

药物	半衰期（h）	药理活性			等效剂量（mg）
		抗炎作用（比值）	糖代谢（比值）	水盐代谢（比值）	
短效类					
氢化可的松	8～12	1.0	1.0	1.0	20
可的松	8～12	0.8	0.8	0.8	25
中效类					
泼尼松	12～36	4	3.5	0.3	5
泼尼松龙	12～36	5	4.0	0.3	5
甲泼尼龙	12～36	5	5.0		4
曲安西龙	12～36	5	5.0	0	4
对氟米松	—	10		0	2
氟泼尼松龙	—	15		0	1.5
长效类					
倍他米松	36～54	25～40	30～35	0	0.6
地塞米松	36～54	30	30	0	0.75

问题6　输注丙种球蛋白要注意些什么?

1. 丙种球蛋白是血液制品,于2～8℃避光保存和运输。

2. 用法　静脉滴注开始滴注速度为1.0ml/min(约20滴/分)持续15分钟后若无不良反应,可逐渐加快滴速,最快滴速不得超过3.0ml/min(约60滴/分)。

3. 如需要可以用5%葡萄糖溶液稀释1～2倍再行静脉滴注,但糖尿病患者应慎用。

4. 个别患者在输注时出现一过性头痛、心慌、恶心等不良反应,可能与输注速度过快或个体差异有关。上述反应大多轻微且常发生在输注开始1小时内,因此在输注过程中观察患者的一般情况和生命体征,必要时减慢或暂停输注,报告医师,遵医嘱处理。

5. 大剂量静滴时可引起局部静脉炎,应注意保护血管。

情境3　出院护理

患者入院第7天,情绪稳定,胃纳佳,大小便正常。体格检查:口腔黏膜出血点消退,全身皮肤散在陈旧性瘀点、瘀斑明显消退。复查血常规:白细胞计数13.6×10⁹/L,中性粒细胞计数11.6×10⁹/L,血红蛋白134 g/L,血小板计数146×10⁹/L。患者血小板恢复正常,准备出院。出院医嘱:注意休息,避免劳累。予泼尼松口服,门诊随访,逐渐减量,并以小剂量维持3～6个月。同时给予奥美拉唑钠、瑞巴派特片(膜固思达)、氯化钾缓释片口服治疗。

问题7　糖皮质激素是特发性血小板减少性紫癜治疗的首选药物,患者病情稳定后出院需小剂量口服维持 3～6 个月,而长期服用糖皮质激素会出现诸多不良反应,请问有哪些?

糖皮质激素的副作用主要包括以下几点:

1. 诱发或加重感染。

2. 物质代谢和水盐代谢紊乱　长期大量应用糖皮质激素可引起物质代谢和水盐代谢紊乱,出现类肾上腺皮质功能亢进综合征,如水肿、低血钾、高血压、糖尿病、皮肤变薄、满月脸、水牛背、向心性肥胖、多毛、痤疮、肌无力和肌萎缩等症状,一般不需格外治疗,停药后可自行消退。此外,糖皮质激素由于抑制蛋白质的合成,可延缓创伤患者的伤口愈合。

3. 心血管系统并发症　长期应用糖皮质激素,可因水、钠潴留和血脂升高而诱发高血压和动脉粥样硬化。

4. 消化系统并发症　能刺激胃酸、胃蛋白酶的分泌,并能抑制胃黏液分泌,故可诱发或加剧消化性溃疡。糖皮质激素也能掩饰溃疡的初期症状,以致出现突发出血和穿孔等严重并发症,须注意严密观察。

5. 白内障和青光眼　糖皮质激素能诱发白内障,使眼内压升高,诱发青光眼。

6. 骨质疏松及椎骨压迫性骨折　与糖皮质激素抑制成骨细胞活性,增加钙磷排泄,抑制肠内钙的吸取,增加骨细胞对甲状旁腺素的敏感性等因素有关。

7. 神经精神异常　糖皮质激素可引起多种形式的行为异常。如欣快现象、神经过敏、易激动、失眠、情感改变等。

问题8　患者出院你要宣教哪些内容?

患者出院要告知患者疾病相关知识;如何避免疾病的加重;怎样有助疾病的恢复;服药时会出现什么样的不良反应,要注意些什么;在什么样的情况下要及时就诊都非常重要。具体宣教内容有:

1. 疾病知识宣教　让患者及家属了解疾病的原因、主要症状和主要治疗。

2. 避免诱发或加重出血　避免人为损伤而诱发或加重出血,避免服用可能引起血小板减少或抑制血小板功能的药物,如阿司匹林等。保持充足睡眠、情绪稳定和大小便正常,是避免颅内出血的有效措施,必要时可使用辅助治疗药物,如镇静药、缓泻药等。

3. 宣教配合治疗　患者出院后改糖皮质激素口服治疗,应告知必须按医嘱、按时、按剂量、按疗程用药,不可以自行减量或停药,以免加重病情。为减轻药物的副反应,应在饭后服用,必要时可加用胃黏膜保护剂;注意个人卫生,预防各种感染。定期复查血常规,以了解血小板的变化,方便疗效的判断和指导治疗方案的调整。

4. 宣教病情自我监测　关注皮肤黏膜出血情况,如瘀点、瘀斑、牙龈出血、鼻出血等;有无内脏出血的表现,如月经量增多、呕血、黑便、血尿等。一旦发现有皮肤黏膜出血或内脏出血,应及时就诊。

5. 随访　随访是患者出院后保障延续治疗完成的重要手段,宣教门诊随访治疗,同时在出院后 2～4 周内主管医师或责任护士会对患者进行电话随访,了解疾病恢复、患者服药情况、指导患者回院复查及解答患者疑问等。

(张畅英)

【思考与练习】

1. 特发性血小板减少性紫癜发病的主要原因有哪些?

2. 请根据所提供的特发性血小板减少性紫癜患者的病历资料,书写患者入院时护理记录。

任务五　淋巴瘤患者的护理

患者徐某,男性,36岁,中学教师,大学毕业。因发现颈部肿块1个月,发热1周入院。患者1个月前发现颈部有一肿物,无触痛,表面无发红、破溃。近1周来,颈部肿块进行性增至鹅蛋大小,伴疲乏无力,食欲减退,间歇性发热、盗汗,体温最高38.4℃,无畏寒,无咳嗽、咳痰,无胸闷、气急,今为进一步治疗来院就诊,门诊以"淋巴瘤"收住入院。

体格检查:T 37.5℃、P 90次/分、R 21次/分、SpO_2 98%、BP 130/80mmHg,神志清楚,右颈部触及6cm×5cm大小淋巴结,质中,活动,无触痛,心律齐,未闻及明显杂音,双肺听诊未闻及干湿啰音。腹软,肝肋下2cm触及,脾肋下3cm触及,质中,无触痛,双下肢无水肿。

辅助检查:颈部CT提示右颈部、气管旁多发淋巴结肿大。右颈部肿块活检病理报告:霍奇金淋巴瘤。免疫组化标记结果提示CD15(+),CD30(大细胞+),CD20(生发中心+),CD45R0(+),CD79a(局灶+),CD3(+),ALK(-),支持霍奇金淋巴瘤。PET-CT检查示:右侧颈部、两侧锁骨上及纵隔多发肿大淋巴结,FDG代谢增高。血常规:白细胞计数$5.3×10^9$/L,血红蛋白97g/L,血小板计数$174×10^9$/L。

医疗诊断:霍奇金淋巴瘤。

入院医嘱:血液科护理常规,一级护理,软食,乌苯美司胶囊、鸦胆子油软胶囊口服,完善相关检查。

情境1　入院护理

该患者由妻子陪同来医院血液科病房住院,入院第一天,请思考以下问题。

问题1　该患者符合霍奇金淋巴瘤的临床表现有哪些?

1. 症状　颈部淋巴结无痛性、进行性肿大,疲乏无力,食欲减退,间歇性发热、盗汗等全身症状。

2. 体征　右颈部触及6cm×5cm大小淋巴结,质中,活动,无触痛,肝肋下2cm触及,脾肋下3cm触及,质中,无触痛。

3. 辅助检查　颈部CT报告:右颈部、气管旁多发淋巴结肿大。PET-CT检查示:右侧颈部、两侧锁骨上及纵隔多发肿大淋巴结,FDG代谢增高。右颈部肿块活检病理报告:霍奇金淋巴瘤。

问题2　比较霍奇金淋巴瘤与非霍奇金淋巴瘤的临床特点有何不同?

	组织学特点	起病年龄	临床表现	预后
霍奇金淋巴瘤	R-S细胞(来源于B细胞)	青年	由邻近的淋巴结向远处扩散。原发于结外淋巴组织少见,全身症状多见,饮酒后淋巴结疼痛	较好

续表

	组织学特点	起病年龄	临床表现	预后
非霍奇金淋巴瘤	B 细胞、T/NK 细胞	任何年龄	远处跳跃式扩散、结外侵犯,常结外组织起病	差

问题 3　根据临床分期,该患者属于哪一期?

根据病变范围不同,可将淋巴瘤分为四期。多采用 1966 年 Ann Arbor 会议推荐的临床分期法(文末彩图 4-5)。

Ⅰ期:病变仅局限于一个淋巴结区(Ⅰ)或单个结外器官局限受累(ⅠE)。

Ⅱ期:病变累及横膈同侧两个或更多的淋巴结区(Ⅱ),或病变局限侵犯淋巴以外器官及横膈同侧一个以上的淋巴结区(ⅡE)。

Ⅲ期:横膈上下均有淋巴结病变(Ⅲ),可伴脾累及(ⅢS),结外器官局限受累(ⅢE),或脾与局限性结外器官受累(ⅢSE)。

Ⅳ期:一个或多个结外器官受到广泛性或播散性侵犯,伴或不伴淋巴结肿大。如肝或骨髓受累,即使局限性也属Ⅳ期。

所有各期又可分为:全身无症状者为 A 组,有发热(38℃以上,持续 3 天以上,且无感染原因)、盗汗、体重减轻(6 个月内 10% 以上)等全身症状为 B 组。

该患者属于霍奇金淋巴瘤Ⅱ期,B 组。

问题 4　淋巴瘤治疗的主要手段有哪些?

1. 化学治疗　适用于霍奇金淋巴瘤Ⅲ、Ⅳ期和非霍奇金淋巴瘤低度恶性Ⅲ、Ⅳ期以及非霍奇金淋巴瘤中高度恶性,即使临床分期Ⅰ、Ⅱ期患者均以化疗为主,必要时局部放疗。霍奇金淋巴瘤常用方案有 MOPP、ABVD;非霍奇金淋巴瘤类型多,恶性程度不一,化疗方案也多,最经典的方案是 CHOP(CTX、ADM、VCR、PDN)。

2. 放射治疗　有扩大野及全身淋巴结照射两种。主要用于霍奇金淋巴瘤ⅠA 期、ⅡA 期患者,疗效较好。多项研究显示采用扩大野或受累野照射疗效相仿,但扩大野照射毒副反应大,因此化疗后应做受累野照射而非扩大野照射,剂量 50~60Gy,5~6 周为 1 个疗程。

3. 生物治疗　干扰素、单克隆抗体(抗 CD20 单抗美罗华 R)CTL、DC、独特型疫苗等。

4. 造血干细胞移植　对 55 岁以下,重要脏器正常,能耐受大剂量化、放疗的患者,行异基因或自体干细胞移植,可望取得较长缓解期和无病存活期。

 知识链接

造血干细胞移植

造血干细胞移植(hematopoietic stem cell transplantation,HSCT)是指对患者进行全身照射、化疗和免疫抑制预处理后,将正常供体或自体的造血干细胞经血管输注给患者,使之重建正常的造血和免疫功能。按造血干细胞取自健康供体还是患者本身,HSCT 被分为异体 HSCT 和自体 HSCT。

造血干细胞移植是治疗恶性淋巴瘤特别是难治性、复发性淋巴瘤最理想的治疗方法,通常选择自体骨髓移植或自体外周血干细胞移植。必要时可行异基因造血干细胞移植或脐带血移植。初治患者治愈率可达 80%,难治性患者 >20%。

情境 2 化疗给药的护理

患者住院第三天,医嘱 ABVD 方案化疗(表柔比星 70mg＋博来霉素 15mg＋长春新碱 2mg＋达卡巴嗪 650mg),化疗前护士予 PICC 置管术。

问题 5 护士在配置化疗药物时需做好哪些安全防护措施?

1. 配药前做好个人防护准备 穿戴防护用品,双层手套(内:一次性 PVC 手套;外:乳胶手套)、加厚口罩、圆帽、隔离衣,有条件戴目镜。

2. 环境防护的准备 设立专门配药操作间,最好有生物安全柜,有良好的通风设施。操作台覆防护垫,治疗盘铺灭菌聚氯乙烯薄膜。

3. 配药操作中 注意安瓿割剧前轻弹颈部,垫无菌纱布打开;溶媒沿瓶壁缓慢注入,待药粉湿透后方可摇匀;瓶装药液稀释后抽出瓶内气体,吸取药液及排出注射器空气时,用无菌棉球盖住瓶盖及针头;使用一次性针筒药液不超过空针筒的 3/4;对戴手套的时间有要求,每小时更换 1 次;操作间内禁止进餐、饮水等。

4. 配药后 所有污染物放入专用污物袋中封闭处理。操作完毕后脱手套,肥皂水、流动水彻底洗手,有条件可淋浴。

问题 6 如何做好患者化疗期间的宣教?

1. 化疗期间宜吃易消化、少油腻的清淡饮食,不宜过饱;每天饮水 3000～4000ml,以促进毒素的排出。

2. 患者的排泄物、分泌物倒入厕所应冲洗两次。

3. 穿刺侧肢体减少活动,尽量在床上或床边大小便,以减少渗漏的几率。若输液皮管脱落禁止插回输液瓶。

4. 化疗期间保证休息,化疗反应较大者,往往伴有乏力、头晕,应卧床休息。注意安全,避免跌倒。

问题 7 表柔比星化疗药输注时可采取哪些措施以预防外渗?

1. 化疗前 根据药物的性质合理选择血管,建立系统的静脉使用计划。

(1)一般输液、非刺激化疗药物输注:由小静脉到大静脉,由远心端到近心端交替使用。

(2)刺激性药物:一般交替选用前臂粗、直、弹性好的静脉给药或选择远离关节上下 2～3cm 处的血管;不宜选用手足背小血管;应避开肌腱、神经、关节部位,防止渗漏后引起肌腱挛缩和神经功能障碍;使用静脉留置针,能防止针头滑出血管。

(3)发疱性化疗药:常规实行中心静脉置管如 CVC 或 PICC,表柔比星属于发疱性化疗药,故此患者化疗前予 PICC 置管。

2. 给药 必须由经验丰富的护理人员执行或指导,正确掌握给药方法:静脉注射化疗药前先用生理盐水冲管,确定注射针头在静脉内方可注入药物;使用多种药物,应先注入非发疱性药物,均为发疱药物,先注入稀释量最少的,两次中要冲洗管道;输注期间应密切观察回血情况、局部有无疼痛等,加强巡视,使用特殊药物巡视单。

3. 做好健康宣教 注意输液肢体的活动,避免注射针头移位;输液的肢体勿被压迫,以免影响血液回流,造成药物外渗。

问题 8 如何做好 PICC 留置患者的教育?

1. 保持局部清洁干燥,不要擅自撕下贴膜。贴膜有卷曲、松动或贴膜下有汗液时及时请护士遵照标准程序更换。

2. 置管患者不影响从事一般性日常工作、家务劳动、体育锻炼,但需避免置管一侧手臂提过重的物品等,不用这一侧手臂做引体向上、托举哑铃等持重锻炼,并需避免游泳等会浸泡到穿刺区域的活动。

3. 携带此导管的患者可以淋浴,但应避免盆浴、泡浴。淋浴前用塑料保鲜膜在贴膜处环绕二至三圈,上下边缘用胶布贴紧,淋浴后检查贴膜下有无浸水,如有浸水应立即请护士按标准程序更换贴膜。

4. 治疗间歇期每 7 天对 PICC 导管进行冲管、换贴膜、换肝素帽等维护,做好备忘录,不要遗漏。

5. 注意观察针眼周围有无发红、疼痛、肿胀,有无渗出,观察导管留置体外的长度,如有异常应及时联系医生或护士。

6. 如因为对透明贴膜过敏等原因而必须使用通透性更高的贴膜时,应缩短更换贴膜的时间间隔。

7. 告知患者 PICC 不能用于 CT 或磁共振等检查造影剂的高压注射。

 知识拓展

PICC

PICC(peripherally inserted central catheter)即经外周静脉植入中心静脉插管,其导管置入肘前的外周静脉,经腋静脉、锁骨下静脉、无名静脉达上腔静脉,导管顶端最终停留在上腔静脉的中下 1/3 处。其目的是提供一个可靠的静脉输液通道,减少化疗不良反应,减轻患者痛苦,为治疗护理创造方便。PICC 尤其适合需要反复多次进行化疗的肿瘤患者,它避免了反复静脉穿刺所致的机械性静脉炎或化疗药物外渗所致的化学性静脉炎与组织坏死,保证了整个化疗计划的实施及各种营养物质的供给。

情境 3 放射治疗的护理

患者化疗后颈部肿块退缩不明显,医生予 CT 模拟机定位后行颈部肿块局部放疗,剂量 50Gy,每次 2Gy,共 25 次。当患者放疗至 18 次时局部照射野皮肤明显红斑,湿性脱皮,双侧颊黏膜糜烂、溃疡,上腭有白色伪膜。患者主诉口干、疼痛,只能进食流质。

问题 9 该患者放疗相关的健康教育内容有哪些?

1. 进食高蛋白、高热量、高维生素、清淡易消化的软食。多吃蔬菜和水果。口腔及食管黏膜反应较重时,予滑、软、无刺激性的半流质或流质饮食。每天饮水大于 3000ml,促进代谢产物排出。

2. 放疗时体位与定位时一致。

3. 放疗后卧床休息 30 分钟,注意保暖,避免受凉。

4. 应加强口腔卫生,每日于放射治疗前后及进食后漱口,睡前软毛刷刷牙,使用含氟牙膏。

5. 保持照射野线条清晰,勿用水和肥皂擦洗,切忌手指直接接触或剥皮,防止局部破溃感染。衣服要柔软,避免衣领摩擦,照射野内禁贴胶布,禁涂碘酊等含重金属的药物,防止暴晒。

6. 放疗期间每周复查一次血常规。

问题 10　应如何做好该患者放射性皮炎的护理?

1. 保持局部清洁干燥,尽量暴露破损处皮肤,防止感染。

2. 给予局部药物处理,换药前先用生理盐水将创面冲洗干净,使用维生素 B_{12} 混合液(贯新克)、重组表皮生长因子液(金因肽)或湿润烧伤膏,促进创面愈合。

3. 指导患者着柔软低领、无领衣服,不戴项链,减少局部摩擦。

4. 加强营养,鼓励患者进食富含营养的食物,必要时使用抗生素、静脉营养等。

5. 认真倾听患者的主诉,观察局部皮肤破损的范围、深度等,注意皮炎症状有无加重或减轻。

问题 11　如何做好该患者放射性口腔黏膜炎的护理?

1. 对该患者的口腔黏膜炎进行全面评估,包括口腔局部、全身营养及心理状况。

2. 指导漱口液的选择与含漱方法　该患者可选用 1％~4％碳酸氢钠溶液、2.5％制霉菌素溶液,或将细胞刺激因子溶于生理盐水中进行漱口,每次含漱时间为 15~20 分钟,至少每天 3 次,溃疡疼痛严重时可在漱口药内加入 2％利多卡因止痛。

3. 促进溃疡面愈合的用药如 1％~2％碘甘油;碘甘油 10ml 加思密达 1 包与地塞米松 5mg,调配成糊状;此外尚可选用溃疡贴膜、金因肽、锡类散、新霉素、金霉素甘油等。用药方法:三餐后及睡前用漱口液含漱后,将药涂于溃疡处。为保证药物疗效的正常发挥,涂药 2~3 小时后方可进食或饮水。

4. 合理调整饮食　进食高营养流质饮食,避免刺激性食物。

情境 4　出院护理

患者放化疗结束,病情稳定,复查血常规正常。医嘱:明日出院。责任护士小王前往病房评估患者:神志清楚,颈部照射野皮肤干燥,色素沉着,口腔黏膜溃疡基本愈合,能进食软食,四肢活动自如,生活基本能自理,情绪稳定,对淋巴瘤日常生活中的注意事项仍缺乏了解。

问题 12　如何做好出院指导?

1. 休息与活动　生活要有规律,保证充分休息、睡眠,适当参与室外锻炼,如散步、打太极拳、体操、慢跑等,以提高机体免疫力。

2. 饮食　嘱患者食谱应注意多样化,加强营养,避免进食不易消化的油炸食品和容易产气的食物,忌吃油腻和生冷食物,

3. 用药　按医嘱继续口服抗肿瘤药物。

4. 疾病相关知识　告诉患者霍奇金淋巴瘤是化疗可治愈的肿瘤之一,应坚持定期巩固强化治疗,保持心情舒畅。

5. 复查　定期门诊复查,若有身体不适,如疲乏无力、发热、盗汗、咳嗽、气促等,或发现肿块,应及早就诊。

6. 定期回院行 PICC 导管维护,如遇置管处疼痛、出血、贴膜松脱等异常情况及时回院处理。

【思考与练习】

1. 淋巴瘤的临床表现有哪些?
2. 如何预防化疗药物的外渗?
3. 简述 PICC 置管的宣教内容。
4. 护士在配置化疗药时应做好哪些职业防护工作?
5. 简述放射性皮炎的护理。

项目五

内分泌代谢性疾病患者的护理

任务一　糖尿病及酮症酸中毒患者的护理

患者男,33岁,初中学历,农民。因"发现血糖升高8年,发热5天、腹痛3天"入院。8年前无明显诱因下出现多尿、口干、多饮,每日饮水量2～3热水瓶量,每餐主食量5两,近1个月体重下降4kg,在当地医院就诊,查空腹血糖12mmol/L,餐后2小时血糖17.8mmol/L,诊断为"2型糖尿病",予"格列齐特缓释片"降糖治疗,平时血糖不检测,饮食控制差。5年前因血糖控制差,在内分泌代谢科住院,改用甘精胰岛素睡前皮下注射,三餐前门冬胰岛素皮下注射控制血糖,给糖尿病相关知识技能教育,生活方式干预,血糖控制良好出院。1年前出现双眼视物模糊,双下肢麻木刺痛来院住院治疗,后好转出院。5天前受凉感冒,发热体温38.5℃,自服泰诺后体温下降,因胃纳差,自行停胰岛素注射。3天前口干,多饮明显,乏力,头晕,无明显诱因下出现恶心、呕吐,约10余次,呕出胃内容物,无呕血,感阵发性腹痛,中上腹为主,能忍受,无放射性,无腹泻,轻度头晕、头痛,无胸闷、胸痛,当时测血糖20mmol/L,胰岛素原剂量应用,症状无明显好转。

体检检查:T 37℃,P 120次/分,R 22次/分,BP 90/65mmHg,身高170cm,体重65kg(3天前体重70kg),BMI 22.5kg/m²,神志清楚,精神软弱,烦躁,皮肤黏膜干燥,皮肤弹性差,床边测毛细血管血糖显示Hi,8:00—14:00尿量120ml,腹部平软,无明显压痛。

辅助检查:尿常规:尿糖4+,酮体3+;血常规:白细胞计数 $9.5×10^9$/L,中性粒细胞比72.7%。血生化:血糖33.5mmol/L,K^+ 3.5mmol/L,Na^+ 146mmol/L,Cl^- 99mmol/L,血酮5.1mmol/L。血气分析:pH 7.2,实际碳酸氢根13mmol/L,剩余碱-15mmol/L,氧分压95mmHg,二氧化碳分压25mmHg。

医疗诊断:1. 2型糖尿病

2. 糖尿病酮症酸中毒

糖尿病酮症酸中毒

入院医嘱:糖尿病护理常规,一级护理,糖尿病饮食,吸氧,心电监护,补液,纠正水、电解质紊乱及酸碱失衡,胰岛素降血糖,糖尿病并发症筛查。

情境1　入院护理

患者由急诊室护士平车送入内分泌代谢病房,患者急性痛苦貌,烦躁,诉阵发性腹痛,呼吸急促,口干明显,恶心未吐,责任护士小杨快速妥善安置患者于病床上,向急诊室护士了解患者的病情。

问题1　如何进行入院护理评估？

1. 快速评估症状、体征和病史，正确判断病情，监测生命体征、血糖、血酮，评估尿量、皮肤黏膜干燥程度，及时通知医生并配合抢救。

该患者为 2 型糖尿病，糖尿病酮症酸中毒，伴有严重体液不足，根据病史及体检，该患者符合中度失水，失水量约为体重的 4%～6%。病史为 2 型糖尿病，诱因是上呼吸道感染、停用胰岛素注射。症状体征：患者烦躁，口干明显，脉搏 120 次/分，呼吸深大 22 次/分（Kussmaul 呼吸），血压 90/65mmHg，皮肤黏膜干燥，弹性差，尿量减少；辅助检查：尿酮体 3＋，血糖 33.5mmol/L，血酮体 5.1mmol/L，血气分析提示代谢性酸中毒失代偿。

2. 按医嘱正确留取血、尿标本，测血糖、血酮、血气分析、血电解质、尿酮体。

3. 快速开通两路静脉通道，用于快速补液、胰岛素静脉微泵使用。

4. 按医嘱给予常规吸氧、心电监护。

 知识链接

糖尿病酮症酸中毒

糖尿病酮症酸中毒(diabetic ketoacidosis，DKA)是指糖尿病患者在多种诱因作用下，体内胰岛素缺乏加重，胰岛素的反调节激素即升糖激素不适当增加，引起糖、蛋白质、脂肪乃至水、电解质、酸碱平衡失调，导致以高血糖、高血酮、酮尿、脱水、电解质紊乱和代谢性酸中毒为主要特点的临床综合征，严重者至昏迷。是糖尿病常见的、严重的急性并发症，最常发生于 1 型糖尿病患者，2 型糖尿病患者在某些情况下亦可发生，常见诱因：急性感染是主要诱因；治疗不当如中断药物(尤其是胰岛素)治疗、药量不足；饮食失控和或胃肠道疾病；其他应激如严重外伤、手术、麻醉、精神刺激、心肌梗死或脑卒中等情况。

问题2　患者主要护理问题是什么？如何进行急救？

〔护理问题〕

1. 体液不足　与高血糖导致渗透性利尿、呕吐有关。

2. 潜在并发症：水、电解质紊乱，酸碱失衡。

〔护理措施〕

1. 补液：不但有利于脱水纠正，且有助于血糖的下降和酮体的消失。

(1)补液量：根据病史及体格检查，结合实验室检查，该患者为中度失水，失水相当于体重 4%～6%，即 2800～4200ml，补液总量按患者失水量加继续失水量（每日 2500ml）的估算约 5300～6700ml，按医嘱总量为 6000ml。

(2)补液种类：开始以生理盐水为主，当血糖下降至 13.9mmol/L 时，将生理盐水改为 5%葡萄糖溶液或 5%葡萄糖盐水，按胰岛素(U)：葡萄糖(g)＝1：4～1：6 给药（例如 5%葡萄糖 500ml＋胰岛素 4～6U 维持静脉滴注），以利于消除酮症。

(3)补液速度：按先快后慢为原则，原则上 4 小时输入总量 1/3～1/2，即 2000～3000ml，以纠正细胞外脱水和高渗，以后以纠正细胞内脱水为主，并恢复正常的细胞代谢和功能。该患者给静脉置管输液，第 1 小时输入生理盐水 1000ml，患者心率 100 次/分，血压 100/70mmHg，口渴改善，尿量 80ml，继续生理盐水 500ml＋10%氯化钾 10ml 以每小时 500ml 快速输注，5 小时后患者血糖降至 13.7mmol/L，改为 5%葡萄糖盐水 500ml＋10%氯化钾

10ml＋胰岛素(诺和灵 R)6U 应用,监测生命体征、尿量、血糖、血钾、血气分析、皮肤黏膜弹性等。

2. 小剂量胰岛素治疗:DKA 发生的主要因素是胰岛素缺乏,因此治疗的关键是迅速补充胰岛素,来纠正急性代谢紊乱所致的高酮血症和酸中毒。按医嘱予小剂量胰岛素微泵注射,用量为每小时 0.1U/kg,配制方法:生理盐水 40ml＋短效胰岛素 40U 静脉微泵,每小时 4～6U,患者血糖下降幅度为每小时 3.9～6mmol/L,每小时监测血糖,根据血糖调节胰岛素静脉微泵剂量,使血糖维持在 10mmol/L 左右,一直到患者无呕吐能进食或尿酮体转阴,改为胰岛素皮下注射或胰岛素泵应用,该患者开始胰岛素剂量每小时 5U,3 小时后血糖从 33.5mmol/L 降至 20.5mmol/L,改胰岛素每小时 4U 应用,1 小时后血糖为 16.7mmol/L,胰岛素改为每小时 2U,再 1 小时后血糖为 13.7mmol/L,改为胰岛素每小时 1.5U 微泵维持,监测血糖变化,至血糖在 10.8mmol/L 改为胰岛素每小时 0.5～1U 维持,维持血糖在 10mmol/L 左右。

3. 纠正电解质紊乱:通过输入生理盐水,钠和氯补充可达到要求,主要补钾,该患者急诊生化检查血钾为 4.8mmol/L,开始尿量少每小时＜30ml,未补钾,1 小时后尿量增加至 80ml,开始每 500ml 体液中加入 10％氯化钾 10ml,3 小时后复查血钾 3.9mmol/L,改为每 500ml 液体中加入 10％氯化钾 15ml 静脉滴注,因患者一直有恶心、呕吐,未给口服补钾,当日补钾 6g,第 2 天上午复查血钾为 3.3mmol/L,恶心减轻无呕吐,给口服氯化钾片 3g,静脉补钾 6g,下午复查血钾为 2.98mmol/L,继续静脉补钾 3g 后复查血钾为 3.4mmol/L,第 3 天改口服补钾 7g,静脉补钾 3g,复查血钾为 3.6mmol/L,第 4 天改为口服补钾每天 4g,每天监测血钾浓度,入院第 8 天患者正常饮食,血钾 4.1mmol/L,停止补钾,指导进食富含钾食品。

由于胰岛素的使用和酸中毒的纠正后血 pH 升高,可促钾进入细胞内,血容量补充也能产生利尿排钾,从而加重缺钾。补钾总量:24 小时 6～10g,每小时输入不宜超过 1.5g;补钾制剂,静脉输入一般 10％氯化钾液,加入生理盐水或 5％葡萄糖液中点滴,口服氯化钾片或 10％枸橼酸钾均可;补钾指征及速度:除非患者有肾功能不全、无尿或高血钾等情况暂缓补钾外,一般在开始输液、静脉胰岛素应用和患者有尿(＞30ml/h)后即应静脉补钾,DKA 缓解后继续口服钾盐 3～4g/d,共 7～10 天,治疗中监测血钾水平、尿量、心电图,及时调整用量,防止高血钾发生。

4. 纠正酸中毒:产生 DKA 的主要病理生理基础是胰岛素缺乏和不足,导致酮体产生和脱水,酮体利用和排出减少,进而产生酮症酸中毒,因此补充胰岛素和纠正脱水为治疗 DKA 基本措施,胰岛素抑制酮体生成,促酮体氧化,因而经过以上治疗,酸中毒可自行缓解,目前认为轻度酸中毒不必输入碱性药物,只有重度酸中毒方需补碱;血 pH＜7.1,或实际碳酸氢根＜10mmol/L,才给补碱,常用 5％碳酸氢钠,用量 100～200ml,该患者 pH 7.2,实际碳酸氢根 13mmol/L 未给补碱,第二天上午复查血气分析:pH 7.4,实际碳酸氢根 19mmol/L,第三天复查血气分析在正常范围。

5. 一般措施:观察病情变化,定时监测生命体征、血糖、血压、尿量、尿酮、血酮、血钾、脱水改善情况;心电监护,吸氧,观察患者恶心、呕吐、腹痛有无缓解,必要时可用解痉药,恶心呕吐停止后鼓励多饮水,促进尿酮体排泄,做好基础护理。

6. 去除诱因治疗:感染预防治疗,该患者诱因为上呼吸道感染,自行停用胰岛素,宣教生病期间管理,坚持胰岛素及药物治疗,糖尿病饮食治疗。

情境2 糖尿病慢性并发症护理

入院经积极治疗3天后,恶心呕吐、腹痛缓解,血糖控制在6.5～11mmol/L之间,生命体征平稳,患者进食半流质,口干改善,尿酮体转阴,改用甘精胰岛素睡前18U、门冬胰岛素5U三餐前皮下注射,观察血糖变化,相关糖尿病教育,糖尿病并发症筛查。眼底摄片:视网膜病变2期,尿微量白蛋白18mg/dl,尿常规示无蛋白尿,血肌酐、尿素氮在正常范围,复查尿微量白蛋白17.8mg/dl;神经肌电图:周围神经病变表现,累及上下肢被检的大部分感觉纤维,以轴索受累为主;患者有双下肢麻木刺痛,双足温度觉、压力觉、震动觉减退;考虑该患者糖尿病并发视网膜病变2期、周围神经病变和糖尿病肾病3期,动态血压135～150/90～96mmHg。

问题3 该患者发生了糖尿病哪些慢性并发症?应如何为患者提供护理和健康教育?

该患者发生了糖尿病慢性微血管并发症:糖尿病肾病、视网膜病变、周围神经病变。眼底摄片正常及异常视网膜比较见文末彩图5-1,糖尿病视网膜病变2期见文末彩图5-2。护理措施和健康教育:

1. **饮食护理** 根据患者身高(170cm)、体重(65kg),与营养科共同设计糖尿病肾病饮食计划,患者体重指数22.5kg/m²,为理想体重(170-105=65kg),住院期间为极轻体力活动,因是糖尿病肾病3期,每天每千克体重消耗热量为30kcal(未并发肾病住院期间每天每千克体重消耗热量为25kcal),每天总热量65×30=1950kcal,肾病3期蛋白质摄入限制在每千克体重0.8g/d,以动物蛋白质为主(优质低蛋白),碳水化合物占总热量60%,脂肪占25%～30%,该患者一日主食量约6.5两(最好用麦淀粉),优质蛋白(蛋、鱼、瘦肉)50g(蛋一只、瘦肉一两、鱼1两、牛奶200ml),烹调油25ml,蔬菜500g,水果200g(两餐之间加餐),教会患者食物交换法,使饮食多样化。

2. **监测血糖、血压** 代谢指标控制在正常范围,是防止肾病、视网膜病变进一步加重的措施,告知患者控制目标:血糖控制在空腹3.9～7.2mmol/L,非空腹血糖<10.0mmol/L,糖化血红蛋白<7%,血压控制在<140/80mmHg,低盐饮食,每日盐控制在6g以下,适当增加水果等含钾高食品,定时定量进食。

3. **给予足部保健知识教育,防止糖尿病足发生** 因有周围神经病变,足部感觉减退,易致足部损伤,宣教每日37℃温水泡足10～15分钟,用浅色毛巾擦干,从足趾往踝部按摩,正确修剪趾甲,正确选择鞋袜,不自行处理鸡眼、胼胝,损伤后及时到医院处理。

4. **按医嘱胰岛素注射** 因并发糖尿病肾病,胰岛β细胞功能差,应用胰岛素强化治疗,告知不可自行停药、减量,教会正确的胰岛素注射方法。

5. **自我监测**,定时自我监测血糖、血压,血糖控制差或病情变化每天监测4～7次,直至病情稳定,每2～3个月监测糖化血红蛋白,每半年监测眼底、肾功能,每3～6个月复查神经肌电图。

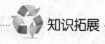 知识拓展

糖尿病医学营养治疗

医学营养治疗是糖尿病的基础治疗。总则:控制总热量,合理均衡分配各营养素。目标:达到并维持理想血糖水平,减少心血管危险因素,包括控制血脂异常、高血压,提供均衡营养膳食,减轻胰岛β细胞的负荷,维持合理的体重;膳食中碳水化合物提供热量应占

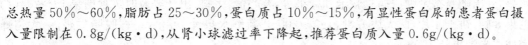

总热量 50%～60%，脂肪占 25～30%，蛋白质占 10%～15%，有显性蛋白尿的患者蛋白摄入量限制在 0.8g/(kg·d)，从肾小球滤过率下降起，推荐蛋白质入量 0.6g/(kg·d)。

饮食宣教技巧：

根据 1234567 原则安排一日三餐：一个鸡蛋，一袋牛奶；二两瘦肉，鱼肉更好；三两豆腐，营养丰富；四两水果，控制少吃；五两主食，粗细搭配；六两蔬菜，适当多吃；七八分饱，效果更好。

手掌法则评估日常摄入食物的重量：比如各种主食，可以选用相当于两个拳头大小的淀粉类食物(约 100 克)；如果是水果，相当于 1 个拳头大小的量；蛋白质：比如牛羊肉、鸡肉、鸭肉、鱼肉等，建议选择 1 块相当于掌心大小的，厚度相当于小指厚度；绿叶蔬菜：选择您食用两个手能够抓住的菜量，脂肪每餐摄入大拇指尖端大小就足够了。

情境 3　低血糖的急救和防治

患者入院第 8 天，接受糖尿病教育，按设计饮食方案执行，血压控制在 120～125/70～75mmHg，每天足部温水泡足，掌握足部保健知识，学习胰岛素注射技术及相关知识技能，中餐前出现心慌、手抖、出汗、乏力、饥饿感，测血糖 3.8mmol/L，即给葡萄糖粉 20g 口服后症状缓解，15 分钟后复测血糖 6.7mmol/L。

问题 4　该患者发生了低血糖，应该如何应急处理？如何防止低血糖的发生？

1. 按低血糖急救处理流程先测血糖，血糖≤3.9mmol/L，为低血糖症，该患者血糖 3.8mmol/L，神志清楚，即给口服 20g 葡萄糖粉，指导卧床休息，15 分钟后复测血糖为 6.7mmol/L，观察病情变化，同时给予低血糖预防知识宣教，报告医生调整胰岛素剂量。

2. 给予患者低血糖急救及预防知识、技能培训，注射餐时胰岛素要按时就餐，不能随意增加胰岛素用量或降糖药物用量，两餐之间增加水果，外出要随身携带糖尿病急救卡和糖果、果汁或饼干，不能空腹运动，运动在餐后 1 小时进行，运动后及时监测血糖并加餐，如白天运动量增加，睡前点心量增加，老年患者为防止夜间低血糖发生，睡前血糖不能低于 6～6.5mmol/L，可适量进食高蛋白、高脂肪、低糖食品，如牛奶、坚果，建议患者经常自我监测血糖。

情境 4　出院护理

经过 12 天治疗，患者无口干、多尿、多饮，乏力改善，无腹痛及恶心、呕吐，血糖、血压、血脂控制良好，双眼视物模糊改善，双下肢麻木刺痛有缓解，医嘱予出院。出院医嘱：甘精胰岛素睡前 18U、门冬胰岛素 7U 三餐前皮下注射，缬沙坦、苯磺酸氨氯地平片、甲钴胺片口服。

问题 5　如何进行出院宣教？

1. 评估患者及家属对糖尿病相关知识技能掌握情况。

2. 正确掌握胰岛素笔注射方法，开封的胰岛素 25°以下可以使用 28 天，未开封的胰岛素保存在 2°～8°冰箱中，坐飞机只能随身携带不可托运。

3. 自我血糖监测，血糖稳定可以每天监测 2 次，如血糖不稳定每天监测 4～7 次，每天监测血压，每半年进行一次眼底、肾功能、神经肌电图检查。

4. 掌握低血糖急救预防知识技能，胰岛素注射后按时进餐，每天定时定餐，两餐之间加水果,外出随身携带糖尿病急救卡和糖果等,有心慌、手抖、出汗等及时进食糖果15~20g(约糖果8颗,饼干4片,两大块方糖,150~200ml新鲜水果汁、可乐,一杯脱脂牛奶,一大勺蜂蜜或玉米汁果汁150ml)。

5. 足部保健知识再次宣教。

6. 宣教运动方法、时间、频率及注意事项　每周中等强度有氧运动3~5次,间隔时间可以为1天,但不能超过2天,每次30~40分钟,强度以微微出汗能大声说话但不能唱歌为宜(脉搏达到170-年龄),不能空腹运动,餐后1小时运动为宜(每周至少有氧运动150分钟以上),在有氧运动的基础上每周进行2~3次无氧运动,运动后注意有无低血糖发生,及时加餐,如快走、慢跑、跳舞、打太极拳、骑自行车等。

7. 饮食相关知识再次宣教。

8. 降压药按时服用,定时监测血压,保持情绪稳定,不可自行停药或减量。

9. 按医嘱定时复诊,给予出院联系卡及科室联系电话,告知出院流程后护送患者至电梯口,出院后定期电话回访,了解患者病情,给予相应宣教及心理支持。

(胡艳飞)

【思考与练习】

1. 简述糖尿病肾病的分期及各期特点。
2. 简述糖尿病口服药的种类及服用方法。
3. 简述糖尿病运动治疗作用及运动注意事项。
4. 简述糖尿病患者饮食计划的制订。

任务二　痛风患者的护理

患者男,44岁,高中学历,个体户。因反复发作关节红肿疼痛5年,再发2天入院。患者5年前开始出现右足第一跖趾红肿疼痛,难以忍受,自服止痛药不能缓解,曾以"痛风"住院治疗。平时应酬饮酒后疼痛反复发作,并逐渐累及左右足踝关节,曾中药治疗,2天前进食海鲜、饮啤酒后再次出现左右踝关节、右足第一跖趾红、肿、热、痛,自行使用"双氯芬酸钠栓"后疼痛稍缓解,否认有糖尿病、高血压、心血管方面疾病。

体格检查:T 37.0℃,P 72次/分,R 18次/分,BP 128/80mmHg,身高170cm,体重78kg,BMI 27kg/m²,痛苦貌,颜面无水肿,浅表淋巴结未及肿大,双肺呼吸音清,未闻及明显干湿啰音,心律齐,未闻及病理性杂音,双肾区无叩痛,右足第一跖趾可见2cm×3cm肿块,局部红肿压痛明显(文末彩图5-3),无波动感,左足背、外踝、右外踝、足背红肿,皮温高,压痛明显,疼痛数字评分法(NRS)评分6分。

辅助检查:血常规:白细胞计数9.2×10⁹/L,中性粒细胞百分比78%。血生化:血尿酸581μmol/L,总胆固醇(TC)6.7mmol/L,低密度脂蛋白5.5mmol/L,三酰甘油3.9mmol/L,肌酐66μmol/L,尿素氮5.78mmol/L,空腹血糖6.5mmol/L,餐后2小时血糖9.6mmol/L,血沉104mm/h。

医疗诊断:1. 痛风

　　　　　2. 高脂血症

　　　　　3. 糖耐量异常

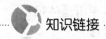 知识链接

痛 风

痛风(gout)是一种单钠尿酸盐(monosodium urate,MSU)沉积所致的晶体相关性关节病,嘌呤代谢紊乱及(或)尿酸排泄减少所致的高尿酸血症直接相关,属于代谢性风湿病范畴。常伴发代谢综合征的其他组,如肥胖、高脂血症、高血压、2 型糖尿病以及心血管疾病。痛风分急性发作期,间歇发作期,慢性痛风石病变期,肾脏病变;肾脏病变:慢性尿酸盐肾病,尿酸性尿路结石,急性尿酸性肾病。

痛风治疗目的:①迅速有效地缓解和消除急性发作症状;②预防急性关节炎复发;③纠正高尿酸血症,促使组织中沉积的尿酸盐晶体溶解,并防止新的晶体形成,从而逆转和治愈痛风;④治疗伴发的其他相关疾病。

最佳治疗方案:包括非药物治疗和药物治疗。强调对患者宣教的重要性,单纯饮食及生活方式干预一定程度上可降尿酸和(或)预防急性痛风关节炎的发作。必要时选择剔除痛风石,对残毁关节进行矫形等手术治疗,以提高生活质量。痛风石、痛风所致的关节畸形(文末彩图 5-4)。

情境 1　入院护理

患者在妻子陪同下坐轮椅来到内分泌代谢病房,责任护士小俞热情接待,自我介绍后边介绍病区环境边将患者带到准备好的病床上,患者躺好后就对小俞说:痛风我有了解,老是反复发作,这次要好好地检查下,有无影响关节和肾脏等情况。

问题 1　患者入院后,你该做哪些护理评估?

1. 病史　询问与本病有关的病因及诱因,如有无关节外伤史、有无进食高嘌呤食物,有无肥胖、糖尿病、高血压、冠心病等;了解起病的时间、病程及病情变化的情况;了解患者及家属对疾病的认知程度及家庭经济状况、医疗保险情况等。本次痛风急性发作与进食海鲜、啤酒有关。

2. 身体评估　生命体征、身高,体重、体重指数,全身关节疼痛情况,特别是右踝关节红、肿、热、痛情况,给予疼痛评分,该患者 T 37.0℃,P 72 次/分,R 18 次/分,BP 128/80mmHg,左足第一跖趾可见 2cm×3cm 肿块,局部红肿压痛明显,无波动感,左足背、外踝、右外踝、足背红肿,皮温高,压痛明显,BMI 27kg/m²。

3. 实验室检查　血尿常规,血尿酸、血脂、肝肾功能,该患者血尿酸 581μmol/L,总胆固醇(TC)6.7mmol/L,低密度脂蛋白 5.5mmol/L,血沉 104mm/h。

安慰患者,安置舒适体位,做好解释,告诉评估结果,目前给予痛风急性发作期治疗,有无关节及肾脏受累需要进一步检查,请安心住院。

入院医嘱:痛风护理常规,一级护理,低嘌呤饮食,给塞来昔布、秋水仙碱、碳酸氢钠片和辛伐他汀口服,静脉生理盐水应用,各项必要检查,了解肝肾功能、各关节功能情况,并发症筛查。

情境 2　疼 痛 护 理

小俞动作轻柔给予患者快速护理体检,发现患者紧皱眉头,并伴有呻吟,评估患者疼痛

NRS 评分为 6 分,对患者配合护理表示感谢,安慰解释后,将患肢摆放至舒适体位。

问题 2　患者目前最主要的护理问题是什么? 应采取哪些护理措施?

[护理问题]

疼痛　与尿酸盐沉积在关节引起炎症反应有关。

[护理措施]

1. 评估疼痛的部位、性质、程度,目前疼痛 NRS 评分 6 分。

2. 卧床休息,抬高患肢,一般休息至关节痛缓解后可恢复活动。

3. 药物治疗　以下 3 类药物均应及早、足量使用,见效后逐渐减停。急性发作期不开始进行降尿酸治疗,已服用降尿酸药物者发作时不需停用,以免引起血尿酸波动,延长发作时间或引起转移性发作。

(1)非甾体抗炎药(NSAIDs):各种 NSAIDs 均可有效缓解急性痛风症状,现已成为一线用药,非选择性 NSAIDs 如吲哚美辛等常见的不良反应是胃肠道症状,也可能加重肾功能不全、影响血小板功能等。选择性环氧化酶(COX)-2 抑制药胃肠道反应少见,但应注意其对心血管系统的不良反应。依托考昔(etoricoxib)已被批准用于急性痛风性关节炎的治疗。

(2)秋水仙碱:是有效治疗急性发作的传统药物,一般首次剂量 1mg,以后每 12 小时予 0.5mg,24 小时总量不超过 6mg。秋水仙碱不良反应较多,主要是严重的胃肠道反应,如恶心、呕吐、腹泻、腹痛等,也可引起骨髓抑制、肝细胞损害、过敏、神经毒性等。不良反应与剂量相关,肾功能不全者应减量使用。低剂量(如 0.5mg,每日 2 次)使用对部分患者有效,不良反应明显减少,但起效较慢,因此在开始用药第 1 天,可合用 NSAIDs。

(3)糖皮质激素:治疗急性痛风有明显的疗效。通常用于不能耐受 NSAIDs、秋水仙碱或肾功能不全者。单关节或少关节的急性发作,可行关节腔抽液和注射长效糖皮质激素,以减少药物的全身反应,但应除外合并感染。对于多关节或严重的急性发作可口服、肌内注射、静脉使用中小剂量的糖皮质激素,如口服泼尼松 20～30mg/d。为避免停药后症状"反跳",停药时可加用小剂量秋水仙碱或 NSAIDs。

该患者选择塞来昔布,联合秋水仙碱开始剂量为每小时 0.5mg,症状缓解并出现恶心、呕吐、腹泻等胃肠道反应后停药,碳酸氢钠片碱化尿液。

(4)鼓励多饮水,每日尿量＞2000ml,多吃碱性食品,碱化尿液,使尿 pH 保持在 6.2～6.9,促进尿酸排泄。

(5)低嘌呤饮食,限制富含嘌呤的食物如动物内脏、骨髓、海鲜等,严格戒酒,蛋白质摄入量限制在每日每千克体重 1g 左右。

(6)指导患者避免劳累、受凉、受湿及关节受损等诱因。

情境 3　痛风间歇期和慢性期的护理

患者经上述治疗 4 天,左足局部红肿疼痛缓解,各项检查提示各关节未受累,肾脏功能正常,泌尿系无结石,以往患者症状缓解出院就自行停药,今天责任护士小俞巡视病房发现患者情绪不稳定,心情并没有因疾病缓解而好转,经询问后发现患者得知痛风会导致肾脏、关节损害,担心以后反复发作。

问题 3　患者目前主要的护理问题是什么? 应采取哪些护理措施?

[护理问题]

知识缺乏:缺乏痛风疾病有关知识。

[护理措施]

1. 向患者及家属耐心讲解疾病发生、发展过程,生活方式与疾病发生的关系,适当调整生活方式和饮食结构是痛风长期治疗的基础,2013年高尿酸血症和痛风治疗的专家共识推荐生活方式改变包括:健康饮食、限制烟酒、坚持运动、控制体重。

2. 介绍有关疾病的知识,如病因、诱因等,采取适当的预防措施,避免诱因,如受寒、劳累、感染、创伤及进食高嘌呤饮食,以免诱发。痛风性肾病在使用利尿药时避免使用影响尿酸排泄的噻嗪类利尿药、呋塞米、利尿酸,降压可用血管紧张素转化酶抑制药,避免使用减少肾脏血流量的β受体阻断药和钙拮抗药。

3. 低嘌呤饮食,限制嘌呤摄入　急性发作期,嘌呤应限制在150mg/d左右,可适量食用河鱼,也可适量食用瘦肉、禽肉,但最好是切成块煮沸,让嘌呤溶于水,然后去汤再吃。每日盐不超过6g为宜,一般控制在2～5g左右。无论急性期或缓解期均应禁忌含嘌呤高的食品,如凤尾鱼、沙丁鱼、动物内脏、浓肉汤等,多饮水,2000～3000ml/d,每日尿量在1500ml以上。

4. 使用降尿酸药物,长期有效地控制血尿酸水平,治疗目标是使血尿酸<60mg/L,以减少或清除体内沉积的MSU晶体,目前临床应用的降尿酸药物主要有抑制尿酸生成药(别嘌醇)和促进尿酸排泄药(丙磺舒、磺吡酮、苯溴马隆),在急性发作平息至少2周后,从小剂量开始,逐渐加量。根据降尿酸的目标水平,在数月内调整至最小有效剂量,并长期甚至终身维持。

5. 适当碱化尿液　当尿pH 6.0以下时,需碱化尿液,尿pH 6.2～6.9有利于尿酸盐结晶溶解和从尿液排出,但尿pH>7.0易形成草酸钙及其他类结石,因此碱化尿液过程中要检测尿pH。

6. 监测血尿酸水平,尿的pH,尿酸排出量,痛风患者血尿酸保持<6mg/dl;对于痛风性关节炎症状长期不缓解或有痛风石的患者,血尿酸应<5mg/dl。

该患者的血尿酸在正常范围。

7. 家族人员应及早普查,因痛风有家族史。

8. 适当减重,增加运动,教会患者自我管理及健康行为,防止代谢综合征发生。

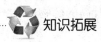 **知识拓展**

痛风间歇期和慢性期的治疗

使用降尿酸药物旨在长期有效地控制血尿酸水平。降尿酸药物有抑制尿酸生成药和促进尿酸排泄药,在急性发作平息至少2周后,从小剂量开始,逐渐加量。根据降尿酸的目标水平在数月内调整至最小有效剂量并长期甚至终身维持。单一药物疗效不好、血尿酸升高明显、痛风石大量形成时可合用2类降尿酸药,在开始使用降尿酸药物同时,服用低剂量秋水仙碱或NSAIDs至少1个月,以预防急性关节炎复发。

抑制尿酸生成药:别嘌醇。促尿酸排泄药:丙磺舒,磺吡酮,苯溴马隆。

新型降尿酸药:

(1)奥昔嘌醇(oxypurinol):作用和疗效与别嘌醇相似。

(2)非布索坦(febuxostat):疗效优于别嘌醇,均适用于对别嘌醇过敏患者;

(3)尿酸酶:①重组黄曲霉菌尿酸氧化酶(rasburicase);②聚乙二醇化重组尿酸氧化酶(PEG-uricase)。

碱性药物:①碳酸氢钠片;②枸橼酸钾钠合剂。尿酸在碱性环境中可转化为溶解度更高的尿酸盐,利于肾脏排泄,减少尿酸沉积对肾脏造成的损害,尿pH保持在6.5左右。

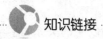 知识链接

低嘌呤饮食

低嘌呤饮食:是指减少嘌呤的合成的饮食。嘌呤是核蛋白的组成物质,是尿酸的来源。

食物中嘌呤的含量(每百克食物):

微量嘌呤食物:奶类、蛋类、水果、蔬菜、精制谷类、可可、咖啡、茶、果汁;中等量嘌呤食物(75mg):龙须菜、菜豆、蘑菇、菠菜、豌豆、麦片、海鱼、鸡羊肉;75~150mg 嘌呤食物:牛肉、牛舌、猪肉、鸭、鹅、鸽、鲤鱼、干豆类、鸡肉、肉汤;150~1000mg 嘌呤食物:牛羊内脏、沙丁鱼、鱼子、肉汤、肉精。

痛风饮食原则:减少食物中嘌呤的摄入,增加碱性食物;奶制品、蔬菜、谷类、蛋类等;肥胖患者应减体重至理想体重;蛋白质来源应以谷类、蔬菜类、奶类、蛋类为主;减少油脂,烹调方法多用烩、煮、熬、蒸、氽等,少用煎、炸方法;多饮水,促使尿酸排出,每日保持 2000~3000ml;补充维生素 B_1 及维生素 C,少吃盐,忌烟酒。

情境 4　出院护理

患者经积极治疗护理 10 天,疼痛缓解,活动自如,生命体征平稳,双足部红肿疼痛缓解,各项化验检查肾功能正常,血压、血脂、血糖正常,准备近日出院,出院医嘱:低嘌呤饮食,别嘌醇、苯溴马隆、碳酸氢钠片口服。

问题 4　你该如何为该患者进行出院护理?

1. 注意休息,避免足部损伤。
2. 避免可引起急性发作的诱因,如劳累、受凉、感染、创伤及进食高嘌呤饮食。
3. 饮食指导,低嘌呤饮食,戒烟酒,适当运动减重,体重减至 70kg 左右。
4. 按医嘱服用降尿酸药物,不可自行停药,避免服用可引起尿酸升高的药物。
5. 多饮水,每日 2000ml 以上,保持每天尿量 1500ml 以上。
6. 定时门诊复查血、尿尿酸,肾功能、泌尿系 B 超等,有情况随诊。
7. 告知出院后随访时间,配合办理出院手续,征求患者意见建议。

(胡艳飞)

【思考与练习】

1. 简述尿酸在体内的排泄过程。
2. 降尿酸的药物有几类,其作用机制和不良反应有哪些?
3. 引起痛风急性发作的常见原因有哪些?
4. 简述痛风性肾病的类型及预防。
5. 尿尿酸测定注意事项及意义有哪些?

任务三　甲状腺功能亢进症患者的护理

患者女,35 岁,家庭主妇。因"心慌、多食、脾气改变 6 月余,突眼个 1 月"入院。6 个月前无明显诱因下出现心慌、多食,伴胸闷,出汗,脾气暴躁,未引起重视。1 个月前患者无意中发现双眼突出,右眼更甚,右眼伴有异物感,无视物模糊,无视眼缺损,双眼无畏光、流泪。

今来院门诊就诊查甲状腺功能示甲亢。病来神志清,精神好,胃纳佳,睡眠欠佳,大小便无殊,体重近半年来有下降(具体不详)。

体格检查:T 36.6℃,P 122 次/分,R 20 次/分,BP 121/79mmHg。身高 157cm,体重 44kg,BMI 17.8kg/m²。神志清,精神好,眼睑水肿,右眼突出Ⅰ度,眼球活动度良,体型偏瘦,巩膜无黄染,双肺呼吸音清,未闻及干湿性啰音。心率 122 次/分,心律齐,未闻及病理性杂音。甲状腺Ⅱ度肿大伴杂音和震颤,腹平软,肝脾肋下未及,无压痛及反跳痛。双下肢胫前无水肿,双足背动脉搏动正常,肌力肌张力正常,病理征未引出。

辅助检查:甲状腺彩超示甲状腺双侧叶肿大,回声增粗不均匀。MRI 眼眶增强示:两侧眼球轻度突出。肝胆彩超未见明显异常。心电图示窦性心动过速,胸片未见明显实质性病变。血化验示:甲状腺功能:总 T_4 163.33pmol/L,游离 T_3 7.66pmol/L,游离 T_4 27.39pmol/L;促甲状腺受体抗体 0.001iu/L,甲状腺球蛋白抗体 353.07iu/ml,甲状腺过氧化物酶抗体 209.17iu/ml。

医疗诊断:1. 甲状腺功能亢进症
　　　　　2. 甲状腺功能亢进性突眼

入院医嘱:内分泌科护理常规,一级护理,忌碘普食,普萘洛尔片、甲巯咪唑(MMI)片口服,血常规、尿常规、大便常规、肝肾功能、电解质、血糖、血脂、血沉、心电图、B超、MRI眼眶增强。

情境 1　入　院　护　理

该患者由家人陪护入院。责任护士小王负责该患者的护理。她热情地迎了上去,向患者做了自我介绍,接着边介绍病区环境边将患者带到准备好的病床上,准备给患者做护理评估。

问题 1　该患者符合甲状腺功能亢进症、甲状腺功能亢进性突眼的临床表现有哪些?

1. **症状**　心慌、多食、脾气改变 6 月余,突眼 1 个月。

2. **体征**　身高 157cm,体重 44kg,BMI 17.8kg/m²。神志清,精神好,甲亢面容(图 5-5),眼睑水肿,右眼突出Ⅰ度,眼球活动度良,体型偏瘦,巩膜无黄染,双肺呼吸音清,未闻及干湿性啰音。心率 122 次/分,心律齐,未闻及病理性杂音。甲状腺触诊示甲状腺Ⅱ度肿大(图 5-6,图 5-7),伴杂音和震颤,腹平软,肝脾肋下未及,无压痛及反跳痛。双下肢无水肿,双足背动脉搏动正常,肌力肌张力正常,病理征未引出。

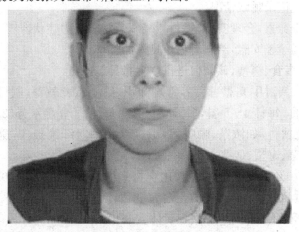

图 5-5　甲亢面容

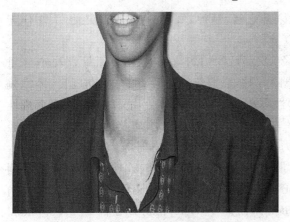
图 5-6　甲状腺肿大(正面观)

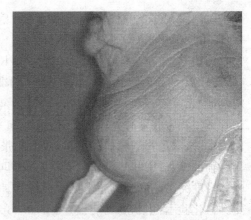
图 5-7　甲状腺肿大(侧面观)

3. 辅助检查　甲状腺彩超示:甲状腺双侧叶肿大,回声增粗不均匀。MRI眼眶增强示:两侧眼球轻度突出。肝胆彩超未见明显异常。心电图示窦性心动过速,胸片未见明显实质性病变。血化验示:甲状腺功能:总 T_4 163.33pmol/L,游离 T_3 7.66pmol/L,游离 T_4 27.39pmol/L;促甲状腺受体抗体 0.001iu/L,甲状腺球蛋白抗体 353.07iu/ml,甲状腺过氧化物酶抗体 209.17iu/ml。

问题 2　患者诉主诉烦躁、易怒,时有心悸,难以入睡,夜间易醒,醒后 30 分钟左右可继续入睡,每日睡眠时间约 5 小时。请问该患者主要存在什么护理问题? 该如何处理?

[护理问题]

睡眠障碍　与甲状腺激素分泌过多有关。

烦躁、易怒是甲状腺毒症引起的精神神经系统症状,可出现精神过敏、焦虑易怒、失眠不安、思想不集中、记忆力减退等。若不及时控制,将对学习、工作及生活带来影响。应协助患者做好睡眠护理,保证每日睡眠时间 7~8 小时。

[护理措施]

1. 遵医嘱予抗甲状腺药物及β受体阻滞药。

2. 告知患者睡眠的重要性,21:00 后尽量避免使用电脑,可以听喜欢的轻音乐,温水泡脚以助睡眠。

3. 使用睡眠日记记录睡眠情况。

4. 避免过度紧张劳累,合理安排学习,减轻疲劳感和乏力症状。

5. 指导患者家属给予安慰,给患者创造良好的环境。

问题 3　该患者多食,消瘦,该如何进行饮食指导?

1. 评估患者及家属对甲亢患者营养管理知识,给予饮食教育,制订食谱,给予高热量、高蛋白、高维生素饮食,每日 4~5 餐,多摄取新鲜蔬菜,给予充足水分(2000~3000ml/d),禁止摄入刺激性食物及饮料,如浓茶、咖啡等,减少食物中粗纤维摄入,避免进食含碘丰富食物,如海带、紫菜、发菜、海蜇、菠菜、大白菜、玉米。

2. 患者 60%~70%的能量应由碳水化合物来供应,每天应给 400~500g 或更多的主食。每天摄入蛋白质 90~100g,以优质蛋白为主,如鱼类、蛋类、乳类等。

3. 体重监测　经常监测体重,评估患者体重变化。

附:参考食谱:主食 450g,每天再加 1 个鸡蛋、250ml 牛奶、200g 肉类和 100g 豆腐。

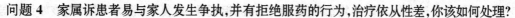

问题 4　家属诉患者易与家人发生争执,并有拒绝服药的行为,治疗依从性差,你该如何处理?

1. 详细了解患者拒服药行为的相关因素,讲解药物治疗的重要性。做好心理安慰,使患者配合治疗。

2. 告知家属甲亢患者易激动,应尽量避免谈论一些易引起激动的话题,避免刺激患者,关心爱护患者,预防和应对患者的不遵医行为。

3. 告知患者及家属,抗甲状腺功能亢进药物不能突然停药,不适当的停药易导致疾病的加重。

4. 加强巡视,每餐服药到口。

情境 2　甲亢性眼病护理

患者住院第 2 天,予甲巯咪唑(MMI)片 10mg,口服,1 天 2 次,普萘洛尔(心得安)10mg,口服,1 天 3 次。诉眼睛异物感明显,有畏光流泪现象,有复视,视力下降。球后全部血管彩色多普勒超声示:右眼轴长 21.5mm,内部透声尚好,眼底未显示视网膜剥离。球后未显示异常团块。右视网膜中央动脉峰值流速 10.3cm/s,RI:0.71。MRI 眼眶增强示:两侧眼球轻度突出,考虑球后脂肪组织堆积所致。

问题 5　使用甲巯咪唑(MMI)药物的注意事项有哪些?

1. 正确用药,不可自行减量或停药。

2. 抗甲状腺药物的不良反应为粒细胞减少、药物过敏或皮疹、肝功能损害等。这些不良反应可在治疗过程任何阶段发生。所以在治疗前,应常规检测血常规、肝功能,区别是甲亢引起还是用药所致的异常。粒细胞减少多发生在用药后 2～3 个月内,所以服用抗甲亢药物的开始 3 个月,每周查血象 1 次,每隔 1～2 个月做甲状腺功能测定。当患者在服药期间出现白细胞减少,当白细胞总数在 3.0×10^9/L 以上时,可减少药物剂量,同时加服升高白细胞药物,如维生素 B_4、利血生、鲨肝醇等。如白细胞总数低于 3.0×10^9/L 或中性粒细胞低于 1.5×10^9/L 时,需停药并服用升高白细胞药物,如白细胞不上升,应用重组人粒细胞刺激因子,使白细胞继续上升后再继续用药或改用另一种抗甲状腺药物。药疹也常见,可用抗组胺药控制,不必停药,但应严密观察,如皮疹加重,则应立即停药,以免发生剥脱性皮炎。如出现肝功能损害,可服保肝药物,如发生中毒性肝炎则应立即停药抢救。

　知识链接

抗甲状腺药物(antithyroid drugs, ATD)

主要药物有甲巯咪唑(MMI)、丙硫氧嘧啶(PTU)。ATD 适用于病情轻,甲状腺轻中度肿大的甲亢患者。年龄在 20 岁以下、妊娠甲亢、年老体弱或合并严重心、肝、肾疾病不能耐受手术者均宜采用药物治疗。一般情况下治疗方法为:MMI 30～45mg/d 或 PTU 300～450mg/d,分 3 次口服。当症状消失,血中甲状腺激素水平接近正常后逐渐减量。由于 T_4 的血浆半衰期 7 天,加之甲状腺内储存的甲状腺激素释放约需要两周时间,所以 ATD 开始发挥作用多在 4 周以后。减量时大约每 2～4 周减药一次,每次 MMI 减量 5～10mg/d(PTU 50～100mg/d),减至最低有效剂量时维持治疗,MMI 约为 5～10mg/d,PTU 约为 50～100mg/d,总疗程一般为 1～1.5 年。近年来提倡 MMI 小量服用法,即 MMI 15～30mg/d。治疗效果与 40mg/d 相同。治疗中应当监测甲状腺激素的水平。

问题 6　患者诉右眼异物感明显,有畏光流泪现象,有复视,视力下降,你该如何指导?

1. 指导患者勿直接用手揉眼睛,可用 0.5% 甲基纤维素或 0.5% 氢化可的松溶液滴眼,以减轻症状。经常用眼药水湿润眼睛,避免过度干燥。

2. 睡眠时头高位,使眼眶内液回流减少,减轻球后水肿。外涂红霉素眼膏。必要时用眼罩覆盖。

3. 限制钠盐摄入,遵医嘱适量使用利尿药,以减轻组织充血、水肿。

4. 采取保护措施,预防眼睛受到刺激和伤害。外出戴深色眼镜,减少光线、异物和灰尘的侵害。

问题 7　医嘱予甲泼尼龙琥珀酸钠针 500mg 隔日一次冲击治疗,治疗时该注意什么?

1. 甲状腺功能亢进性突眼处于急性进展期,可行糖皮质激素冲击治疗,可静脉用甲泼尼松龙琥珀酸钠针或口服大剂量泼尼松。治疗中需严密观察激素使用并发症:继发性高血压、糖尿病,应激性溃疡,电解质紊乱,肝肾损害,骨质疏松、病理性骨折,精神失常,燥热失眠,多食易怒等。

2. 遵医嘱予异甘草酸镁针、多烯磷脂胆碱针护肝,泮托拉唑针、铝镁加液抑酸护胃治疗。

3. 及时复查肝肾功能。

4. 密切观察眼部病情变化,并做好记录。

情境 3　放射性 ^{131}I 治疗的护理

患者入院第 12 天,右眼异物感较前好转,脾气暴躁,容易冲动,无手足麻木,无视物模糊,无咳嗽、咳痰,无胸痛、胸闷,无恶心、呕吐,胃纳好,睡眠好转。予甲巯咪唑片 10mg,口服,1 天 2 次,普萘洛尔(心得安)10mg,口服,1 天 3 次,拟行放射性 ^{131}I 治疗。

问题 8　患者不了解放射性 ^{131}I 治疗,不知道该做何准备,担心治疗效果,你该做哪些宣教?

1. 与主管医师一起做好宣教,向患者详细讲解 ^{131}I 治疗的必要性和方法,告知可能出现的副作用。

2. 服 ^{131}I 前 2~4 周宜避免用碘剂及其他含碘食物或药物。

3. ^{131}I 治疗前必须控制心率,不得超过 160 次/分。

4. 使用抗甲状腺药物患者需要停药,甲巯咪唑停 3~5 天左右,若使用丙硫氧嘧啶需要停 2 周,然后做摄 ^{131}I 率测定,接着可采用 ^{131}I 治疗。

5. 做血、尿等常规检查,以了解主要脏器功能。

6. 做甲状腺 ^{131}I 率或甲状腺扫描,以便计算药物剂量。

7. 服 ^{131}I 前,患者应避免剧烈活动。

问题 9　放射性 ^{131}I 治疗有哪些注意事项?

1. 服用 30 分钟内不能随地吐痰,服药后 2 小时内不能进食物,以保证 ^{131}I 完全吸收,服药后勿揉压甲状腺。要在指定的卫生间大小便,并用水反复冲洗厕所 2~3 次。

2. 服药后应卧床休息 1 周,1 个月内不参加体力劳动,避免精神刺激,以防感染,加强营养。

3. 服药后 2~3 天出现头晕、心慌、口干、颈部胀痛和局部皮肤瘙痒等症状,告诉患者这属于治疗后的正常反应,1 周左右会自行消失。

4. 严密观察患者情绪、心率、体温、血压、呼吸的变化,防止甲亢危象的发生。

5. 准确记录出入量,为减少对健康人不必要的辐射,服药后 14 天内尽可能远离他人,1 个月内不接触幼儿。

6. 服^{131}I后 1 个月内禁服含碘食物和抗甲状腺药物,禁食各类海产品(如海带、海鱼、紫菜等),以免影响治疗效果。个别病情严重患者,可于服^{131}I 2～3 天后,根据医嘱短程使用抗甲状腺药物以减轻症状。

7. 女性患者治疗后半年内不可怀孕,要定期随访。

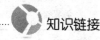 知识链接

放射性 ^{131}I 治疗

放射性 ^{131}I 治疗是利用甲状腺对碘有高度摄取率的特点,将同位素标记的放射性碘注入血液循环,使之被甲状腺大量摄取。放射性碘是一种放射性药物,它通过释放一种 B 射线,对甲状腺功能亢进症患者的甲状腺起到部分消除作用,使肿胀的甲状腺体积缩小,亢进的功能得以恢复正常,从而起到根治甲状腺功能亢进症的目的。但^{131}I 的治疗有并发症:甲状腺功能减退、放射性甲状腺炎、诱发甲状腺危象、加重浸润性突眼等,所以应以"个体化、最佳化"为原则,准确计算给药剂量,严格掌握适应证和禁忌证。

情境 4　出院护理

患者住院第 16 天,行放射性 ^{131}I 治疗,治疗结束后出院。患者情绪稳定,精神好,对治疗后的注意事项不是很了解。

问题 10　如何做好出院指导?

1. 告知患者避免含碘饮食,给予无碘盐处方,购买无碘盐的商店地址,避免含碘食物,如海带、紫菜、虾蟹等。不服用含碘的营养补充剂、保健品。

2. 劳逸结合,合理安排学习作息时间,避免劳累,保证充足的睡眠。

3. 规律用药,不随意增减药物。

4. 告知下次复诊的时间,定期复诊,并复查血常规、肝功能、甲状腺功能。

(胡　莘)

【思考与练习】

1. 简述甲亢的病因和发病机制。

2. 简述甲亢危象的临床表现及抢救配合措施。

任务四　骨质疏松症患者的护理

患者女,81 岁,离休干部,小学学历。因"全身疼痛 10 年,腰背部及双下肢疼痛加重 1 周"入院。患者 10 余年来反复出现全身疼痛,以腰背部及双下肢为主,伴有夜间小腿抽搐,自服钙片、骨化三醇(罗钙全)等药物,症状时好时坏。1 周前全身疼痛明显加重,以腰背部及双下肢疼痛为主,伴双下肢乏力、抽筋,久坐及行走后症状加重,平卧休息后症状减轻。

体格检查:T 36.5℃,P 80 次/分,R 20 次/分,BP 142/90mmHg。神志清,精神疲倦,痛苦面容,双肺呼吸音正常,腹平软,双上肢肌力正常,双下肢肌力 5 级,腰骶部压痛(＋)。自诉身高较前变矮 4cm。采用疼痛评估尺对患者进行疼痛评估,评分为 6 分。

辅助检查:双能 X 线骨密度示:T 值-3.5。MRI:胸腰椎退行性变,胸椎 7～8 陈旧压缩性骨折。肝功能和肾功能正常,血钙 2.03mmol/L。

医疗诊断:骨质疏松症(表 5-1)

入院医嘱:内分泌科护理常规,一级护理,低盐高钙饮食,留陪,骨肽针静脉滴注,阿仑膦酸钠(福善美)、碳酸钙 D₃(钙尔奇 D)及骨化三醇(罗钙全)口服。血常规、尿常规、大便常规、肝肾功能、电解质、血糖、血脂、骨代谢指标、肝胆胰 B 超。

表 5-1　WHO 的骨质疏松症标准

骨质	骨密度
正常骨质	骨密度标准差大于－1
骨量低下	骨密度标准差介于－1 及－2.5 之间(即约低于 13%～24%)
骨质疏松症	骨密度标准差小于－2.5(即约低于 25%)
严重的骨质疏松症	骨密度标准差小于－2.5,并且已有因骨质疏松所引起的骨折

情境 1　入院评估

该患者入院第 1 天,由家属陪护入院。责任护士小王负责该患者,需要给患者做一个系统评估。

问题 1　应如何做好护理评估?

1. 生理评估　T 36.5℃,P 80 次/分,R 20 次/分,BP 142/90mmHg。神志清,精神疲倦,痛苦面容,双肺呼吸音正常,腹平软,双上肢肌力正常,双下肢肌力 5 级,腰骶部压痛(＋)。采用疼痛评估尺对患者进行疼痛评估,评分为 6 分。双能 X 线骨密度示:T 值-3.5,MRI:胸腰椎退行性变,胸椎 7～8 陈旧压缩性骨折。

2. 心理评估　患者能积极配合治疗。有 3 个儿子,其中大儿子和三儿子稍焦虑,担心疼痛影响患者自理而影响生活质量。

3. 社会评估　患者为离休干部,原籍山东,已婚,育 3 子,丈夫已逝;生活条件良好。患者本人曾接受过骨质疏松相关知识的指导,但掌握的内容不多,其大儿子略懂一些,其他两个儿子未接受过任何医学知识。与儿子关系良好,相处融洽。

 知识链接

骨质疏松症

骨质疏松症(osteoporosis,OP)是一种以低骨量和骨组织微细结构破坏为特征,导致骨骼脆性增加,易发生骨折的代谢性疾病(图 5-8,图 5-9)。本病各年龄期均可发病,但常见于老年人,尤其是绝经后的女性,其发病率占所有代谢性骨病的首位。OP 可分为 2 类:①原发性 OP:又分为两种亚型,即Ⅰ型(绝经后骨质疏松症)和Ⅱ型(老年性骨质疏松症)。Ⅰ型 OP 是由于雌激素缺乏所致,女性的发病率是男性的 6 倍以上,此型主要由破骨细胞介导,多数患者的骨转换率增高,亦称高转换型 OP。Ⅱ型 OP 多见于 60 岁以上的老年人,女性的发病率是男性的 2 倍以上,主要累及的部位是脊柱和髋骨。②继发性 OP:继发于其他疾病,如性腺功能减退症、甲亢、1 型糖尿病、库欣综合征、尿毒症、血液病、胃肠道疾病等。长期大剂量使用糖皮质激素也是重要原因之一。

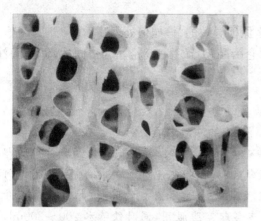

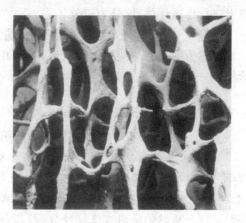

图 5-8　正常骨　　　　　　　　　　　　　　　　图 5-9　骨质疏松症

问题2　目前患者首优的护理问题是什么？应采取哪些护理措施？

［护理问题］

疼痛　与骨量减少有关。

［护理措施］

1. 镇痛，予骨肽注射液静脉滴注，观察药物疗效。

2. 补钙和增加钙的吸收，予碳酸钙 D_3（钙尔奇 D）及骨化三醇（罗钙全）口服。

3. 给予适量的非甾体类镇痛药，如阿司匹林或吲哚美辛等。

4. 营养骨细胞，增加骨量，予阿仑膦酸钠（福善美）口服。

5. 注意防跌倒，评估患者肢体活动及受限情况，评估抽筋发生的频率及程度。指导患者安全注意事项，疼痛期间下床活动需有人在旁陪伴。

问题3　该患者存在哪些安全隐患？护士要做哪些相关的安全评估？该采取哪些护理措施？

骨质疏松症是老年人的常见病，骨质疏松伴腰背部疼痛的患者可出现行走不稳、跛行，容易发生跌倒甚至骨折，有受伤的危险。因此，护士要做好该患者入院的安全评估，并做好标识，预防跌倒。该患者双下肢肌力5级，腰骶部压痛（＋），随着病情的进一步发展，可能会导致下肢感觉异常明显，行走困难加重，容易跌倒。跌倒危险因子评分4分。

护理措施

1. 对患者安全进行认真评估，根据评估结果进行针对性的健康教育。

2. 预防跌倒　保证住院环境安全，如病房和浴室地面干燥，灯光明暗适宜，床椅不可经常变换位置，过道避免有障碍物等。加强日常生活护理，将日常所需物品如茶杯、开水、呼叫器等尽量放置床边，方便患者使用。加强巡视。告知患者上下床时的注意事项，如动作宜缓慢。患者腰背部疼痛明显，活动时需有人在旁协助。

3. 协助患者做好基础护理。

情境2　日常护理

患者神志清，精神较前好转，前臂骨、腰椎、股骨近端骨密度检查结果：符合骨质疏松改变，骨量减少；下肢血管彩超提示双侧股腘动脉、静脉，双侧足背动脉未见明显异常；血钙 2.05mmol/L；血骨钙素及降钙素正常，患者诉进食后上腹部不适。采用疼痛数字评估法对患者进行疼痛评估,评分为 4 分。

问题 4 患者诉进食后上腹部不适,是什么原因导致的,该如何处理?

考虑为阿仑膦酸钠副作用所致,予停用阿仑膦酸钠,改用唑来膦酸(密固达)静脉滴注治疗。

 知识链接

服用阿仑膦酸钠(福善美)的注意事项

福善美主要成分为阿仑膦酸钠,阿仑膦酸钠对骨吸收部位特别是破骨细胞作用的部位有亲嗜性,阿仑膦酸钠不影响破骨细胞的聚集和黏附,但它能抑制破骨细胞的活性。阿仑膦酸钠适用于治疗绝经后妇女骨质疏松症,以预防髋部和脊柱的骨折(椎骨压缩性骨折)。阿仑膦酸钠服用方法较特殊,应指导患者晨起空腹服用,同时饮清水 $200\sim300ml$,服药后至少半小时内不能进食或喝饮料,也不能平卧,应采取立位或坐位,以减少对食管的刺激。同时应嘱患者不要咀嚼或吮吸药片,以防发生口咽部溃疡。如果出现咽下困难、吞咽痛或胸骨后疼痛,警惕可能发生食管炎、食管溃疡和食管糜烂情况,应立即停止用药。阿仑膦酸钠的禁忌证:①导致食管排空延迟的食管异常;②不能站立或坐直至少 30 分钟者;③对本产品任何成分过敏者;④低钙血症。阿仑膦酸钠的不良反应:①全身反应:过敏反应,包括荨麻疹和罕见的血管性水肿;②胃肠道反应:恶心、呕吐、食管炎、食管糜烂、食管溃疡;③肌肉骨骼:骨、关节和(或)肌肉疼痛;④皮肤:皮疹(偶伴对光过敏),瘙痒。

问题 5 患者缺乏饮食相关知识,不知道如何在日常饮食中增加钙的摄入,该如何宣教?

钙有广泛的食物来源,通过膳食来源达到最佳钙摄入是最优先的方法。

1. 在饮食上要注意合理配餐,烹调时间不宜过长。主食以米、面杂粮为主,做到品种多样,粗细合理搭配。

2. 宜供应充足的钙质。要常吃含钙量丰富的食物,如排骨、脆骨、虾皮、海带、发菜、木耳、橘柑、核桃仁等。

3. 宜供给足够的蛋白质,可选用牛奶、鸡蛋、鱼、鸡、瘦肉、豆类及豆制品等。

4. 宜供给充足的维生素 D 及维生素 C,因其在骨骼代谢上起着重要的调节作用。应多吃新鲜蔬菜,如苋菜、雪里蕻、香菜、小白菜,还要多吃水果。

5. 忌辛辣、过咸、过甜等刺激性食品。

情境 3 康复指导

患者住院 15 天,精神好,生命体征正常,腰骶部压痛(±),采用疼痛评估尺对患者进行疼痛评估,评分为 2 分,抽筋明显减少。遵嘱予以出院。

问题 6 你该如何做好出院指导?

1. 和患者沟通,了解患者的真实想法,有针对性地进行指导,增加治疗信心,按要求进行锻炼以促进康复。

2. 予腰围带适当固定腰部,减少弯腰活动,改变姿势时动作宜缓慢,避免因频繁如厕发生意外,如厕或活动时应有人陪伴。

3. 保证环境安全,浴室地面干燥,室内减少杂物堆放,保持过道通畅无障碍。

4. 鼓励患者进行适当活动,让其树立锻炼对身体康复大有益处的观点,消除由于疼痛及害怕骨折而不敢活动的想法,指导患者及家属注意活动安全,在行走或锻炼时注意循序渐进,改变姿势时动作宜缓慢,不站在凳子上拿东西,防止跌倒甚至骨折的发生。

5. 合理饮食　摄入充足的富钙食物,多补充优质蛋白。小分子胶原蛋白是组成骨基质的原料,可增加钙的吸收和储存,如奶中的乳白蛋白、骨头里的骨白蛋白、核桃中的核白蛋白、蛋类的白蛋白,都含有弹性蛋白和胶原蛋白。还要多食用含维生素 D、维生素 C 多的食物。避免咖啡因的摄入及高盐食物,每日盐摄入量要低于 5g。

6. 用药指导　按时服用各种药物,学会自我监测药物不良反应。

7. 告知出院后随访时间　每月来院复查,骨代谢、胸腰椎检查半年或一年检查一次。

（胡　莘）

【思考与练习】

1. 导致 OP 的主要危险因素有哪些?

2. OP 的特殊治疗包括哪几种方法? OP 治疗有效性的观察指标包括哪些?

3. 介入治疗(椎体成形术)的患者应如何护理?

项目六

神经系统疾病患者的护理

任务一 脑出血患者的护理

患者女,39 岁,初中毕业。因"突发右侧肢体活动障碍伴言语障碍 2 天"入院。患者 2 天前无明显诱因下突发右侧肢体活动障碍,摔倒在地,伴言语不能,不能理解家人言语,轻度嗜睡,无恶心呕吐,无肢体抽搐,被送至我院急诊,查头颅 CT 示"左侧基底核出血",给予"醒脑静、奥拉西坦及呋塞米"等对症治疗后收入病房。患者有高血压病史 2 年,未服药。

体格检查:T 36.9℃,P 71 次/分,R 20 次/分,BP 210/110mmHg,轻度嗜睡,精神软弱,口齿不清,混合性失语,双侧瞳孔等大等圆,直径 3mm,对光反射灵敏,右侧鼻唇沟变浅,伸舌右偏,颈软,右上肢肌力 2 级,右下肢肌力 4 级,肌张力稍低,左侧肢体肌力 5 级,肌张力正常,四肢腱反射(++),双侧巴宾斯基征(-),两侧肢体痛触觉无减退,克氏征阴性。两肺呼吸音清,心律齐,腹软,肝脾肋下未及,留置导尿管畅,尿色清。NIHSS 评分 9 分。

辅助检查:头颅 CT 示左侧基底核脑出血(图 6-1)。心电图示:窦性心律;QT 间期延长。血常规:白细胞计数 13.2×10^9/L,中性粒细胞计数 11.9×10^9/L;血生化:K^+ 3.47mmol/L,血糖 7.26mmol/L。

医疗诊断:1. 脑出血

2. 高血压

入院医嘱:神经内科护理常规,一级护理,心电监护,低盐饮食,鼻导管吸氧,甘露醇,甘油果糖,泮托拉唑,纳洛酮,醒脑静,硝苯地平控释片,神经节苷脂及维持水、电解质平衡等对症支持治疗。

情境 1 入 院 评 估

患者由急诊科护士用平车送入病房,责任护士小王把患者带入病房,安置在病床上。家属表现很担忧,问小王,她为什么会发生脑出血?

问题 1 该患者为什么会发生脑出血? 该患者符合脑出血的表现有哪些?

脑出血的最常见病因是高血压合并动脉硬化,其他病因有脑动静脉畸形、动脉瘤、血液病、脑淀粉样血管病、脑动脉炎、烟雾病等。该患者发生脑出血的原因是高血压合并动脉硬化所致,有高血压病史但未控制血压。

该患者符合脑出血的表现有:

1. 病史 有高血压病史,未服药。

118

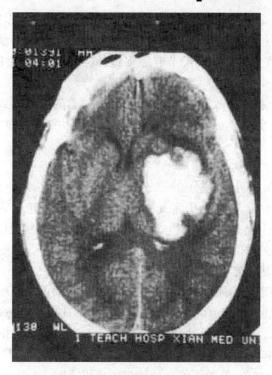

图 6-1 左侧基底核脑出血

2. 症状 突发右侧肢体活动障碍,言语障碍,意识障碍等。

3. 体征 患者轻度嗜睡,口齿不清,右侧鼻唇沟变浅,伸舌右偏,右上肢肌力 2 级,右下肢肌力 4 级,肌张力稍低,BP 210/110mmHg

4. 辅助检查 头颅 CT 示:左侧基底核脑出血。血常规:白细胞计数 13.2×10^9/L,中性粒细胞计数 11.9×10^9/L。

问题 2 针对该患者入院情况,应采取哪些措施?

脑出血的治疗原则:脱水降颅压;减轻脑水肿;调控血压;防止再出血;促进神经功能恢复及防治并发症;训练膀胱功能,尽早拔除导尿管。

护理措施:

1. 一般护理 卧床休息 2~4 周,床头可抬高 10°~30°,避免不必要的搬动。保持情绪稳定,避免情绪激动,保持大便通畅,避免用力排便。

2. 保持呼吸道通畅 加强翻身拍背,如有呕吐时,将头偏向一侧,尽量让呕吐物吐出,避免误吸。遵医嘱予吸氧,避免脑组织缺氧,加重脑水肿。

3. 用药护理 遵医嘱予甘露醇、甘油果糖脱水降颅压治疗,注意观察意识状态、瞳孔、生命体征、头痛、尿量的变化,用药期间注意监测肾功能及电解质平衡。

4. 调控血压 降颅压治疗后,患者血压仍在 210/110mmHg,予降血压治疗。血压调控需个体化,降血压过程中应密切观察血压变化,使血压水平略高于发病前,控制在 180/105mmHg 即可。

5. 并发症的预防 对压疮、肺部感染、应激性溃疡和电解质紊乱等并发症进行防治。加强翻身拍背,保持皮肤清洁完整,协助在床上活动,避免压疮发生。避免坠积性肺炎的发生,进食时取健侧卧位,抬高床头 30°,缓慢进食,避免误吸。遵医嘱予泮托拉唑针 40mg,静脉滴注,每日一次,嘱患者进食清淡易消化的食物,如馄饨、面条等,以减少对胃的刺激,防止应激性溃疡的发生。根据医嘱每周检测血电解质,及时调整,以维持水、电解质的平衡。

6. 促进神经功能恢复 应用神经节苷脂促进神经恢复,用软毛刷刺激偏瘫侧皮肤,将肢体置于良肢位。

7. 训练膀胱功能 按需开放导尿管,让患者在有尿意的时候开放导尿管。早期患者尿意感不明显,予每 2～4 小时开放导尿管,以促进膀胱舒缩功能的恢复。

情境 2 颅内高压护理

患者入院第 2 天,头痛明显,评分 3～4 分(数字疼痛评分法),伴恶心呕吐一次,吐出胃内容物。体格检查:嗜睡状,双侧瞳孔等大等圆,直径 3mm,对光反应存在,心率 68 次/分,双肺呼吸音清,SpO_2 96%,血压 240/120mmHg,体温正常。医嘱:甘露醇改 250ml,静脉滴注,每 6 小时一次。乌拉地尔 50mg＋生理盐水 50ml,微泵注射 5ml/h。

问题 3 使用乌拉地尔降压时,应如何做好用药护理?

乌拉地尔为苯唑嗪取代的尿嘧啶,具有对外周和中枢双重降压作用,外周以阻断 $α_1$ 受体,使血管扩张显著降低外周阻力,中枢作用通过激动 5-HT1A 受体,降低延髓心血管中枢的交感反馈调节而降压。在降压同时,不引起反射性心动过速。乌拉地尔对高血压降压作用显著,对正常血压没有降压作用。使用乌拉地尔需注意:

1. 注意监测血压的变化,及时调整乌拉地尔的使用速度。
2. 乌拉地尔使用时,血压骤降可能引起心动过缓,甚至心脏停搏。给患者心电监护,注意观察心率、心律。
3. 乌拉地尔不能与碱性药物合用,会引起絮状物或混浊。

问题 4 该患者目前存在哪些主要护理问题?

1. 意识障碍 与脑出血、脑水肿有关。
2. 潜在并发症:脑疝。
3. 营养失调:低于机体需要量 与嗜睡进食少、脱水剂使用有关。
4. 生活自理能力缺陷 与嗜睡、肢体偏瘫有关。
5. 排尿异常 与脑出血后神经反射受损有关。

情境 3 脑疝的急救护理

患者住院第 4 天早晨,烦躁不安,诉头痛难忍,评分 5 分,恶心、呕吐 2 次,吐出胃内容物。护士床边评估:患者呈昏睡,双瞳孔不等大,右侧 2.5mm,左侧 3.5mm,对光反应右侧较迟钝;心电监护示心率 50 次/分,律齐,呼吸 18 次/分,血压 230/110mmHg。护士发现病情变化,立即报告医生,医嘱予:20%甘露醇 250ml,立即快速静脉滴注;呋塞米(速尿)20mg,立即静脉推注。

问题 5 患者发生了什么严重并发症? 该如何进行急救?

患者发生了脑疝。脑疝分小脑幕切迹疝和枕骨大孔疝,基底核出血易并发小脑幕切迹疝。小脑幕切迹疝表现为意识障碍程度加深,双瞳孔不等大,头痛加剧,伴恶心呕吐,肢体肌力下降,早期血压升高,心率减慢,呼吸深慢,病情进一步发展,出现血压下降,心率增快,呼吸不规则,最终心跳呼吸停止。

脑疝急救措施:

1. 予抬高床头 30°，头偏向一侧，减轻脑水肿情况，防止误吸发生；立即报告医生。

2. 保持呼吸道通畅，高流量吸氧，必要时用简易呼吸皮囊人工呼吸或者气管插管予呼吸机辅助通气。

3. 建立静脉通路，遵医嘱予 20％甘露醇 250ml 立即快速静脉滴注、呋塞米 20mg 立即静脉推注，注意观察意识、瞳孔、头痛、恶心、呕吐、生命体征及尿量的变化。

4. 予心电监护，严密观察意识、瞳孔、肌力、尿量、SpO_2、生命体征等变化。

5. 如果心跳呼吸骤停，立即进行心肺复苏。

6. 及时请脑外科会诊，如有手术指征，做好术前准备，送往手术室手术。

情境 4　出 院 护 理

住院第 15 天，患者神志清楚，无头痛，能简单对答，右侧肢体偏瘫，右上肢肌力 3 级，右下肢 4 级，导尿管留置，尿色清，引流通畅，体温正常，BP 138/86mmHg。医嘱予出院，出院带药：硝苯地平控释片。

问题 6　如何做好留置导尿管日常护理及拔管前准备？

1. 鼓励多饮水，每日在 2000～3000ml，以稀释尿液达到冲洗尿道的目的。

2. 每日早、晚用碘附消毒尿道口各一次，并定时清洗会阴部，保持尿道口清洁，防治尿路感染。

3. 保持导尿管引流通畅，定时夹闭导尿管，每 2～4 小时开放一次，或者按需开放，以训练膀胱舒缩功能。

4. 密切观察尿量、尿色的性状变化，每周做尿常规检查。

5. 心理护理　鼓励安慰患者，树立战胜疾病的信心。

6. 拔管前先让膀胱留足尿液，在膀胱充盈的情况下拔管，更易排出尿液。

问题 7　如何给患者进行出院指导？

1. 保持情绪稳定　避免情绪激动及不安等不良情绪。

2. 注意血压变化　经常测量血压，遵医嘱坚持服用降压药。

3. 注意休息　保证充足睡眠，避免剧烈活动及疲劳。

4. 进营养丰富、低盐低脂、易消化的清淡食物，进食宜缓慢，避免呛咳及误吸。

5. 常规每日擦身 2 次，保持皮肤清洁完整。

6. 坚持功能锻炼　右侧肢体坚持主动、被动功能训练，并进行耐心地语言功能训练，让患者听音乐，鼓励家属与患者多交流。

7. 保持大便通畅　多进含膳食纤维丰富的蔬菜，鼓励多饮水，顺时针按摩腹部以促进排便。

8. 出院二周后复诊，如有突发肢体活动障碍、言语困难、头痛、恶心、呕吐等症状，及时回院就诊。

（郭佩宣）

【思考与练习】

1. 脑出血的发病机制是什么？

2. 偏瘫肢体的良肢位如何摆放？

任务二　脑梗死患者的护理

患者男,58 岁,小学学历,嗜烟酒。因"突发右侧肢体活动障碍、言语不能 2.5 小时"入院。患者于中午 12:00 左右坐起时突发跌倒,右侧肢体不能活动,呼之反应迟钝,无对答,理解障碍,无恶心呕吐,无肢体抽搐,12:40 送入我院急诊,血压 142/92mmHg,心率 84 次/分,律齐。头颅 CT 检查未见明显异常,PT、APTT、血常规、肝肾功能均正常,血钾 3.42mmol/L,血糖 7.11mmol/L,肌钙蛋白 I 0.09ng/ml,神经内科会诊,NIHSS 评分 10 分。既往有高血压,房颤病史,服用降压药具体药名不详,血压控制欠佳,房颤未治疗。患者有静脉溶栓指征,无明显禁忌证,告知溶栓相关风险后家属选择静脉溶栓治疗,于 14:32 分开始给予阿替普酶 67.5mg 静脉溶栓治疗。

体格检查:T 35.6℃,P 89 次/分,R 23 次/分,BP 180/100mmHg。神志清楚,口齿欠清,混合性失语,颈软,双侧瞳孔等大等圆,直径 2.5mm,光反射灵敏,右侧鼻唇沟变浅,伸舌略右偏,右侧肢体活动欠灵活,肌力 4+ 级,肌张力正常,左侧肢体肌力 5 级,四肢腱反射(++),双侧巴氏征(-),感觉、共济检查无法配合,两肺呼吸音清,心率 102 次/分,心律绝对不齐,腹软,肝脾肋下未及,体重 75kg。

辅助检查:头颅 CT 示未见明显异常。心电图示:心房颤动,右束支传导阻滞(图 6-2)。

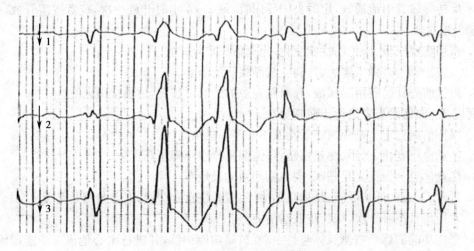

图 6-2　心房颤动　右束支传导阻滞

急诊血生化:K+ 3.65mmol/L,葡萄糖 7.11mmol/L,肌钙蛋白 I 0.09ng/ml。血常规:未见明显异常。凝血功能:TT 21.3 秒,余未见异常。

医疗诊断:1. 脑梗死
　　　　　2. 高血压
　　　　　3. 心房颤动

入院医嘱:神经内科护理常规,一级护理,心电监护,中流量吸氧,低盐饮食,阿替普酶(rt-PA)溶栓,奥拉西坦,奥美拉唑钠,阿托伐他汀,硝苯地平控释片,甘油果糖治疗,血常规、凝血全套、血生化、头颅 MRI 等检查。

情境 1　溶栓护理

患者入院时,护士将患者安置在监护室,遂做溶栓前评估。

问题 1　该患者溶栓前,病房护士如何快速进行护理评估?

1. 快速评估症状、体征、健康史和发病情况

(1)突发肢体偏瘫,失语,头痛,头昏;

(2)测量生命体征;

(3)发病时间,既往病史,用药等。该患者突发右侧肢体活动障碍、言语不能 2.5 小时,T 35.6℃,P 89 次/分,R 23 次/分,BP 142/91mmHg。发病时间约 2.5 小时前,既往有高血压、心房颤动病史,服用降压药(具体药名不详),血压控制欠佳,房颤未治疗。

2. 确认头颅 CT 结果及凝血全套、血糖、血常规、血生化的结果。

3. 配合医生做心电图。

4. 患者年龄、发病时间、体重。

问题 2　溶栓治疗的禁忌证有哪些?

1. 有出血倾向或出血素质者。

2. 近 3 个月内有脑卒中、脑外伤和心肌梗死病史,3 周内有胃肠道或泌尿系统出血史,2 周内有接受较大的外科手术史,1 周内有在无法压迫的部位进行动脉穿刺的病史。

3. 血压大于 180/110mmHg。

4. 头颅 CT 有大片低密度影。

5. 体温 39℃以上伴有意识障碍者。

6. 伴有严重的心、肝、肾功能障碍。

问题 3　溶栓药阿替普酶如何使用? 溶栓过程中病情观察有何要求?

1. 阿替普酶用量为每千克体重 0.9mg,最大量不超过 90mg。患者体重 75kg,故用量为 67.5mg,第一分钟内静脉推注总剂量的 10%(6.75mg),无特殊反应,余 90%(60.75mg)用微泵在 60 分钟内用完。

2. 溶栓过程中,注意病情观察,如意识状态、瞳孔、生命体征、肢体肌力、全身出血倾向等。

3. 观察病情频率　溶栓最初 2 小时内,每 15 分钟观察一次;溶栓最初 2~8 小时内,每 30 分钟观察一次;溶栓最初 8~24 小时内,每 60 分钟观察一次。溶栓 24 小时后,复查头颅 CT,评估是否伴有颅内出血,如未伴发脑出血,可减少病情评估频次,因溶栓相关性出血在最初 24 小时内多见。

问题 4　该患者目前主要的护理问题是什么?

该患者目前主要的护理问题:

1. 潜在并发症:脑出血　与阿替普酶溶栓有关。

2. 躯体移动障碍　与脑梗死所致偏瘫有关。

3. 语言沟通障碍　与语言中枢受损害有关。

4. 焦虑、恐惧　与担心预后及费用有关。

5. 知识缺乏　与患者受教育程度及初次发病有关。

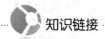

知识链接

缺血性脑卒中的分类

目前临床常用的分型方法按发病机制,将脑梗死分为动脉粥样硬化性血栓性脑梗死、脑栓塞、腔隙性脑梗死及分水岭梗死。

1. 动脉粥样硬化性血栓性脑梗死　是脑梗死中常见的类型。在脑动脉硬化等原因引起血管壁病变的基础上,管腔狭窄、闭塞或有血栓形成,造成局部脑组织因血液供应中断而发生缺血、缺氧性坏死,引起相应的神经系统症状和体征。

2. 脑栓塞　是指血液中的各种栓子(如心脏内的附壁血栓、动脉粥样硬化的斑块、脂肪、肿瘤细胞、纤维软骨或空气等)随血流进入脑动脉而阻塞血管,当侧支循环不能代偿时,引起该动脉供血区脑组织缺血性坏死,出现局灶性神经功能缺损。占脑卒中的15%～20%。

3. 腔隙性脑梗死　指大脑半球或脑干深部的小穿通动脉,在长期高血压的基础上,血管壁发生病变,导致管腔闭塞,形成小的梗死灶。

4. 分水岭梗死　又称边缘带梗死,指脑内相邻动脉供血区之间的边缘带发生的脑梗死。约占全部脑梗死的10%。

情境2　用药护理

患者住院第2天,神志清楚,无头痛,混合性失语,右侧肢体肌力4级,左侧肢体肌力5级,溶栓24小时后复查头颅CT示:左侧基底核低密度影,未见出血灶。医嘱:予阿司匹林200mg,每日一次;华法林6mg,每日一次。

问题5　脑梗死的常用药物有哪几类?

1. 溶栓药物　目的是挽救缺血半暗带,通过溶解血栓,使闭塞的脑动脉再通,恢复梗死区的血供,防止缺血脑组织发生不可逆的损伤。常用药物:组织型纤溶酶原激活剂(rt-PA)。

2. 抗凝药物　主要目的是阻止血栓的进展,防止脑卒中再发,并可预防脑梗死患者发生深静脉血栓形成和肺栓塞。常用药物:肝素、低分子肝素、华法林。

3. 降纤药物　以降解血中的纤维蛋白原,增加纤溶系统的活性,抑制血栓的形成。常用药物:巴曲酶、降纤酶及安克洛酶。

4. 抗血小板聚集药物　可降低脑卒中发生的频率,改善患者的预后。常用药物:阿司匹林。

5. 脑保护药　保护脑细胞,改善预后。常用药物:胞磷胆碱等。

知识拓展

时　间　窗

治疗时间窗:由于缺血半暗带内的脑组织损伤具有可逆性,故在治疗和恢复神经系统功能上半暗带有重要作用,但这些措施必须在一个限定的时间内进行,这个时间段称为治疗时间窗。

再灌注时间窗:指脑缺血后,若血液供应在6小时内恢复,脑功能可恢复正常。

神经保护时间窗:在时间窗内应用神经保护药物,可防止或减轻脑损伤,改善预后。

问题 6　使用华法林,护士该告诉患者哪些注意事项?

1. 严格遵医嘱用华法林,不可私自停药或更改剂量。

2. 每周监测凝血功能,该患者伴有房颤,INR 目标值在 2.0~3.0。

3. 自我监测有无皮肤黏膜的出血,并关注排便次数、大便颜色等,注意全身有无出血情况。如有出血征象,应及时就诊。

4. 保持饮食的稳定,因华法林的作用易受食物的影响,故尽量避免频繁更换饮食种类。含维生素 K 较多的食物,可影响华法林的疗效,如包心菜、油菜籽油、莴苣叶、菠菜、洋葱、黄豆等。

5. 对华法林有影响的药物,如阿司匹林、保泰松、水合氯醛、奎尼丁、磺胺类等,可增强其抗凝作用,从而增加出血风险。

情境 3　出院指导

患者住院第 10 天,神志清楚,混合性失语,右侧肢体肌力 4 级,大小便通畅,生命体征平稳。医嘱:停甘油果糖治疗,予出院。出院带药:阿托伐他汀,硝苯地平控释片,阿司匹林,华法林。

问题 7　为防止脑梗死再发,可干预的因素有哪些? 如何干预?

脑梗死二级预防中,可干预的因素有:吸烟、酗酒、肥胖、高血压、糖尿病、血脂异常、心脏病、高半胱氨酸血症等。

干预措施:

1. 保持良好的生活习惯,劝其戒烟酒。

2. 控制体重,控制热量的摄入,多食新鲜蔬菜水果,坚持低脂低盐饮食,避免油腻及动物内脏的摄入。

3. 规律服用降压药,定时检测血压,维持血压平稳在 140/90mmHg。

4. 每半年检测血糖、血脂的变化,如有异常,及时干预。

5. 控制房颤心率,坚持华法林抗凝治疗,每周检测凝血功能。

问题 8　如何为该患者做好出院指导?

1. 指导患者自我管理　告知患者及家属疾病的先兆、基本观察方法和简单的急救措施,一旦出现头痛头昏、恶心呕吐及肢体活动障碍麻木、言语障碍等症状,及时就诊。告知急救电话和紧急就诊途径。

2. 饮食指导　指导予高蛋白、低盐、低胆固醇饮食,改变不良饮食习惯,多吃新鲜蔬菜水果,戒烟酒。

3. 康复指导

(1)指导瘫痪肢体主动、被动运动,指导患者做力所能及的事情,床上翻身、坐起训练,可逐步训练床边站立、扶助下行走等。

(2)语言康复:鼓励家属与患者多进行语言交流,并采用听音乐、看电视等方法,以增加语言刺激。

(3)脑卒中康复需要较长时间,应鼓励患者树立战胜疾病的信心,克服急躁心理,坚持锻炼,并不断与康复治疗师沟通,以便随时调整训练方法。

4. 用药指导　告知患者需遵医嘱规律用药,不可自行停药或随意增减剂量。

(1)降压药、抗血小板聚集药如阿司匹林,需终身服药。

（2）华法林用量需严格控制，并于每周监测凝血功能，以便控制出血风险。并将 INR 控制在 2～3 之间。

（3）指导自我观察药物的作用及不良反应。

5. 规律生活　养成良好的生活习惯，保证充足的睡眠，保持大便通畅，避免用力排便。

6. 复诊时间　二周后来院复诊或按医嘱定期复诊，告知办理出院手续的流程。

知识拓展

卒中单元

卒中单元是脑血管病管理模式，指在卒中病房内，由神经专科医生、物理治疗师、语言康复师、心理治疗师及专业护理人员等组成治疗小组，对患者进行药物治疗、肢体康复、语言训练、心理康复和健康教育等全面治疗。

（郭佩宣）

【思考与练习】
如何指导脑梗死偏瘫患者进行主动、被动功能训练？

任务三　帕金森病患者的护理

患者女，78 岁，农民。因"四肢不自主抖动伴行动迟缓 2 年"入院。患者 2 年前出现右手不自主抖动，静止时明显，持物、活动时减轻，情绪激动或紧张时加重，入睡后消失。随之右下肢及左侧肢体也出现抖动，并渐进性出现行动迟缓，走路启动困难，慌张步态，转身迟缓，表情呆板，病情逐渐加重，出现翻身困难、系纽扣困难，随意动作明显减少，伴进食呛咳。

体格检查：T 37.1℃，P 83 次/分，律齐，R 20 次/分，BP 136/80mmHg，神志清楚，口齿清，面具脸，双侧瞳孔等大等圆，对光反射灵敏，伸舌居中，舌肌无萎缩，饮水试验 3 级，颈抵抗约 3 横指，双上肢呈齿轮状强直，静止时可见震颤，行走时躯体前倾前屈，步距小，四肢肌张力增高，四肢肌力 5 级，腱反射两侧对称（＋＋＋），双侧病理征阴性。

辅助检查：颅脑 CT 示脑萎缩，脑白质脱髓鞘改变。

医疗诊断：帕金森病

入院医嘱：神经内科护理常规，一级护理，低脂低盐饮食，留陪一人，多巴丝肼片（美多巴）口服。

情境 1　入院护理

该患者在家属陪护下轮椅送入病房，责任护士予热情接待，安置床位，完成生命体征监测以及护理评估。

问题 1　该患者符合帕金森病的临床表现有哪些？

该患者符合帕金森病的临床表现为：

1. 症状　出现右上肢不自主抖动，静止时明显，持物、活动时减轻，情绪激动或紧张时加重，入睡后消失。随之右下肢及左侧肢体也出现抖动，并渐进性出现行动迟缓，走路启动困难,慌张步态,转身迟缓,表情呆板,病情逐渐加重,出现翻身困难、系纽扣困难,随意动作明显减少,伴进食呛咳。

2. 体征 面具脸,颈抵抗约3横指,双上肢呈齿轮状强直,肢体可见静止性震颤,四肢肌张力增高。

问题2 目前该患者首优的护理问题是什么? 你将如何护理?

[护理问题]

躯体移动障碍 与黑质病变、锥体外系功能障碍所致震颤、肌强直、体位不稳、随意运动异常有关。

[护理措施]

1. 生活护理 护士经常巡视病房,主动了解患者的需要,与患者沟通时态度要和蔼、诚恳,要尊重患者;指导并鼓励患者做自己力所能及的事情;协助患者洗漱、进食、大小便料理,增进患者的舒适,预防并发症。

2. 运动护理 告知患者运动锻炼的目的在于防止和推迟关节僵直和肢体挛缩,与患者和家属共同制订锻炼计划,以克服运动锻炼的不良影响。

(1)尽量参与各种形式的活动,如散步、太极拳、床边体操等,注意保持身体和各关节的活动强度与最大活动范围。

(2)指导患者注意姿势,以预防畸形。应小心观察头与颈部是否有弯曲的倾向。正确姿势有助于头、颈直立。躺于床上时,不应垫枕头,且患者应定期俯卧。

(3)该患者存在起步困难和步行时突然僵住等现象,因此指导患者步行时思想要放松,尽量跨大步伐;向前走时脚要抬高,双臂摆动,目视前方而不要注视地面;转弯时要以弧形式前移,不能原地转弯,以免失去平衡;护士和家属在协助患者行走时,不要强行拖着患者走;当患者感到脚黏在地上时,可告诉患者先向后退一步,再往前走,这样会比直接向前容易。

(4)过度震颤者让他坐在有扶手的椅子上,手抓着椅臂,可以稍加控制震颤。

(5)晚期患者出现显著的运动障碍时,要帮助患者活动关节,按摩四肢肌肉,注意动作轻柔,勿给患者造成疼痛。

问题3 目前该患者存在的主要安全问题是什么? 在护理工作中你将如何防范?

1. 结合该患者的病情及临床表现,参照住院患者跌倒危险因子评估表(表6-1),对该患者进行跌倒危险因子评分,实际得分为7分,为跌倒高危患者,存在跌倒的危险。

表6-1 住院患者跌倒危险因子评估表

住院患者跌倒危险因子评估表						
科室:		床号:	姓名:		入院时间:	
诊断:						
危险因子			分数	评估日期		
最近一年跌倒史	无		0			
	曾有跌倒经历		1			

续表

危险因子		分数	评估日期			
意识障碍	正常或深度昏迷	0				
	偶尔或持续模糊	1				
视力障碍	无	0				
	单盲、双盲、弱视、白内障、青光眼、眼底病、复视	1				
活动障碍（活动能力）	无活动功能障碍；或卧床无法自行活动者	0				
	有活动功能障碍，需他人、辅助器协助	1				
活动障碍（行为）	正常；或卧床无法自行活动者	0				
	躁动不安、沮丧	1				
活动障碍（排泄）	可自行自理；或卧床完全由他人处理	0				
	如厕需协助、尿频、腹泻、大小便失禁	1				
年龄	<65 周岁	0				
	≥65 周岁	1				
体能虚弱	步态稳健平衡	0				
	步态不稳健平衡	3				
头晕、眩晕、体位性低血压	无；或卧床无法自行活动者	0				
	有	2				
服用影响意识或活动的药物	未使用此类药物；或卧床无法自行活动者	0				
	服用一种及以上此类药物	1				
家人或其他人员陪伴	无	1				
	有	0				
总分						
评估者签名						

备注：1. 服用影响意识或活动的药物、散瞳药、镇静剂、麻醉镇痛剂、降压利尿剂、导泻剂、抗癫剂、降糖药。

2. 病人入院 2 小时内评估。

3. 病情发生变化（意识、肢体活动改变等）及时评估。

4. 总分≥4 分，需列为护理问题：高危性伤害/跌倒，每天评估。

2. 防护措施

(1)跌倒高危患者签署预防跌倒告知书。

(2)床尾挂高危跌倒警示牌。

(3)向患者及家属宣教防跌倒的知识

1)穿合适的裤子,并穿防滑鞋;湿性拖地后避免不必要的走动。

2)物品放置在规定位置,保持走道通畅。

3)睡觉时请将床栏拉起,离床活动时应有人陪护。

4)将呼叫铃、日常生活用品等放在随手易取之处,以方便患者取用。

5)改变体位应遵守"三部曲":即平躺 30 秒,坐起 30 秒,站立 30 秒,再行走。避免突然改变体位,尤其是在夜间。

6)如果在行走时出现头晕、双眼发黑、下肢乏力、步态不稳和不能移动时,立即原地坐(蹲)下或靠墙,呼叫他人帮助。

7)帕金森病患者行走时要目视前方,不要目视地面,应集中注意力;转身时要以弧形式前移,不要原地转弯;护士或家人在协助患者行走时,不要强行拉着患者走,当患者感觉脚黏在地上时,可告知患者先退一步,再往前走,以防跌倒。

(4)护士加强病房巡视,及时评估患者及家属防跌倒知识掌握情况,对存在跌倒隐患的行为予以及时纠正。

 知识拓展

患者发生跌倒的应急预案

1. 检查病房设施,不断改进完善,杜绝不安全隐患。

2. 当患者突然跌倒时,护士立即到患者身边,检查患者摔伤情况,通知医生,判断患者的神志、受伤部位,伤情程度,全身状况等,并初步判断摔伤原因或病因。

3. 对疑有骨折或肌肉、韧带损伤的患者,根据摔伤的部位和伤情采取相应的搬运患者方法,将患者抬至病床;请医生对患者进行检查,必要时遵医嘱行 X 线检查及其他治疗。

4. 对于摔伤头部,出现意识障碍等危及生命的情况时,应立即将患者轻抬至病床,严密观察病情变化,注意瞳孔、神志、呼吸、血压等生命体征的变化情况,通知医生,迅速采取相应的急救措施。

5. 受伤程度较轻者,可搀扶或用轮椅将患者送回病房,嘱其卧床休息,安慰患者,并测量血压、脉搏,根据病情做进一步的检查和治疗。

6. 对于皮肤出现瘀斑者进行局部冷敷,皮肤擦伤渗血者用碘伏清洗伤口后,以无菌敷料包扎,出血较多或有伤口者先用无菌敷料压迫止血,再由医生酌情进行伤口清创缝合。创面较大,伤口较深者遵医嘱注射破伤风抗毒素。

7. 加强巡视,及时观察采取措施后的效果,直至病情稳定。

8. 准确、及时书写护理记录,认真交班。

9. 向患者了解当时跌倒的情景,帮助患者分析跌倒的原因,向患者做宣教指导,提高患者的自我防范意识,尽可能避免再次摔伤。

情境2 饮食护理

患者入院后协助医生进行洼田饮水试验,试验结果:洼田饮水试验3级。

问题4 你如何对患者进行饮食指导?

1. 体位 取端坐卧位,不能坐位的取半卧位。

2. 食物的选择 选择密度均匀、有适当黏性、不容易松散、不易在黏膜上残留的食物如蛋羹及糊状食物。以偏凉食物为主,因为冷刺激能有效强化吞咽功能。

3. 喂食进食方法 每次喂食前评估患者吞咽功能情况,可先试喂少量水,观察有无呛咳,然后再酌情增加至1汤勺大小为宜,每次进食量不宜超过300ml,进食30分钟内不宜翻身、叩背、吸痰等操作,并采取半卧位或床头抬高30°仰卧位,否则容易发生反流现象,导致吸入性肺炎、窒息等并发症的发生。

4. 喂食工具的选择 宜选用薄而小的勺子,尽量将食物放在舌根部。

问题5 你将如何指导患者进行防止误吸训练?

1. 颈部的活动度训练 指导患者进行颈部活动,以增强颈部肌力,增强呼吸辅助肌的肌力。

2. 口唇闭合训练 指导患者模仿吸吮动作,小口呼吸,用吸管吸气运动。

3. 颊肌功能锻炼 颈部及颊部予以冰块刺激,用刷子等进行被动按摩;指导患者闭合上下齿互叩并做咀嚼动作。

4. 舌肌运动训练

(1)舌体进行不同方向的被动牵拉运动和主动运动。

(2)抗阻运动:指导患者将舌抵向颊后部,医护人员用手指指向其面颊某一部位,患者用舌顶推,以增强舌肌的力量。

(3)吞咽反射的强化:对咽部进行冷刺激:使用棉签蘸少许冰盐水,轻轻刺激并按摩软腭、舌根及咽后壁,然后指导患者做空吞咽动作。

(4)吞咽医疗操:患者端坐在椅子或床上,双手放在腹前,指导患者用鼻子吸气、口呼气各3次;鼓腮、缩腮各3次;舌体外伸左右活动各3次;舌体前伸及后退运动各3次;发"啪啪"声;向两侧转颈及左右倾斜各3次;上提双肩、双肩下垂各3次;双上肢上举提升躯干及向两侧弯曲各3次。动作应轻柔。

 知识拓展

洼田饮水试验

患者端坐位,喝下30ml温开水,观察所需的时间以及呛咳情况。

1级(优):能顺利地1次将水咽下。

2级(良):分2次以上,能不呛咳地咽下。

3级(中):能1次咽下,但有呛咳。

4级(可):分2次以上咽下,但有呛咳。

5级(差):频繁呛咳,不能全部咽下。

正常:1级,5秒之内;可疑:1级,5秒以上或2级;异常:3~5级。

情境3　用药护理

患者入院后,医嘱予多巴丝肼片(美多巴)口服治疗。

问题6　你将如何指导患者服药?

1. 指导患者在餐前 30 分钟或餐后 1 小时服药,避免与高蛋白质食物一起服用;勿擅自停药或改变药量。

2. 服药期间避免服用维生素 B_6、氯丙嗪、奋乃静等药物,以免降低药物疗效或导致直立性低血压。

3. 服药过程中要仔细观察震颤、肌强直和其他运动功能、语言功能的改善情况,以确定药物疗效。

问题7　该类药物常见的副作用有哪些?

1. 急性副作用　恶心、呕吐、低血压、不安和意识模糊等,偶有心律失常。

2. 迟发合并症

(1)开-关现象:是指症状在突然缓解(开期,常伴异动症)与加重(关期)两种状态之间波动,一般"关期"表现为严重的帕金森症状,持续数秒或数分钟后突然转为"开期",一般与服药时间和剂量无关,适当加用多巴胺受体激动药,可以防止或减少发生。

(2)疗效减退或剂末恶化:指每次用药有效时间缩短,症状随血药浓度发生规律性波动,可增加每日服药次数或每次服药剂量,或改用缓释剂可以预防。

(3)异动症:表现为舞蹈症或手足徐动样不自主运动,可累及头面部、四肢和躯干,有时表现为单调刻板的不自主动作或肌张力障碍。

知识链接

帕金森病常用药物的作用、不良反应以及用药注意事项

代表药物	作用	不良反应	用药注意事项
苯海索(安坦)	抗胆碱能药物,协助维持纹状体的递质平衡,适用于震颤明显的年轻患者	恶心、呕吐、眩晕、疲劳、视物模糊、口干、便秘、小便困难	1～2mg 口服,3 次/天;不可立即停药,需缓慢减量,以免症状恶化
金刚烷胺	能促进神经末梢释放多巴胺,并阻止其再吸收,对少动、强直、震颤等症状均有改善作用	恶心、呕吐、眩晕、失眠、水肿、惊厥、玫瑰斑	100mg 口服,2 次/天;尽量在黄昏前服用,避免失眠;心脏病及肾衰竭患者禁用
多巴丝肼(美多巴),左卡双多控释片(息宁)	补充黑质纹状体内多巴胺的不足,是治疗帕金森病最基础、最有效的药物	恶心、呕吐、便秘、眩晕、幻觉、异动症、开/关现象	口服治疗自 62.5mg 开始,2～3 次/天,根据症状控制情况,缓慢增加其剂量和服药次数,最大剂量不应超过 250mg,3～4 次/天;避免咀嚼药片;出现开/关现象时最佳服药时间为饭前 30 分钟或饭后 1 小时,避免与高蛋白质食物一起服用

续表

代表药物	作用	不良反应	用药注意事项
普拉克索吡贝地尔	直接激动纹状体，产生和多巴胺相同作用的药物，减少和推迟运动并发症的发生	恶心、呕吐、眩晕、疲劳、口干、直立性低血压、幻觉与精神障碍	首次服药后应卧床休息；如有口干等症可多喝水；避免开车或操作机械；为轻微兴奋剂，尽量在上午服药，以免影响睡眠
恩他卡朋	抑制左旋多巴和多巴胺的分解，增加脑内多巴胺的含量	恶心、呕吐、神志混乱、尿黄、不自主动作	与多巴丝肼或左卡双多巴控释片一起服用
司来吉米	阻止脑内多巴胺释放，增加多巴胺浓度	恶心、呕吐、眩晕、疲劳、做梦、不自主动作	为轻微兴奋剂，尽量在上午服药，以免影响睡眠；溃疡患者慎用

情境4　出院护理

患者入院第10天，神志清楚，精神好，呼吸平稳，四肢抖动及行动迟缓症状较入院时好转。医嘱予：今日出院；美多巴口服。

问题8　你将如何做好帕金森病患者的出院指导？

1. 休息与活动　鼓励患者多做主动运动，保持规律的生活及充足的睡眠，注意保暖，防止受凉，加强安全防护。患者病情较重影响生活自理时，应协助完成日常生活，保持个人卫生、皮肤清洁。家属加强看护，做好安全护理，防跌倒、烫伤等意外。

2. 饮食指导　帕金森病患者饮食宜给予低脂、富含高纤维、易消化吸收的食物。避免高蛋白饮食，因其可影响左旋多巴药物的疗效，注意避免高蛋白饮食与抗帕金森病药同时服用。保持大便通畅。对于吞咽困难者，注意避免误吸，进食时取半坐位或侧卧位，进食少渣食物，缓慢进食，必要时鼻饲流质食物。

3. 用药指导　帕金森病患者患病后需要长期配合药物治疗，注意服药的效果及副作用，不得私自停药或改变药量。指导患者在饭前30分钟或饭后1小时服用，避免与高蛋白质食物一起服用。出现恶心、呕吐、开/关现象、异动症等不良反应时应及时回院就诊。

4. 功能锻炼

(1)平衡训练：双足分开25～30cm向左右前后移动重心，保持平衡，躯干和骨盆左右旋转，并使上肢随之进行大幅度摆动。

(2)步态训练：患者双眼直视前方，身体直立，起步时足尖要尽量抬高，足跟先着地，再足尖着地，跨步要尽量慢而大，同时双上肢做前后摆动动作。

(3)手部锻炼：经常伸直掌指关节，将手掌展平放在桌面上，尽量使手掌接触桌面，反复练习手指分开和合拢的动作。

(4)语言训练：坚持练习舌头重复地伸出和缩回，快速地左右移动，并沿口唇环行尽快地运动舌尖，重复数次，反复地做张嘴、闭嘴动作。鼓励患者坚持进行大声朗读和唱歌练习。

(5)面部动作锻炼:帕金森病患者面部肌肉僵硬,导致面部表情呆板,可以做皱眉动作,尽量皱眉,然后用力展眉。也可以做鼓腮锻炼,反复做露齿和吹口哨动作,或者对着镜子,做微笑、大笑等动作。

5. **心理护理** 教会患者情绪放松的方法和心理调适的技巧,保持愉快心情,家属给予患者心理支持,营造温暖、安全的家庭及社区环境。

6. **并发症的预防** 长期卧床的患者定时翻身、叩背,被动活动肢体,做好皮肤和口腔护理,预防压疮及吸入性肺炎的发生。根据气候、季节及时增减衣物,预防感冒。

(郑淑凤)

【思考与练习】

1. 帕金森病的病因是什么?

2. 患者在行走锻炼时,突发跌倒,如果你是责任护士,你将如何处理?

任务四 癫痫患者的护理

患者男,18岁,高三学生。因"发作性意识不清、全身抽搐5年,再发5小时"入院。患者早上起床后突然出现左侧肢体抽搐,跌倒在地,继之神志不清,两眼上翻,呼之不应,牙关紧闭,随后口吐白沫,全身抽搐,大小便失禁,持续2分钟后抽搐自行停止,患者神志逐渐清醒,情绪低落。经询问患者对抽搐发作经过不能回忆,自诉学业负担较重,睡眠不足。5年前无明显诱因下出现第一次发作,曾到医院就诊,医嘱予长期服药治疗,但患者不能遵守,经常忘记。以后每年都有类似发作3~5次,每次发作前无任何先兆,均能自行缓解,最近发作频繁。

体格检查:T 36.8℃,P 80次/分,R 20次/分,BP 110/70mmHg,神志清楚,双侧瞳孔等大等圆,对光反射灵敏,颈部无抵抗,伸舌居中,左侧舌边有咬伤痕迹,心肺听诊无殊,腹平软,四肢肌力肌张力正常,病理反射阴性。

辅助检查:常规脑电图示异常脑电图,左侧颞区导联可见大量尖慢波复合波单只或短程发放,提示左侧颞区导联大量痫性放电(图6-3)。头颅CT:未见明显异常。

医疗诊断:癫痫

入院医嘱:神经内科护理常规,一级护理,普食,丙戊酸钠(德巴金)口服,24小时动态脑电图、头颅MRI、丙戊酸钠血药浓度测定。

情境1 入院护理

该患者由父母陪同送来医院神经内科病房,责任护士小王热情地迎了上去,向患者做了自我介绍,接着边介绍病区环境边将患者带到准备好的病床上,患者迫不及待地问小王:"癫痫到底是一种什么病? 为什么老是发作?"

问题1 该如何解释? 怎样妥善安置患者?

1. 癫痫是一组由大脑神经元异常过度放电所引起的暂时性中枢神经系统功能障碍的慢性脑部疾病。以发作性、短暂性、复发性、刻板性的中枢神经系统功能失常为特征。临床上表现为运动、感觉、意识、行为和自主神经等不同程度的障碍,可有一种或几种表现同时存在。

133

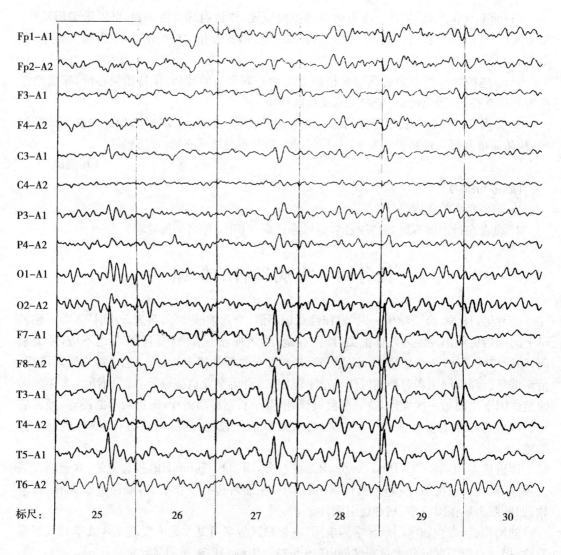

图6-3　异常脑电图(左侧颞区导联大量痫性放电)

2. 癫痫的发病机制不明,主要是大脑神经元异常过度的同步放电所致。可能与下列因素有关:

(1)遗传因素:原发性癫痫近亲中患病率为$2\%\sim6\%$,明显高于一般人群。

(2)环境因素:包括年龄、睡眠、内分泌等,过度换气对失神发作有诱发作用,过度饮水、闪光、音乐、阅读、下棋等对肌阵挛发作有诱发作用。

该患者的反复发作可能与学业压力大、睡眠不足、不规则服药有关。

3. 患者安置

(1)选择离护士站较近的病室,环境安静,光线柔和。

(2)病床两边准备好床栏,床上铺橡胶单。

(3)床头柜上不放锐器和易碎物品。

(4)准备好中心吸引、中心吸氧装置和压舌板(抽搐发作前放于患者上下臼齿之间,可以防止舌咬伤)。

问题2　应如何做好护理评估？你认为该患者属于哪种类型癫痫？

1. 护理评估

（1）健康史：询问患者有无癫痫家族史、既往发作癫痫的病史，如有发作史，每次发作时患者会出现哪些临床表现，发作时有无外界刺激等。该患者有癫痫病史5年，无家族史，近期学业压力较大，睡眠不足，不能按照医嘱规律服药。

（2）身体状况：痫性发作是癫痫患者的特征性表现，除具有发作性、短暂性、复发性和刻板性的共同特征以外，不同类型的癫痫还具有不同的临床发作特征。

该患者具有典型的痫性发作的特点，体格检查未见神经系统阳性体征。

（3）心理-社会状况：本病发作突然，家属恐惧，易反复发作，患者常处于焦虑、紧张之中，且常会产生自卑感。患者由于病情反复发作，情绪焦虑。

2. 癫痫的分类

（1）按病因分类

1）特发性癫痫：又称原发性癫痫，没有明确病因，主要由遗传因素引起，可为单基因或多基因遗传，药物治疗效果较好。

2）症状性癫痫：又称继发性癫痫，病因比较复杂，主要是由各种原因的脑部疾病引起，药物治疗效果较差。

3）隐源性癫痫：临床表现为症状性癫痫，但目前的检查手段不能发现明确病因。

该患者没有查出明确病因，脑电图异常，按病因分类为原发性癫痫。

（2）按临床表现分类：癫痫具有多种发作形式，参见癫痫国际分类。

该患者按临床表现分类为全面性发作中的全面强直-阵挛发作（GTCS，也称大发作），是最常见的癫痫发作类型之一。

 知识拓展

癫痫国际分类

目前应用最广泛的是国际抗癫痫联盟（ILAE）1981年癫痫发作分类和1989年癫痫综合征分类。癫痫发作分类是根据患者临床表现和脑电图特征分为三大类：

1. 部分性发作　①部分单纯性发作：无意识障碍，可分运动、体感或特殊感觉、自主神经和精神症状；②部分复杂性发作：有意识障碍。继发泛化由部分起始扩展为全面性发作。

2. 全面性发作　双侧对称性发作，有意识障碍，包括失神发作、肌痉挛发作、强直性发作、全面强直-痉挛发作和阵挛性发作。

3. 不能分类的癫痫发作。

问题3　医嘱予24小时动态脑电图，应如何协助患者完成检查？

1. 解释检查目的　24小时动态脑电图可使患者处在日常生活状态下完成24小时的全息脑电活动记录，以减少陌生环境对患者的影响，还能捕捉偶发的大脑一过性、大脑瞬间障碍的脑电活动，确定发作与环境、时间、人、诱因和个人状态的关系，是诊断癫痫发作和癫痫的最重要手段，并且有助于癫痫发作和癫痫的分类。该检查无任何不良影响，避免患者因恐慌而影响检查结果。

2. 检查前准备　检查前 3 天开始停服镇静药等对中枢神经有影响的药物,检查前 1 天清洗头部,避免空腹检查以免影响结果。

3. 检查中观察　注意观察患者头部粘贴电极部位的皮肤有无红、痒等不适,嘱患者不要拉扯电极,避免脱落。

4. 检查后护理　协助患者清洁头部,去除头部电极粘贴处的黏胶,并检查局部皮肤有无破损,做好相应处理。

该患者情绪稳定,配合检查,头部皮肤无破损,24 小时动态脑电图提示为异常脑电图。

情境 2　癫痫发作时护理

患者午饭后在病床上休息,护士在巡视病房时听到其突然大叫一声,神志不清,两眼上翻,呼吸暂停,面色青紫,口吐白沫,四肢抽搐,护士立即呼叫医生并进行应急处理。判断其出现了全面强直-阵挛发作。医嘱予 5% 葡萄糖盐水 250ml,立即静脉滴注,地西泮 10mg 立即静脉推注,速度不少于 5 分钟。

问题 4　为什么判断该患者出现了全面强直-阵挛发作?

全面强直-阵挛以意识丧失和全身抽搐为特征,典型发作可分为以下三期:

1. 强直期　患者突然意识丧失,跌倒在地、全身骨骼肌呈持续性收缩;上睑抬起,眼球上窜,喉肌痉挛、发出叫声,张口后突然闭合,可咬破舌头;呼吸肌强直收缩致呼吸暂停,面色青紫。颈部和躯干先屈曲后反张。持续 10~20 秒。

2. 阵挛期　不同肌群阵挛和松弛交替出现,阵挛频率逐渐减慢,最后一次在强烈阵挛后抽搐突然停止。持续约 30~60 秒,进入发作后期。以上两期均可伴有瞳孔散大,对光反射消失,呼吸道分泌物增多,口吐白沫,血压增高等。

3. 发作后期　阵挛期以后尚有短暂的强直痉挛,造成牙关紧闭和大小便失禁;呼吸首先恢复,随后心率、血压、瞳孔等恢复正常,肌张力松弛,意识逐渐恢复。

该患者有典型的全面强直-阵挛发作表现,护士发现病情变化时患者正处于强直期,随后阵挛频率逐渐减慢,约 1 分钟后停止,小便失禁,生命体征逐渐恢复正常。自发作开始至意识恢复约历时 6 分钟(一般为 5~15 分钟),醒后感头痛、全身酸痛。

问题 5　应采取哪些应急的护理措施?

1. 立即通知其他医护人员,尽快移开周围可能对患者造成伤害的物品,或将患者放置于安全地方,以免患者受到伤害,但不要强行移动患者。该患者在病床上发病,周边没有危险物品,环境安全。

2. 保持呼吸道通畅,解开患者的衣领和腰带,及时吸出口腔和气道内的分泌物,吸氧 5L/min,改善缺氧。必要时气管插管或气管切开,该患者上述措施有效,未实施气管插管和气管切开。

3. 立即建立静脉通路,遵医嘱使用解痉剂,地西泮 10mg 立即静脉推注,速度不少于 5 分钟。

4. 在积极采取抢救措施的同时,监测生命体征、神志变化,尤其是呼吸频率和节律的变化,观察发作的次数和类型并记录。

5. 使用床旁护栏防止坠床,用软垫等物保护患者头部,不能将肢体用力按压或屈曲,防止骨折或脱臼。

6. 不能在患者完全恢复意识之前喂水、喂药及其他任何食物。

7. 当发作结束后，轻轻地将患者放置于良好的恢复姿势以改善呼吸；不能采用任何措施企图弄醒患者；及时清理大小便，更换污湿衣裤；加强保护，防止自伤或伤人。应留护士在患者身边，直到患者神志完全恢复。

问题 6　如何做好该患者的用药护理？

70％～80％新诊断的癫痫患者可以通过服用单一抗癫痫药物（AEDS）使发作得以控制，所以初始治疗的药物选择非常重要，选药正确可以增加治疗的成功率。

1. 常用的药物（表 6-2）。

表 6-2　抗癫痫药物的选择

发作类型	一线抗癫痫药
部分性发作	首选卡马西平、丙戊酸钠、奥卡西平、拉莫三嗪
全面强直-阵挛发作	首选丙戊酸钠
失神发作	首选丙戊酸钠、拉莫三嗪

该患者为强直阵挛发作，故医嘱予德巴金 1 片口服，每日一次，癫痫发作时使用地西泮 10mg 立即静脉推注。

2. 用药的原则

（1）坚持单药治疗，原则上从小剂量开始，逐渐增至治疗剂量。

（2）联合治疗：当一种药物不满意时，可换药或加用第二种药物，必须在 3～4 天内递减要更换的药物，同时递增新用的第二种药物。

（3）长期坚持：不宜随意减量或停药，以免诱发癫痫持续状态。

（4）停药原则：一般应在完全控制发作 4～5 年后，根据患者情况逐渐减量，减量 1 年左右之后无发作者可停药，一般需要半年甚至 1 年的时间才能完全停药，以免停药所致的发作。

该患者采用丙戊酸钠单一治疗，但患者经常漏服，影响了药物的疗效。

3. 用药护理　严格遵医嘱用药，不可突然停药、换药、漏服、随意增减药物剂量，以免诱发癫痫持续状态。严密观察抗癫痫药物的不良反应，用药前应检查肝功能、肾功能、血常规等，用药期间也要做好监测，必要时行血药浓度监测。

该患者使用地西泮静脉注射过程中速度一定要缓慢，并观察有无呼吸抑制的表现；在服用丙戊酸钠的治疗过程中，观察有无食欲不振、恶心、呕吐、震颤等不适，定期复查肝功能和监测血药浓度。

情境 3　癫痫持续状态急救护理

患者短时间内肢体抽搐反复发作，间歇期神志仍未转清，大小便失禁，诊断为癫痫持续状态。医嘱予 5％葡萄糖 50ml＋地西泮 20mg 微泵注射 5ml/h，立即；20％甘露醇 250ml 立即静脉快速输注。

问题 7 应如何做好癫痫持续状态的抢救配合？

1. 保持呼吸道通畅，及时吸除口鼻腔分泌物，继续给氧。

2. 建立静脉通路，立即遵医嘱使用 5％葡萄糖 50ml＋地西泮 20mg 微泵注射 5ml/h，立即（癫痫大发作治疗的首选药物为地西泮，用药方法为静脉注射，速度要求在每分钟 2mg 以内），迅速控制发作，注意观察有无呼吸抑制情况。

3. 对症处理 遵医嘱使用 20％甘露醇 250ml 立即静脉输注，快速，防止脑水肿。

4. 保护患者 同癫痫发作时护理。

5. 监护病情变化 严密观察意识、瞳孔、呼吸、心脏功能、血压、血氧等变化，及时发现高热、周围循环衰竭、脑水肿等并发症，必要时进行脑电图监测。

6. 根据具体情况进行实验室检查，如全血细胞计数、尿常规、肝功能、血糖、血钙、凝血象、血气分析、AEDS 血药浓度监测等。

 知识链接

癫痫持续状态

癫痫持续状态是神经科的急症，一旦发作持续就应该紧急处理。既往国内沿用的定义为 GTCS 在短期内频繁发作以致发作间歇期仍然昏迷者，或者一次癫痫发作持续 30 分钟以上。目前，基于癫痫持续状态的临床控制和对脑的保护，提出临床上更为实用的定义为：一次发作没有停止，持续时间大大超过了具有该型癫痫的大多数患者发作的时间；或反复的发作，在发作间期患者的意识状态不能恢复到基线期水平。停药不当和不规范治疗是常见的原因。

情境 4 出院护理

经过 2 周的住院治疗，患者神志清楚，瞳孔正常，舌咬伤伤口已完全愈合，心肺听诊无殊，四肢活动自如，生活基本能自理，生命体征正常，情绪稳定，对癫痫日常生活中的注意事项仍缺乏了解。医嘱：明日出院，德巴金口服。

问题 8 如何做好出院指导？

1. 心理指导 告诉患者癫痫是可治性疾病，大多预后良好，树立战胜疾病的信心。

2. 饮食指导 嘱患者食物应以富营养、清淡为宜，避免辛辣食物。

3. 活动指导 鼓励患者参加适当的体力和脑力劳动，生活要有规律，避免睡眠不足、剧烈运动等。禁止从事驾驶、登高、游泳等危险活动。

4. 用药指导 特别强调控制癫痫发作需长期服药的重要性，要求患者院外坚持规范服药，不要自行停服、漏服或减量。若出现食欲不振、恶心、呕吐、黄疸、震颤等不适或癫痫频繁发作应及时来医院检查。

5. 复诊时间 1～2 周后到门诊复诊，外出时随身携带患者治疗卡，注明姓名、住址、病史、联系电话等，以便发作时及时联系和处理。

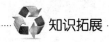知识拓展

血药浓度监测

抗癫痫药物(AEDS)监测是近年癫痫治疗的重大进展之一。通过血药物浓度的测定,临床医师可以根据患者的个体情况,利用药代动力学的原理和方法,调整药物剂量,进行个体化药物治疗。这不仅能提高药物治疗效果,也避免或减少可能产生的药物毒副反应。但应注意:

1. 血药浓度测定时间　应在达到稳态浓度之后,即患者连续服用维持剂量超过5个半衰期后取血测定。

2. 血样采样时间　为观察药物疗效一般测定谷浓度,清晨空腹取血。

3. 结果的分析和判断　血药浓度测定结果必须结合患者实际情况进行分析。首先要掌握患者病理和生理状况,详细了解患者服药剂量、时间;第二弄清该药最适浓度范围和基本药代动力学参数,根据患者所服药物剂量可以预测患者血药浓度;第三对实测结果与预测结果进行比较分析。

(李春燕)

【思考与练习】

1. 癫痫常见发作类型有哪些? 发作时各有哪些特点?

2. 患者癫痫大发作时,应如何做好安全护理?

3. 癫痫持续状态患者易发生哪些并发症,应如何预防?

4. 为了预防癫痫的再次发作,应如何指导患者?

泌尿系统疾病患者的护理

任务一 肾盂肾炎患者的护理

患者女,37 岁,农民。因"尿频、尿急、尿痛 2 天,高热伴腰痛 1 天"入院。患者 2 天前出现尿频、尿急、尿痛,约半小时排尿一次,每次尿量少,约 50~100ml,无肉眼血尿,伴排尿不尽感。1 天前出现高热,右腰部胀痛,呈持续性,最高体温 39.8℃,伴恶心、畏寒。经急诊抗炎(具体药名不详)对症治疗后,症状略有改善。

体格检查:T 37.2℃,P 82 次/分,R 20 次/分,BP 136/94mmHg,神志清楚,皮肤巩膜无黄染,全身浅表淋巴结无肿大,心肺听诊无殊,腹部平软,未及明显包块,无压痛,肠鸣音正常,右肾区叩击痛阳性,尿痛 NRS 评分 2 分,尿液呈黄色伴混浊。

辅助检查:B 超示右肾结石伴轻度积水。血常规:白细胞计数 $7.6×10^9$/L,中性粒细胞百分比 87.7%,红细胞计数 $3.53×10^{12}$/L,血小板计数 $71×10^9$/L,血红蛋白 113g/L。尿常规:尿隐血++,尿酮体+,尿蛋白+,白细胞脂酶++,尿白细胞+++,红细胞(沉淀)2245.10/μl,白细胞(沉淀)64000.60/μl,细菌计数 1756.70/μl。

医疗诊断:1. 急性肾盂肾炎

2. 肾结石伴积水

入院医嘱:肾内科护理常规,一级护理,普食,磺苄西林静脉滴注,莫西沙星口服,尿液培养+药敏,血常规+CRP,肾功能检查,尿涂片查抗酸杆菌 3 次,血清免疫学检查。

情境 1 疼痛与排尿异常的护理

患者入院时尿频、尿急、尿痛明显,尿液浑浊,右腰部持续胀痛,NRS 评分 3 分,右肾叩击痛阳性。入院后给予热情接待,护士对其进行全面护理评估,对症护理。

问题 1 如何指导该患者减轻疼痛症状?

1. 评估该患者疼痛的性质、部位及程度。

2. 评估疼痛的原因 肾区疼痛为肾炎症所致。

3. 采取减轻疼痛的方法 卧床休息,采用屈膝位,尽量不要站立或者坐立,因为站立时肾受到牵拉,会加重疼痛。

4. 指导患者分散注意力,看电视、听音乐、聊天等。

问题 2 针对该患者排尿异常应采取哪些护理措施?

1. 保持身心两方面休息。注意休息,心情尽量放松,看电视,与室友聊天,以分散注意力,减轻焦虑,缓解尿路刺激征的不适。

2. 尽量多饮水,每日 2500ml 以上,勤排尿,以达到冲洗尿路的目的,减少细菌在尿路停留的时间。

3. 教会患者正确清洁外阴的方法,穿透气性好、宽松内衣裤,保持会阴部的清洁。

4. 嘱患者按时、按量、按疗程服药,观察药物的治疗反应及有无出现副作用。

情境 2 高热护理与尿培养标本采集

患者于入院当天 13:28 出现畏寒寒战,感轻度头痛,NRS 评分 1 分,伴恶心,未吐,加盖被予以保暖,14:13 测 T 39.8℃,HR 102 次/分,律齐,BP 138/94mmHg,R 22 次/分。查体:神志清楚,全腹平软,未触及明显包块,无压痛,肠鸣音正常,右肾区叩击痛阳性,医嘱予双氯芬酸钠一颗塞肛使用,留取血培养、尿培养。

问题 3 目前该患者的首优护理问题是什么,应如何护理?

[护理问题]

体温过高 与急性肾盂肾炎发作有关。

[护理措施]

1. 饮食护理 该患者高热,给予流质或者半流质饮食,指导患者多饮水,每日 2000ml 以上。

2. 保证休息和睡眠 嘱患者卧床休息,各项操作最好能集中进行,给患者提供安静、舒适的休息环境,加强生活护理,及时更换汗湿的衣服。

3. 留取标本 按医嘱规范留取血培养、尿培养标本。

4. 降温 报告医生,抽血培养,按医嘱给予双氯芬酸钠栓 50mg 塞肛,立即。

5. 密切观察病情 监测体温的变化并做好记录,如高热持续不退或体温进一步升高,且出现腰痛加剧等,应考虑是否出现肾周脓肿、肾乳头坏死等并发症。

问题 4 如何正确留取尿培养标本?

1. 评估患者,做好核对解释工作。

2. 做好用物和环境准备,保护隐私。

3. 先充分清洁外阴,消毒尿道口。

4. 严格无菌操作,留取中段尿,标本中勿混入消毒药液和白带。

5. 在 1 小时内做细菌培养或冷藏保存。

情境 3 治疗配合

患者于入院第 4 天,腰部疼痛明显减轻,疼痛评分 1 分,胃纳欠佳,伴恶心,无头晕、头痛,睡眠良好,大便正常,体温最高至 38.4℃,多饮水后降至正常。查体:心肺听诊无殊,腹部软,未触及肿块,无压痛、反跳痛,肠鸣音正常,右肾区叩击痛阳性。辅助检查:血常规(急诊)示白细胞计数 19.2×10^9/L,红细胞计数 3.52×10^{12}/L,血小板计数 97×10^9/L,中性粒细胞百分比 74.8%。尿培养报告:大肠埃希菌,仅对丁胺卡那、左氧氟沙星等敏感。医嘱:盐酸左氧氟沙星氯化钠注射液 0.4g,静滴,每日一次。

问题 5 该患者的病因是什么? 应该如何配合治疗?

1. 该患者的病因与大肠埃希菌感染有关。

2. 配合治疗

（1）一般治疗：目的在于缓解症状，防止复发，减少肾实质的损害。应鼓励患者卧床休息，多饮水，勤排尿，以降低髓质渗透压，提高机体吞噬细胞功能，达到内冲洗作用，促进细菌、毒素及炎性分泌物排出。

（2）抗感染治疗：根据尿培养结果选用敏感药物，遵医嘱予左氧氟沙星抗感染。详细询问药物过敏史，加强用药监护，输液速度控制在 $10\sim30$ 滴/分，用药过程中密切观察药物的疗效和不良反应，如果出现恶心、呕吐、头晕或者穿刺血管红、痒等现象及时处理。

 知识链接

肾盂肾炎最常见的感染途经和致病菌

肾盂肾炎的感染途径有上行感染、血行感染、淋巴管感染和直接感染，其中上行感染是常见的感染途径。其致病菌以大肠埃希菌最为多见，约 70% 以上，其次为变形杆菌、克雷白杆菌、产气杆菌、沙雷杆菌、产碱杆菌、粪链球菌、铜绿假单胞菌、葡萄球菌，偶见厌氧菌、真菌、病毒和原虫感染。

问题6　该患者的易感因素有哪些？

1. 性别因素　该患者为女性，尿道短而直。
2. 尿路因素　该患者右肾结石伴轻度积水，导致尿流不畅，细菌容易在肾内停留生长、繁殖而引起感染。
3. 机体抵抗力　该患者家中突发意外事故，导致患者机体抵抗力下降。
4. 个人卫生　该患者为农民，平时不注意个人卫生，尤其是缺少会阴部清洁。

情境4　出院指导

患者住院第12天，体温连续3天正常范围，主诉无腰痛、腰胀，无尿频、尿急、尿痛。查体：腹部软，无压痛，双肾区叩击痛阴性。实验室检查：肝肾功能正常；复查血常规：白细胞计数 6.2×10^9/L，红细胞计数 3.84×10^{12}/L，血小板计数 173×10^9/L，尿常规复查白细胞 16/μl；结晶检查 0.1/μl，尿培养复查结果：无需氧菌及念珠菌生长。予以出院。

问题7　出院时应做哪些健康教育？

1. 注意个人清洁卫生，尤其会阴部及肛周皮肤的清洁，特别是月经期。
2. 避免劳累，坚持体育运动，增强机体的抵抗力。
3. 多饮水、勤排尿是最简便而有效的预防尿路感染的措施。
4. 若局部有炎症应及时治疗。
5. 如果炎症反复发作与性生活有关，应注意性生活后即排尿，并口服抗菌药物预防。
6. 停药后半月复查尿常规、尿培养。停药后一个半月复查尿常规、尿培养。了解尿液检查的内容、方法和注意事项。

问题8　如果急性肾盂肾炎治疗不彻底将会产生什么后果？

急性肾炎如果治疗不彻底，可发展为慢性肾盂肾炎，导致病情反复发作，迁延不愈，甚至后期有肾功能减退症状。

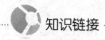知识链接

慢性肾盂肾炎

　　慢性肾盂肾炎是细菌感染肾脏引起的慢性炎症,病变主要侵犯肾间质和肾盂、肾盏组织。由于炎症的持续进行或反复发生导致肾间质、肾盂、肾盏的损害,形成瘢痕,以至肾发生萎缩和出现功能障碍。患者可能仅有腰酸和(或)低热,可没有明显的尿路感染的尿痛、尿频和尿急症状,其主要表现是夜尿增多及尿中有少量白细胞和蛋白等。患者有长期或反复发作的尿路感染病史,在晚期可出现尿毒症。

　　慢性肾盂肾炎患者多次尿细菌培养阳性,称为"无症状性菌尿"。

(陈桂园)

【思考与练习】

　　1. 肾盂肾炎患者饮水有何具体要求,目的是什么?

　　2. 李某,男性,60 岁。间断尿频、尿急、尿痛、腰痛和发热 32 年,再发加重 2 天。患者于 32 年前因骑跨伤后"下尿路狭窄",间断发作尿频、尿急、尿痛,有时伴腰痛、发热,经抗炎和对症治疗后好转,平均每年发作 1~2 次。入院前 2 天无明显诱因发热达 38~39℃,无寒战,伴腰痛、尿频、尿急、尿痛,无肉眼血尿,无水肿,自服诺氟沙星无效,为进一步诊治入院。发病来胃纳好,大便正常,睡眠好,体重无明显变化。既往 47 年前患"十二指肠溃疡",经治疗已愈,无结核病密切接触史,无药物过敏史。查体:T 38.9℃,P 120 次/分,R 20 次/分,BP 120/80mmHg,急性热病容,无皮疹,浅表淋巴结未触及,巩膜不黄,眼睑不肿,心肺无异常,腹平软,下腹部轻压痛,无肌紧张和反跳痛,肝脾未触及,双肾区叩痛(+),双下肢不肿。辅助检查:血红蛋白 132g/L,白细胞计数 $28.9×10^9$/L,中性分叶 86%,杆状 5%,淋巴 9%,尿蛋白(+),白细胞 15/HP,可见脓球和白细胞管型,红细胞 5~10/高倍。初步诊断:慢性肾盂肾炎急性发作。请分析该病例并回答以下问题:

　　(1)该患者进一步应做什么检查?

　　(2)该患者治疗原则是什么?

　　(3)如何护理该患者?

任务二　肾病综合征患者的护理

　　患者女,18 岁,初中毕业,外来打工者。因"双下肢水肿 15 天"入院,15 天前出现双下肢水肿伴乏力,多汗,尿中未见泡沫,无发热,无皮疹,无关节疼痛,无尿急、尿频、尿痛,无肉眼血尿,无夜尿增多,无恶心、呕吐,无胸闷、气短。20 天前患有"上呼吸道感染",现已痊愈。

　　体格检查:T 36.6℃,P 79 次/分,R 19 次/分,BP 125/79mmHg。神志清楚,双肺呼吸音清,未闻及干湿啰音,心率 79 次/分,律齐,各瓣膜区未闻及杂音。腹部平软,肝脾肋下未及,肾区叩击痛阴性,双下肢呈重度凹陷性水肿。

　　辅助检查:门诊肝肾功能:白蛋白 19.1g/L,白∶球 0.66,总蛋白 47.9g/L,肌酐 48.3μmol/L,尿素氮 2.7mmol/L,低密度脂蛋白 5.54mmol/L,总胆固醇 9.18mmol/L。尿常规+。沉渣:尿蛋白+++;红细胞(沉渣)159.03/μl;尿隐血+++。

医疗诊断:肾病综合征?

入院医嘱:肾内科护理常规,一级护理,优质蛋白、低盐、低脂饮食,留陪一人,予还原型谷胱甘肽针、前列地尔注射液、氢氯噻嗪和螺内酯治疗,监测尿量和体重情况。查尿常规+尿渗透压,生化系列,血 PT,24 小时尿蛋白定量,甲状腺功能,血尿轻链 KAPPA、LAMBDA。

情境 1　水肿的护理

患者入院第 1 天,双下肢重度水肿,情绪焦虑,并对留 24 小时尿蛋白定量存有疑问。

问题 1　针对该患者的水肿问题,该如何护理?

该患者双下肢水肿与肾小球滤过功能下降致水钠潴留、大量蛋白尿致血浆清蛋白浓度下降有关。护理措施:

1. **休息与活动**　指导患者卧床休息,抬高下肢,以增加静脉回流,改善肾灌注,减轻水肿。为防止下肢血栓形成,应保持肢体的适当活动,观察有无腰痛、肾脏增大、肾功能恶化等,预防肾静脉血栓发生。病情缓解后可逐渐增加活动量,以减少并发症的发生。

2. **饮食**　低盐饮食<3g/d,适当饮水,给优质蛋白饮食,补充足够的热量及维生素。限制水的摄入,以"量出为入"为原则,即前一天尿量加上 500ml。

3. **皮肤护理**　衣着柔软、宽松,保持双下肢皮肤清洁干燥,泡脚水温不宜过高,因水肿患者的皮肤感觉障碍,对冷、热、痛等刺激不敏感,应慎用热水袋。注意保护好皮肤,防止摩擦破损。注意观察局部皮肤的完整性。

4. **用药护理**　告知利尿药使用注意事项,监测 24 小时出入量、每日体重及水肿消长情况,监测电解质、肾功能,防止低钾血症、低钠血症、低氯性碱中毒的发生。

问题 2　如何指导患者正确留取 24 小时尿蛋白定量? 体重如何测量?

1. 指导患者把 24 小时所排出的尿全部贮存在一容器内,如早上 7:00 把膀胱内的尿液排清并弃去,至第二日早上 7:00 将最后一次尿液排进容器内,容器内须加 10ml 防腐剂(甲苯)。检测前要先用量杯量总尿量,然后搅匀,取出 20ml 送检。如果在这 24 小时之内解大便,亦强调先解小便收集,然后解大便。

2. 测量体重应在患者每日起床排尿后吃早饭之前测量。

情境 2　饮　食　护　理

患者入院第 2 天,情绪较前稳定,双下肢重度水肿。查尿常规+尿渗透压:尿蛋白:++;红细胞(沉渣):7.02/μl;24h 尿蛋白定量 3.6g/d。生化系列:低密度脂蛋白 5.64mmol/L,总胆固醇 9.58mmol/L,白蛋白 22.2g/L,肌酐:48.3μmol/L;尿素氮:2.3mmol/L。PT:纤维蛋白原 4.33g/L,D-二聚体 840ng/ml。B超提示:胸腔、腹腔未见明显积液。医疗诊断:肾病综合征。医嘱予优质蛋白、低盐、低脂饮食,阿托伐他汀钙片降血脂。

问题 3　该患者有哪些表现符合肾病综合征?

1. 患者有上呼吸道感染病史,双下肢水肿伴乏力 15 天。

2. **实验室检查**　肝肾功能:白蛋白 19.1g/L,白:球 0.66,总蛋白 47.9g/L,肌酐 48.3μmol/L,尿素氮 2.7mmol/L,低密度脂蛋白 5.54mmol/L,总胆固醇 9.18mmol/L。尿常规+沉渣:尿蛋白+++,红细胞(沉渣)159.03/μl,尿隐血+++。24h 尿蛋白定量待查。

以上表现符合肾病综合征大量蛋白尿、低蛋白血症、水肿和高脂血症的四大特征表现。

问题 4 为什么医嘱要求患者优质蛋白、低盐、低脂饮食？如何进行饮食指导？

1. 优质蛋白、低盐、低脂饮食原因 患者大量蛋白质的丢失、胃肠黏膜水肿致蛋白质吸收障碍等因素导致低蛋白，而长期的高蛋白饮食又会加重肾小球高灌注、高压力、高滤过，从而加重蛋白尿、加速肾脏病变的进展，故要求给予正常量的优质蛋白；患者水肿，为了减少水钠潴留应给予低盐饮食，为了降低血脂浓度应给予低脂饮食。

2. 饮食指导

(1)给予正常量的优质蛋白：1.0g/(kg·d)，该患者 50kg，即 50g/d，其中 50％以上来源于富含必需氨基酸的动物蛋白(牛奶、鸡蛋、瘦肉、鱼类)。

(2)提供足够的热量：30~35kcal/(kg·d)，该患者 1500~1750kcal/d。

(3)低脂饮食：少食富含饱和脂肪酸的动物内脏、虾、蟹等，可进食芝麻油、鱼油、玉米油等富含多聚不饱和脂肪酸的食物，增加燕麦等富含可溶性纤维食物，补充维生素及钙、铁。

(4)低盐饮食：<3g/d(即普通啤酒瓶的半瓶盖)。

3. 营养监测 记录患者进食情况，评估饮食结构是否合理，热量是否充足。监测进出量，监测体重，监测血浆白蛋白、总蛋白、血红蛋白、胆固醇等指标，评估患者的营养状态。

情境 3 肾脏穿刺活检术护理

患者入院第 3 天，甲状腺功能、血尿轻链 KAPPA、LAMBDA 正常，不能排除继发性肾病综合征，予行肾脏穿刺活组织病理检查。

问题 5 哪些患者需要做肾脏穿刺活检术？该患者是否需要？

肾脏穿刺的适应证：

1. 原发性肾脏疾病

(1)急性肾炎综合征：肾功能急剧转坏，疑为急进性肾炎时应尽早穿刺；按急性肾炎治疗 2~3 个月后病情无好转应做肾活检。

(2)肾病综合征：当肾病综合征的病因不明，考虑是否继发于全身性疾病；原发性肾病综合征见于成人者在用激素前做肾活检以确定其组织类型，以免盲目使用激素引起副作用，特别是治疗无效者更要进行肾活检。

(3)无症状性血尿合并蛋白尿或出现肾功能减退时。

(4)无症状性蛋白尿：24 小时尿蛋白>1g 或出现肾功能减退时。

2. 继发性或遗传性肾脏病 临床无法确诊或病理报告对指导治疗及判断预后有重要价值时应行肾穿刺。

3. 急性肾衰竭 临床及实验室检查无法确定病因应及时肾穿刺。

4. 肾移植术后 出现严重排异反应指导下一步治疗；原因不明的肾功能明显减退；怀疑原有肾脏病在移植肾中复发。

该患者诊断肾病综合征，24 小时尿蛋白定量大于 1g，故需行肾脏穿刺术，以明确病变性质，判断病变性质及指导临床治疗。

问题 6 如何做好该患者肾穿刺术前准备及术后护理？

1. 术前准备

(1)心理护理：向患者及家属介绍肾脏的生理结构及肾穿刺活检术的目的、利弊，了解穿刺的操作过程中可能出现的并发症，以消除紧张恐惧心理，解除心理压力，增强患者信心，使其主动配合操作，耐心解答患者提出的疑问。向患者介绍肾穿刺的目的、穿刺时的配合及穿刺术后的注意事项。家属留陪一人。

（2）术前训练：指导患者行呼吸屏气训练，俯卧位行"吸-停"运动，即平静呼吸、吸气末屏气，持续 20 秒，患者练习床上排尿，女患者可使用便盆，男患者可用尿壶，防术后不习惯床上排尿而引起尿潴留。

（3）术前用药：术前 3 个月停用抗凝药及活血药，术前 2~3 天口服或肌注维生素 K$_1$，术前 30 分钟使用止血药物。

（4）术前检查：血常规，尿常规，出、凝血时间，血小板计数，凝血酶原时间测定，肾功能；查血型，备血；B 超了解肾脏的大小、位置及活动度、肝肾功能情况。询问病史，特别注意有无出血性疾病。评估患者的生命体征及是否处于月经期。

（5）穿刺肾脏的准备：术前超声检查，观察肾脏形态、大小、肾实质厚度、回声情况、位置及活动情况等，检查是否有肾下垂，以筛选出合适穿刺者。

（6）术前做好穿刺物品准备及指导患者个人卫生如沐浴、更换患者服，排空大小便。

2. 术后护理

（1）穿刺部位处理：穿刺完毕，局部按压数分钟，碘附消毒穿刺点，覆盖无菌纱布，局部压沙袋，腹带加压包扎。静卧 15 分钟后用平车将患者送回病房。

（2）术后体位：给予俯卧或腰下垫软枕平卧 6 小时后仰卧 18 小时，若病情平稳，无持续腰痛、腹痛、脐周痛及肉眼血尿者，可于 6 小时后解除沙袋，24 小时后解除腹带，根据情况开始下床轻微活动。如有血尿，要延长卧床时间。嘱患者 1 周内不宜做剧烈运动。术后 2 周内应避免做弯腰、转腰等腰部用力的动作，以免没有完全愈合的伤口再度出血。

（3）严密观察生命体征、穿刺点有无出血及腹带松紧度情况：持续心电监护 24 小时，每 30 分钟测血压、脉搏一次，连续测 4 次平稳后改为 4 小时测一次，并做好记录。若发现患者面色苍白、脉速、血压下降、穿刺点出血等症状，应及时报告医生，给予处理。

（4）做好生活护理：卧床期间，给予患者必要的帮助，防止发生压疮。有的患者因术后穿刺部位不适，思想紧张，不习惯卧床排便，出现尿潴留，应与患者交谈，给予关心，解除思想负担，可采取按摩、热敷、听流水声等方法诱导排尿。若诱导排尿不成功可行导尿。

（5）饮食护理：给予高营养、易消化的食物，避免甜食及牛奶、豆制品等易产气食物。防大便干燥、腹压增高致出血，每天饮水不小于 1000ml，少量多次，以增加尿量，防止血凝块阻塞所致的肾绞痛。

（6）并发症的观察与护理

1）血尿：术后遵医嘱给予止血药物，观察每次尿色的变化，血尿明显者，遵医嘱给予静脉补液、止血治疗，并延长卧床时间，直到肉眼血尿消失。术后连查 3 次尿常规（术后第一次尿液、次日及第 3 天的晨尿）。

2）肾周血肿的护理：患者术后发生轻度的腰酸、腰痛，一般不需特殊处理，1 周后可自行消失。如出现剧烈的腰痛、腹痛。及时报告医生，行 B 超检查，防止肾周血肿，对于肾周血肿的患者，应及时给予处理，并延长卧床时间。

情境 4　用 药 护 理

患者入院第 5 天，神志清楚，体温正常，双下肢中度水肿。辅助检查：床边彩超示右肾未见明显异常。尿常规：蛋白-；红细胞（沉渣）81.7/μl。医嘱予甲泼尼龙琥珀酸钠、双嘧达莫治疗。

问题7 甲泼尼龙琥珀酸钠是该患者的主要用药,如何做好该药用药护理?

1. 甲泼尼龙琥珀酸钠 该药属于糖皮质激素。其作用机理为抑制淋巴系统,从而抑制免疫反应过程;抑制炎症反应,降低肾小球基膜的通透性,减少或消除尿蛋白;抑制醛固酮、抗利尿激素的分泌,发挥利尿作用。使用原则:起始足量,缓慢减药,长期维持。

2. 用药护理

(1)该药使用前要告知用药目的、使用注意事项并签字。

(2)用药过程中要注意观察疗效及其不良反应:①诱发或加重感染;②类固醇性糖尿病;③消化道黏膜出血;④向心性肥胖;⑤血压升高;⑥精神兴奋;⑦骨质疏松。

 知识链接

激素治疗肾病综合征的类型

肾病综合征患者对激素治疗的反应可分为三种类型:激素敏感型,即治疗8周内肾病综合征缓解;激素依赖型,即药量减到一定程度即复发;激素抵抗型,即对激素治疗无效。

情境5 出院护理

患者入院第10天,神志清,体温正常,双下肢水肿明显好转。辅助检查:复查24小时尿蛋白定量2.02g/d;肾穿刺活组织病理检查:肾小球系膜轻度增生。医嘱予出院,继续予泼尼松维持治疗及雷贝拉唑、碳酸钙D_3片治疗。定期复查血常规、尿常规及肝肾功能。

问题8 如何为该患者做好出院指导?

1. 休息与活动 注意休息,适当活动,在体力许可的情况下,逐渐增加活动量,尤其户外活动,如散步、做操等,以增强体质,避免发生肢体血栓。

2. 饮食指导 水肿消退后,可随个人爱好,逐渐由低盐饮食过渡到普通饮食,适当增加蛋白质供应量,如鸡蛋、牛奶、鱼、瘦肉等优质蛋白食品。这些蛋白食品均应分配在三餐,以利于更好地吸收和利用,并多食新鲜蔬菜,以补充维生素,增强机体抗病能力。

3. 预防感染 避免受凉、感冒,注意个人卫生,避免到人多的公共场所去,增加感染的机会。

4. 用药指导 不可擅自减量或停用激素,了解药物的不良反应,避免使用肾毒性药物。

5. 心理指导 告知本病的基本知识和护理措施,消除对本病的恐惧、紧张心理,闲时可看电视、听音乐,多与人交流,稳定患者的情绪,减少忧虑心理,合理调养,树立战胜疾病的信心。

6. 自我病情监测与随访指导 注意自身水肿、体重变化;定时复查尿蛋白和肝肾功能;告知医生门诊时间。如有不适及时就医。

(胡玉蓉)

【思考与练习】

1. 患者王某,女,38岁,初中毕业,外来打工者。因"反复双下肢水肿1年"拟"肾病综合征"收入院。3周前经泼尼松治疗病情好转,现每日服用40mg,又出现蛋白尿、下肢水肿。

请问该患者出现了什么情况,是否可以加用环磷酰胺? 如果加用要注意什么?

2. 患者商某,男性,50 岁。因肾病综合征入院做肾活检,病理显示膜性肾病。治疗过程中突然出现双侧肾区疼痛,尿量减少,低热,蛋白尿显著增多伴肉眼血尿,下肢水肿加重,肾功能较前减退。B 超示双肾大小较前有所增大。请问:

(1)此时患者发生了什么并发症?

(2)应采取什么护理措施? 如何预防?

任务三 慢性肾小球肾炎、肾衰竭患者的护理

患者男,45 岁,公务员,本科毕业。因"泡沫尿 2 年,颜面水肿 1 周,加重伴尿少 2 天"入院。患者 1 周前上呼吸道感染后出现颜面水肿,未予重视,2 天前水肿加重并出现尿量减少,无明显胸闷气急,无咳嗽咳痰,无晕厥,无肉眼血尿。患者两年前因泡沫尿在当地医院就诊,尿液检查提示尿蛋白 2+,红细胞 59/HP,可见多形红细胞,24 小时尿蛋白定量 0.7g,其余未发现明显异常,拟"慢性肾小球肾炎"多次住院治疗,好转出院。蛋白尿、血尿时有好转,但始终未消失,血压 140～160/90～100mmHg,一直予硝苯地平、厄贝沙坦等降血压、保护肾功能治疗,肾功能检查血肌酐、尿素氮在正常范围,血压控制在 120～135/70～80mmHg。

体格检查:T 36.2℃,P 98 次/分,律齐,R 20 次/分,BP 146/90mmHg,SpO_2 95%,神志清楚,精神软弱,面色苍白,颜面轻度水肿,巩膜无黄染,呼吸平稳,两肺呼吸音粗,未闻及干湿啰音,腹部平软,无压痛、反跳痛,肝脾肋下未及,移动性浊音阴性,双肾区无叩痛,双下肢轻度水肿。

辅助检查:血常规示白细胞计数 $10.2×10^9$/L,中性粒细胞 68.5%,红细胞计数$3.3×10^{12}$/L,血红蛋白 8.7g/L,血细胞比容 33%,血小板计数 $112×10^9$/L,血沉 22mm/h。肾功能系列:血肌酐 345μmol/L,尿素氮 18.6mmol/L。血生化:血钾 6.4mmol/L,血钠 137mmol/L,血氯 103mmol/L,血清总蛋白 55g/L,白蛋白 32g/L,血钙 2.02mmol/L,血磷 1.98mmol/L,总胆固醇 6.5mmol/L,三酰甘油 2.6mmol/L,尿酸 535mmol/L。尿常规:蛋白 2+,白细胞 12/HP,红细胞 18/HP,可见颗粒管型。心电图示:窦性心律,T 波高而尖,提示高血钾(图 7-1)。血气分析:酸碱度 7.31,氧分压 82mmHg,二氧化碳分压 42mmHg,实际碳酸氢根 20.6mmol/L,剩余碱-9.5mmol/L。肾脏彩超:双肾缩小,皮质变薄。

医疗诊断:1. 慢性肾小球肾炎

2. 慢性肾衰竭

3. 高钾血症

入院医嘱:肾内科护理常规,一级护理,优质低蛋白低盐饮食,病危,心电监护,吸氧,记 24 小时尿量,葡萄糖酸钙,50% 葡萄糖,胰岛素,5% 碳酸氢钠,呋塞米,硝苯地平控释片,阿托伐他汀,别嘌醇等对症支持治疗。

情境 1 高钾血症的护理

入院后医嘱予急诊采血做生化系列、血常规、血气分析等检查,危急值报告血钾 6.4mmol/L,提示高钾血症。医嘱予 10% 葡萄糖酸钙 10ml＋呋塞米 80mg＋50% 葡萄糖

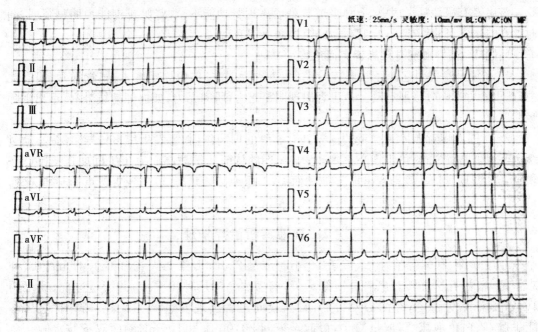

纸速:25mm/s 灵敏度:10mm/mv BL:ON AC:ON MF

图7-1　高血钾心电图

40ml＋胰岛素5U,微泵注射5ml/h,立即;5%碳酸氢钠150ml,静滴,立即。患者情绪紧张。

问题1　针对该患者高钾血症,护士应采取哪些护理措施?

1. 绝对卧床休息,减轻肾脏负担。

2. 立即进行心电监护,严密观察心率、节律的变化,发现异常及时报告和记录。

3. 立即停止钾的摄入　包括禁止摄入含钾高的食物、引起血钾升高的药物厄贝沙坦。

4. 保护心脏　葡萄糖酸钙可直接对抗钾离子对心肌的抑制作用。

5. 按医嘱给药,降低血清钾离子浓度。

(1)及时纠正酸中毒:静脉滴注碳酸氢钠能碱化细胞外液,增加肾小管排钾,并使钾离子转入细胞内。

(2)给予襻利尿药:静脉注射呋塞米可增加钾离子从尿中排出。

(3)静脉输入高渗葡萄糖及胰岛素:葡萄糖4~6g中加胰岛素1个单位,可使钾离子随糖原合成进入细胞内。

6. 心理护理　耐心讲解用药目的、注意事项,给予患者支持与鼓励,缓解紧张心理。

问题2　该患者发生高钾血症的原因是什么?

高血钾的常见原因有以下几种:

1. 排出减少　肾衰竭时,钾离子排出困难,引起体内钾离子的积聚。

2. 内源性钾增加　组织破坏严重及细胞在分解代谢旺盛期,可促使钾离子自细胞内逸出。常见于缺氧、大面积烧伤、严重感染等。

3. 外源性钾增加　如静脉输入钾盐过多、浓度过高或输入大量库血,使血钾水平迅速升高。

4. 细胞内外分布异常　如酸中毒可使钾离子从细胞内转向细胞外。

该患者有慢性肾炎病史,上呼吸道感染后出现肾功能不全,肾脏排钾能力明显减弱,同时存在酸中毒可使钾离子向细胞外转移,故而血钾升高。

问题3 高钾血症对该患者有何危害?

1. 血钾升高可引起神经肌肉传导障碍,表现为四肢、口唇周围麻木,感觉异常、肌肉无力,严重者可影响呼吸肌运动。该患者出现明显乏力,肌肉无力,如血钾持续升高,可出现呼吸肌麻痹。

2. 高钾血症对人体最严重的危害是对心脏的抑制作用,可发生房室传导阻滞、心动过缓等心律失常,严重时可出现心室颤动。心电图的特征是 T 波高而尖,QT 间期延长和 QRS 增宽,PR 间期延长。该患者出现 T 波高而尖,如血钾持续升高,可出现更严重的心律失常,危及生命。

情境2 血液透析治疗护理

经过降钾、利尿等治疗,入院后 15 小时尿量 2200ml,第二天查血钾 4.4mmol/L,神志清楚,精神有所好转。患者住院第 4 天,与家属争吵后外出受凉,并大量进食,饮水约 1000ml,情绪欠稳定,经耐心劝说后回院,夜间患者出现发热,T 39.5℃,胸闷气促,不能平卧,咳白色泡沫痰,尿量减少,晨起至夜间 20:00 尿量 100ml,颜面双下肢水肿。急诊胸部 X 线检查示:两肺炎症。急诊肾功能检查:肌酐 748μmol/L,尿素氮 29.9mmol/L。护理体检:神志清楚,呼吸急促,30 次/分,两肺满布哮鸣音及湿啰音,HR 123 次/分,律齐,SpO₂91%,BP 192/105mmHg。诊断为慢性肾衰竭急性加重,急性左心衰竭。经吸氧、扩血管、利尿、强心等治疗后病情有所好转,R 24 次/分,HR 102 次/分,SpO₂95%,BP 145/92mmHg,两肺哮鸣音及湿啰音有所减少。但患者胸闷仍明显,不能平卧,痰呈粉红色。

医嘱:紧急颈内静脉置管术,血液透析。

问题4 护士如何做好患者的准备?

1. 简单介绍血液透析的原理及必要性,颈内静脉置管的重要性,取得配合。
2. 清洁局部皮肤,更换清洁衣裤。
3. 按医嘱准备用物,颈静脉导管、利多卡因、肝素、生理盐水等。
4. 患者取仰卧位,头部略转向左侧(一般选右侧穿刺),肩下可放置一块软垫,使头后仰。

问题5 如何做好颈内静脉留置导管的护理?

1. 按照护理常规,规范护理操作。
2. 局部保持干净,敷料干燥,避免淋浴。
3. 每日换药,严格无菌操作,预防感染。
4. 透析结束先用肝素生理盐水充分冲洗,并根据导管上所标识的容量配制肝素封管。
5. 告诉患者做好自我保护,防止导管脱落,局部可用领带或丝巾加以美化和固定。
6. 告知患者导管滑脱时的自我紧急处理方法。

问题6 血液透析患者的血管通路有哪几类?适应证有哪些?

1. 临时性血管通路 包括动静脉直接穿刺、动静脉外瘘及临时性中心静脉插管(包括颈内静脉、股静脉、锁骨下静脉插管)。

适应证有：

(1)急性肾衰竭需要紧急血液透析。

(2)慢性肾衰竭患者内瘘未成熟或未建立前出现危及生命的并发症,如高血钾症、急性左心衰竭、严重的酸中毒等,需紧急血液透析。

(3)动静脉内瘘失功能、血栓形成、血流量不足、感染等。

(4)其他疾病行血液净化治疗时,如血液灌流、连续性肾脏替代治疗或血浆置换等。

(5)腹膜透析患者出现并发症需紧急血液透析治疗。

2. 永久性血管通路　动静脉内瘘有前臂动静脉内瘘、高位动静脉内瘘(也称上臂动静脉内瘘)、其他部位内瘘(很少采用)。主要适用于长期维持性血液透析的患者。

3. 长期带涤纶套深静脉留置导管　也称永久性留置导管。

适应证有：

(1)动静脉内瘘尚未成熟,需立即行血液透析的患者。

(2)一小部分生命期有限的尿毒症患者。

(3)无法建立动静脉瘘且不能肾移植的患者。

(4)患严重动脉血管病的患者。

(5)低血压不能维持透析时血流量的患者。

(6)心功能不全不能耐受动静脉内瘘的患者。

4. 人造血管　适用于自身血管条件差或经多次动静脉内瘘吻合术后自身血管无法再利用的患者。

 知识链接

血液透析的原理

血液透析是一种溶质通过半透膜与另一种溶质交换的过程。半透膜是一张布满小孔的薄膜,膜的孔隙大小在一定范围内,使膜两侧溶液中的水分子和小分子的溶质可通过膜上的孔进行交换,但大分子溶质(如蛋白质)则不能通过。根据膜平衡原理,半透膜两侧所含溶质浓度的梯度差及其他溶质所形成的不同渗透浓度可使溶质从浓度高的一侧通过半透膜向浓度低的一侧移动(弥散作用),而水分子则从渗透浓度低的一侧向浓度高的一侧渗透(渗透作用),最终达到动态平衡。当血液进入透析器,其代谢产物如肌酐、尿素、中分子物质、电解质可通过透析膜弥散到透析液中,透析液中的葡萄糖、电解质等机体需要的物质则被补充到血液中,如此达到清除体内代谢废物、纠正水电解质酸碱平衡。

问题7 哪些慢性肾衰竭患者适于做血液透析?该患者是否有必要做血液透析?

1. 出现尿毒症的临床表现,药物治疗无效,血肌酐$>707\mu mol/L$,尿素氮$>28.6mmol/L$或 Ccr$<10ml/(min \cdot 1.73m^2)$。

2. 肾移植前准备,移植后急性或慢性排斥反应导致肾衰竭。

3. 下列情况需紧急透析

(1)血钾$>6.5mmol/l$。

(2)药物不能纠正的代谢性酸中毒。

(3)药物不能控制的水潴留伴有心力衰竭、肺水肿、脑水肿等。

(4)并发尿毒症性心包炎,出现嗜睡、昏迷、抽搐等中枢神经系统症状。

该患者慢性肾衰竭急性发作伴有心力衰竭,药物不能控制,故予紧急透析。

问题8　该患者血液透析可能出现哪些并发症?

1. 失衡综合征　指透析中或透析结束后不久出现的以神经精神症状为主的临床综合征,轻者表现为头痛、恶心呕吐、躁动,重者表现为抽搐、昏迷等。

2. 低血压　透析中低血压指透析过程中收缩压下降≥20mmHg,平均动脉压下降≥10mmHg。

3. 高血压　指患者在血液过程中血压逐渐升高,多发生于透析开始后2~3小时。

4. 透析器首次使用综合征　表现为透析开始1小时内出现的皮肤瘙痒、荨麻疹、流涕、腹痛、胸痛、背痛,重者可发生呼吸困难,甚至休克、死亡。

5. 其他　如心律失常、心力衰竭、肌肉痉挛、溶血、出血、发热、透析器破膜、体外循环凝血等。

情境3　腹膜透析治疗护理

血液透析后1周,患者精神好转,呼吸平稳,床边活动后无胸闷气促,HR 84次/分,双下肢无水肿。肾功能:肌酐628μmol/L,尿素氮25.7mmol/L。经健康宣教,结合患者的自身情况,患者自主选择腹膜透析作为肾脏替代治疗的措施,并做好准备,等待时机进行肾移植手术。

问题9　哪些慢性肾衰竭患者适于腹膜透析?

适应证同血液透析,以下情况更适合腹膜透析:

1. 老年患者。

2. 婴幼儿、儿童患者。

3. 心功能欠佳,有心律不齐或血压偏低。

4. 血管条件差或反复血管造瘘失败。

5. 凝血功能障碍及有明显出血倾向的患者。

 知识链接

腹膜透析的原理

腹膜透析利用腹膜的半透膜特性,将适量透析液注入腹腔并停留一段时间,由腹膜毛细血管内血液与腹腔透析液中的溶质形成浓度梯度和渗透梯度,通过弥散和渗透原理清除体内潴留的水分及代谢废物,并使这些物质通过透析液排出体外,同时从透析液中补充机体需要的物质,从而达到清除毒素、排出体内过多的水分、纠正水电解质酸碱平衡紊乱的目的。

问题10　如何做好腹膜透析置管术前术后护理?

1. 术前护理

(1)评估患者,了解有无腹膜透析禁忌证。

(2)抽血测定出凝血时间。

(3)向患者简单讲述腹膜透析置管手术的过程,参观腹膜透析室,消除患者的紧张心理。

（4）腹部备皮并保持腹部皮肤的清洁卫生。

（5）准备腹膜透析导管等用物。

（6）术前排空大小便，便秘者可做灌肠等通便处理，使腹部保持空虚，方便术者操作。

（7）术前用药：术前预防性使用抗生素；高血压者常规降压治疗；精神过度紧张者可酌情使用镇静药物。

（8）术前适当减少进食或禁食，除服用药物需用少量水送服外，尽量少喝水。

2. 术后护理

（1）注意患者切口疼痛情况，观察手术切口有无渗血渗液，腹腔内有无不适。

（2）注意管路的连接情况，尤其是钛接头与短管的连接，确保紧密连接。

（3）术后导管应制动，以利于导管出口处的愈合，减少渗漏、功能不良及导管相关感染的发生率。

（4）术后第二天鼓励患者起床活动，以减少腹膜透析液引流不畅。

（5）换药时严格无菌操作。

问题 11　如何做好该患者腹膜透析导管及出口处的护理？

1. 严格无菌操作，戴好口罩、帽子，六步洗手法洗手。

2. 术后 2 周内应特别注意固定导管，不要牵扯导管，否则可导致出口处损伤和愈合不良。

3. 定期用含碘消毒液消毒隧道出口皮肤，并用无菌敷料覆盖，在无感染情况下每周至少应消毒一次。

4. 导管与外接短管紧密连接，避免脱落。

5. 禁止盆浴及游泳，淋浴时用造口袋保护出口处，淋浴完毕后出口处应及时清洗、消毒。

6. 在进行导管护理时不可接触剪刀等锐利物品。

7. 碘附帽必须一次性使用，严禁重复使用，不可用消毒剂直接消毒短管。

8. 外接短管 6 个月更换一次，如有破损立即更换。

问题 12　该患者腹膜透析时可能出现哪些并发症？

1. 相关感染并发症

（1）腹膜透析相关腹膜炎：常见病原体为革兰阳性球菌，临床表现为腹痛、发热、腹部压痛、反跳痛、透析液浑浊等。

（2）出口处感染和隧道感染：表现为导管出口周围发红、肿胀、疼痛，甚至有脓性分泌物。

2. 非感染并发症

（1）腹膜透析导管功能障碍：如导管移位、堵塞等。

（2）腹腔内压力增高所致的疝、渗漏等。

（3）腹膜功能衰竭。

（4）糖、脂代谢异常。

（5）心血管并发症、营养不良、钙磷代谢紊乱等并发症。

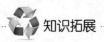

知识拓展

腹膜透析治疗模式

腹膜透析模式主要有:持续非卧床腹膜透析(CAPD),间歇性腹膜透析(IPD),自动腹膜透析(IPD)。

CAPD:每天交换透析液3～5次,每次使用透析液1.5～2L,透析液白天在腹腔内留置4～6小时,晚上留置10～12小时。每周透析7天。

IPD:每次腹腔灌入1～2L透析液,腹腔内停留30～45分钟,每天透析8～10小时,每周透析4～5天。在透析间歇期腹腔内不留置透析液。

APD:操作过程由一台全自动腹膜透析机完成。

情境 4 出 院 护 理

腹膜透析置管术后10天,经过培训后患者已掌握腹透操作流程,试卷考核合格,予拔除血透置管,右腹股沟穿刺处愈合良好。医嘱:予以出院;持续非卧床腹膜透析;肾移植前准备。

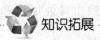

知识拓展

肾 移 植

血液透析、腹膜透析和肾移植统称为肾脏替代治疗,两种透析疗法的疗效相当,各有优缺点,在临床上可互为补充。但透析疗法仅可部分替代肾的排泄功能,而不能替代内分泌和代谢功能。尿毒症患者通常应先做一段时期的透析,待病情稳定且条件符合后可行肾移植术。移植是将健康的组织、器官移植到患者体内,借以置换不可逆病变或缺损的器官,恢复机体原有生物学功能的一项治疗措施。成功的肾移植可恢复正常的肾功能(包括内分泌和代谢功能),可使患者几乎完全康复。移植肾可由尸体或亲属供给,需在ABO血型配型和HLA配型合适的基础上选择供体。肾移植后需长期使用免疫抑制药,如糖皮质激素、环孢素等,以防排斥反应。近年肾移植的疗效已明显改善,国外报道最长的肾移植患者已存活40年,国内为28年。

问题 13 该患者居家腹膜透析需要准备哪些物品?

腹膜透析换液需要一个相对独立的场所,不用很大,只要能放下一张小桌子摆放物品和有地方悬挂透析液就可以了。在家里,如无独立房间,可以分隔出一块大约$3m^2$的空间作为换液区,放置治疗所需的物品。

1. 腹膜透析换液操作物品

(1)腹膜透析液:每日3～5袋,每月90～150袋。

(2)碘液微型盖(碘伏帽):每日3～5个,每月90～150个。

(3)蓝夹子:除非损坏,否则无须更换。

2. 其他物品

(1)体温计。

(2)血压计。

(3)体重秤。

(4)电子秤:用于称透出液。

(5)口罩。

(6)碘伏棉签。

(7)紫外线灯:消毒房间。

(8)无菌敷贴或无菌纱布和胶布:保护出口处。

(9)暖液袋:加温透析液。

(10)挂钩:用于悬挂透析液。

(11)手表或挂钟。

(12)《腹膜透析家居日记》。

问题 14　如何给患者做出院指导?

1. 腹膜透析注意事项

(1)反复强调清洁与无菌的概念和重要性,让患者及家属意识到遵守无菌原则是预防腹膜透析相关感染的重要措施。

(2)必须是经过培训的患者或家属进行更换腹膜透析液操作,如有更换应重新到腹透中心培训。

(3)做好导管出口处的护理:导管制动,避免过度牵拉。保持出口处干燥,禁止盆浴和游泳。

(4)做好腹膜透析记录:指导患者监测并记录重要指标,如干体重、血压、超滤量、24 小时尿量、饮水量等,随访时应将记录本带到腹膜透析中心。

(5)随访:出院后 1 个月,以后每 3～6 个月随访宣教 1 次。出现出口处感染、腹膜炎、短管脱落、腹膜透析导管破裂等异常情况应及时返院处理。

2. 饮食　总的饮食原则为高热量、优质蛋白、低盐、低磷饮食。

(1)热量:供给患者足够的热量,以减少体内蛋白质的消耗。每天供应的热量为 30～35kcal/kg,该患者为轻体力劳动者,体重 60kg,每天总热量应为 1800kcal。主要由碳水化合物和脂肪供给。

(2)蛋白质:腹膜透析患者每日蛋白质摄入量为 1.0～1.2g/kg,其中一半以上应是优质蛋白,如鱼肉、牛奶、鸡蛋、瘦肉等,由于植物蛋白中含非必需氨基酸多,应减少摄入,如豆类、豆制品、花生等。可同时补充适量的必需氨基酸和(或)a-酮酸。a-酮酸是氨基酸的前体,可利用体内的尿素通过转氨基作用转化为相应的氨基酸,故而能减轻尿毒症毒素蓄积、改善蛋白质营养;同时 a-酮酸还有补钙作用,需定期监测血钙浓度。

(3)磷:磷的摄入量一般应<600～800mg/d;少吃含磷高的食品,如奶制品、动物内脏等。

(4)水分:每日水分摄入量=500ml+前一日尿量+前一日腹膜透析净脱水量(即超滤量)。每日腹膜透析净脱水量=当日腹膜透析引流液总量-总灌入量。包括饮食、饮水、服药、输液等各种形式或途径进入体内的水分。

(5)维生素:补充富含 B 族维生素和维生素 C 的食物,因透析时水溶性维生素丢失严重。

(6)盐:低盐饮食,每天 2～3g 为宜。可使用一些低钠调味品,如胡椒粉、葱、姜、蒜、醋、花椒、香菜等,增加菜肴的味道。

(7)钾:少吃高钾食物,如新鲜水果类(香蕉、橘子、柚)、蔬菜类(西红柿、土豆、蘑菇)、水果汁、啤酒、红酒。

3. 进行适当的体育锻炼,如散步、慢跑、太极拳等,但不要参与剧烈的、竞技性的、搏斗性的项目。

4. 了解所服用药物的作用及不良反应。

5. 心理辅导 慢性肾脏病透析治疗患者易出现焦虑、抑郁等心理问题,医护人员应多与患者交谈,进行正确的心理疏导。

(毛雅梅)

【思考与练习】

1. 慢性肾炎患者为了延缓肾功能的恶化需注意哪些问题?

2. 什么是高血钾? 产生高血钾的原因及临床表现是什么? 如何处理?

3. 慢性肾衰竭患者透析前后的饮食护理?

项目八

风湿系统疾病患者的护理

任务一 类风湿关节炎患者的护理

龚某,女性,68岁,初中学历,农民。因"反复四肢关节肿痛10年,加重1个月"入院,患者10年前无明显诱因下出现双手近端指间关节、掌指关节肿痛不适,自行服用中药治疗(具体药名不详),1周后症状缓解。此后关节肿痛反复发作,并逐渐累及双腕关节、双肩关节、双踝关节及双膝关节,症状发作时关节活动受限,有晨僵,持续时间大于1小时,当地医院间断使用激素和中药治疗,症状仍反复,并出现关节变形。1个月前患者自觉双手近端指间关节、掌指关节,双腕关节、双肩关节、双踝关节及双膝关节肿痛加重,而来我院门诊就诊,医嘱予泼尼松、来氟米特及白芍总苷治疗后效果欠佳,同时出现胃纳减退。

体格检查:T 37.0℃,P 80次/分,R 18次/分,BP 130/74mmHg。神志清楚,精神软弱,消瘦,双肺呼吸音清,未闻及明显干湿性啰音,心律齐,未闻及病理性杂音,腹软,肝脾肋下未及,双腕关节、右手2～4掌指关节、左手2～3掌指关节、双手1～4近端指间关节、双踝、双膝关节均有肿胀压痛,双肩关节有压痛,余关节无肿胀压痛,双腕关节、双肘关节强直,双手尺侧偏斜(图8-1),双手指呈"天鹅颈样畸形",左肘关节伸侧可及1.5cm×1.5cm皮下结节。

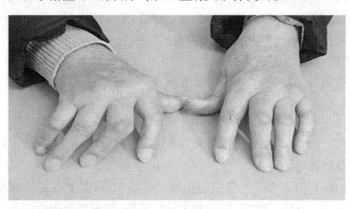

图8-1 双手畸形

辅助检查:门诊血常规示白细胞计数 $6.3×10^9$/L,红细胞计数 $3.14×10^{12}$/L,血小板计数 $358×10^9$/L,血红蛋白92g/l;血沉144mm/h;抗CCP抗体＞200.0U/mL;类风湿因子668IU/L;IgG 23.70g/l,IgA 5.15.g/l,IgM 6.03g/l;超敏CRP 17.4g/ml。双手X线检查报告:双腕关节间隙模糊,部分融合,掌指关节半脱位。骨密度示:T-score-3.5骨质疏松症。

医疗诊断:1. 类风湿关节炎(RA)

2. 骨质疏松症

入院医嘱:风湿免疫科护理常规,一级护理,普食,美洛昔康片,钙尔奇 D 片,骨化三醇片,鲑鱼降钙素针治疗。

情境 1 入院护理

该患者由女儿陪同来医院风湿免疫科病房,责任护士小徐热情地迎了上去,向患者做了自我介绍,并边介绍病区环境边将患者带到准备好的病床上,接着进行入院评估及宣教。

问题 1 护士应如何进行护理评估?

1. 病史

(1)患病及治疗经过、目前情况:应详细询问患者发病的时间、起病的缓急,有无明显的诱因,主要的症状及其特点。如对该患者应仔细询问关节疼痛的初发时间、起病特点,疼痛的部位、性质、程度、持续时间、诱因、与活动的关系以及伴随症状;经过哪些治疗?效果如何?目前用药情况(包括药物的种类、剂量、用法,有无不良反应等),疾病控制情况如何?进行过哪些检查?结果如何?

(2)心理社会支持系统

1)评估患者文化、家庭结构、教育背景,对疾病的性质、过程、预后的了解程度。

2)评估患者的日常生活、工作是否因患病受到影响,生活、工作环境与类风湿关节炎的发生是否有密切关系?是否有家族史?

3)评估患者患病后的心理状态,亲属对患者所患疾病的认知和态度,对患者的关心和支持程度,患者单位所能提供的支持、医疗保险情况等。

2. 身体评估

(1)全身症状:如患者的精神状态,营养状况,有无低热、乏力、贫血?有无体重下降、食欲减退?

(2)皮肤、肌肉、关节症状:如患者有无皮下结节?有无雷诺现象和口腔溃疡情况?关节肿痛的部位、特点及其伴随症状?给予正确疼痛评分,关节畸形的程度如何?有无肌肉萎缩和肌力减退?生活是否能自理?是否属于高危跌倒患者?

(3)关节外表现:评估是否有多脏器受累症状。如是否有贫血(血液系统改变)?是否有胸闷、心悸(心脏受累)?是否有咳嗽、呼吸困难(肺部受累)?是否有水肿、血尿、蛋白尿等(肾脏损害)?

3. 辅助检查

(1)实验室检查:血、尿常规;血沉;类风湿因子;抗环瓜氨酸多肽(CCP);血清免疫球蛋白;血清补体;自身抗体等。

(2)关节液检查:目的为检查关节腔内积液的性质(类风湿关节炎滑液检查呈半透明或不透明的黄色或黄绿色液体,内含白细胞和中性粒细胞,细菌培养阴性)。

(3)关节 X 线检查:RA 的 X 线片早期表现为关节周围软组织肿胀,关节附近轻度骨质疏松,继之出现关节间隙狭窄,关节破坏、关节脱位或融合。

问题 2 你如何做好类风湿关节炎患者关节炎急性期的护理?

1. 评估患者关节疼痛部位、性质、持续时间,关节肿胀和活动受限的程度,给予正确的疼痛评分。

2. 创造安静、舒适的休息环境,避免过于杂乱、吵闹或过于寂静,以免患者因感觉超负荷或感觉剥夺而加重疼痛。注意关节的保暖,避免潮湿、寒冷等诱发因素。睡眠时可戴弹力手套保暖,晨起活动前可用热水浸泡僵硬的关节。

3. 卧床休息、睡硬板床、枕头不宜过高,休息时各关节尽可能保持关节的功能位置,避免肩关节、髋关节外旋位,避免在膝关节下长期放置枕头,以免使关节固定于屈曲位,但不宜绝对卧床,在病情许可的情况下可适当活动,如手指的抓捏练习、膝关节的屈伸练习等。

4. 合理应用非药物性止痛措施　如关节肿痛部位可予以按摩、热水疗、磁疗、超短波、红外线等物理治疗方法缓解疼痛,注意避免烫伤。也可采用音乐疗法、指导式想象等方法转移患者注意力以减轻疼痛。

5. 遵医嘱使用非甾体抗炎药,及时向患者宣教按医嘱服药的重要性和有关药物的不良反应及其预防措施。非甾体消炎药最主要的不良反应为胃肠道反应,如食欲减退、恶心、呕吐等,其他还有血细胞减少、肝肾功能损害等。因此要嘱患者饭后服用,服药期间进食清淡易消化饮食,注意饮食规律,避免粗糙、刺激性食物,注意观察大便颜色,并需定期监测血常规、尿常规、肝肾功能,患者配合。

情境 2　生物制剂的用药护理

患者入院第 4 天,四肢关节仍持续疼痛,疼痛评分 5~6 分(NRS 评分),活动受限,完善相关检查显示:肝肾功能、尿常规正常,乙肝七项、丙肝抗体阴性,肿瘤标记物正常,胸部 CT 未见明显异常,结核菌素试验(PPD)(一),因无使用生物制剂禁忌,医嘱给予抗肿瘤坏死因子拮抗药益赛普针(注射用重组人Ⅱ型肿瘤坏死因子受体-抗体融合蛋白)25mg 皮下注射,2 次/周。

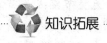
知识拓展

生物制剂的应用

近年来随着对 RA 发病机制的进一步认识和治疗技术的发展,生物制剂逐渐被应用于 RA 治疗。在治疗 RA 的生物制剂中,临床上研究最多的是肿瘤坏死因子-a(TNF-a)的拮抗剂。TNF-a 拮抗剂能特异性地拮抗 TNF-a,抑制其作用,从而控制 RA 病情进展。此外,尚有白介素-1 拮抗剂、抗 L-6 受体单克隆抗体、CD20 靶向生物制剂、抗 T 细胞特异性抑制药等也正逐渐应用于临床。生物制剂的出现将 RA 的治疗带入一个崭新的阶段,尤其为对传统改善病情抗风湿药 DMARDs 治疗无效或疗效差的患者提供了一种新选择。虽然应用生物制剂会出现一些副作用,但总体来说其安全性与传统 DMARDs 相似,因此生物制剂具有良好的临床应用前景。

问题 3　生物制剂使用禁忌证及常见不良反应有哪些?

1. 有活动性感染(包括结核、乙肝、败血症等)、恶性肿瘤或癌前病变(不包括基底细胞癌,以及已诊断并治疗 10 年以上的恶性肿瘤)、心功能不全或对本品或制剂中其他成分过敏者禁用,孕妇及哺乳期妇女不建议使用。

2. 常见不良反应是注射部位局部反应,包括轻至中度红斑、瘙痒、疼痛和肿胀等,其他不良反应包括头痛、眩晕、皮疹、失眠、咳嗽、腹痛、上呼吸道感染、血压升高、外周血淋巴细胞比例增多、鼻炎、发热、关节酸痛、肌肉酸痛、困倦、面部肿胀、转氨酶升高等。大部分无须处理,一旦出现过敏反应,包括血管性水肿、荨麻疹以及其他严重反应时应立刻中止本品的治疗,并遵医嘱予适当处理。

问题4 该患者使用生物制剂时应如何预防患者各种感染的发生?

1. 每日开窗通风换气,每次20~30分钟,保持室内空气新鲜,温湿度适宜。

2. 每日定时用1‰施康消毒液擦拭病床、床头柜及拖地。

3. 严格探视制度,减少病区探视的人数及次数,劝阻患有上呼吸道感染的探视者来院探视。

4. 加强个人卫生,常用漱口液漱口,每天坚持刷牙两次,保持口腔清洁;注意饮食卫生,多吃新鲜的水果和蔬菜,防止肠道感染;保持皮肤清洁完整,避免类风湿结节破损感染;嘱患者避免去公共场所及人群聚集的地方,以防止交叉感染。

5. 严格各项无菌护理技术操作,防止医源性感染。

6. 注意体温和白细胞计数的变化,及时发现异常,及时处理。

情境3 关节功能锻炼及出院指导

入院第8天,患者双手近端指间关节、掌指关节、双腕关节、双肩关节、双踝关节及双膝关节肿痛减轻,疼痛评分1~2分(NRS评分),复查血沉26mm/h,CRP 7.2g/ml,血红蛋白105g/l,血小板计数278×10⁹/L,肝肾功能正常,患者病情好转,医嘱予出院。出院医嘱:益赛普针25mg皮下注射,每周二次;甲氨蝶呤片,叶酸片,钙尔奇D片,骨化三醇片治疗。

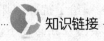 知识链接

类风湿关节炎临床缓解标准

①晨僵时间低于15分钟;②无疲劳感;③无关节痛;④活动时无关节痛或关节无压痛;⑤无关节或腱鞘肿胀;⑥血沉(魏氏法)女性小于30mm/h;男性小于20mm/h。符合五条或五条以上并持续2个月者考虑为临床缓解;有活动性血管炎、心包炎、胸膜炎、肌炎和近期无原因的体重下降或发热,则不能认为缓解。

问题5 如何做好缓解期类风湿关节炎患者关节功能锻炼指导?

1. 类风湿关节炎患者急性炎症控制后,即应开始规范的关节功能锻炼。锻炼可以增强类风湿关节炎患者的抵抗力,促进患者经络通畅,避免出现僵直挛缩甚至是肌肉萎缩的现象。

2. 类风湿关节炎患者活动量宜从小到大,时间从短到长,次数从少到多,每日的活动量以不加重局部症状,不影响第二天锻炼为原则。若头一天的活动量引起第二天关节症状加重,则提示运动量过大,应略减少原活动量,待耐受性增高后再递增活动量。总之,功能锻炼要循序渐进,持之以恒。

(1)关节功能Ⅰ级:回归正常的工作生活,注意受累关节的保暖,避免小关节的负重创伤,日常生活的训练包括手指的抓、捏、握等练习,骑自行车、游泳、散步、打太极拳等活动,必要时也可在康复科医生指导下进行物理治疗。

(2)关节功能Ⅱ级、Ⅲ级:生活尽可能自理,动作幅度及时间依据身体状况而定,以不感劳累和疼痛为度,活动前先进行局部热敷和按摩,然后轻拉肢体,尽量维持在功能位,全面关节体操2~3次/天。

1）指关节：用力握拳、合掌、对指运动，手指平伸紧贴桌面；

2）腕关节：双手合掌，反复交替向一侧屈腕，扶持物体练习旋腕；

3）肘关节：两臂向前或两侧平举，用力握拳屈肘尽量达肩高，然后伸肘伸拳，反复练习；

4）肩关节：练习梳头、用手摸对侧耳朵、滑轮拉绳练习，两手分别从一侧颈旁及另一侧腋下向后伸，努力在背部相扣；

5）踝关节：取坐位练习屈伸、旋转动作；

6）膝、髋关节：原地踏步、滚圆木，逐级上下楼梯，抬腿练习，下蹲训练。

（3）关节功能Ⅳ级：保持关节于功能位制动休息，避免受压和负重，进行力所能及的肌力锻炼和小幅度屈伸活动，辅助热敷、按摩和适当的被动活动，必要时小夹板短时间固定。

 知识链接

类风湿关节炎患者关节功能分级

Ⅰ级：关节功能完整，能顺利完成日常工作。

Ⅱ级：有关节不适或障碍，日常生活能自理，但是工作有影响。

Ⅲ级：功能活动明显受限，日常生活受影响，不能工作。

Ⅳ级：大部分或完全丧失能力，需要卧床或依靠轮椅，很少或不能自理生活。

问题 6　如何给该患者出院指导？

1. 保持情绪乐观开朗，保证良好的睡眠，避免寒冷、潮湿、感染、过劳等诱发因素，夏季使用电扇和空调要适度适时。

2. 合理饮食　以清淡、易消化，富含蛋白质、维生素，钾、钙丰富的食物为宜，避免辛辣、刺激性、粗糙食物，患者轻度贫血者可适当增加含铁食物；避免进食高热量、高脂肪饮食，避免肥胖，以免增加关节及身体负荷。

3. 养成良好的生活习惯，预防各种感染的发生。鼓励生活自理，在允许的体能范围内，可以继续工作。

4. 有计划进行正确的关节功能锻炼，循序渐进、持之以恒，原则为活动后两小时体力恢复为宜，太极拳、散步也是比较适合的运动方式。

5. 按医嘱坚持正确服药，不可擅自停药、改药、加减药，了解药物的作用及使用注意事项，提高依从性。

6. 定期门诊随访，复查血常规、尿常规、肝肾功能、血沉、CRP、类风湿因子等，学会自我病情监测，病情加重时及时就医，以免重要脏器受损。

（金妙娟）

【思考与练习】

1. 如何做好类风湿关节炎患者的生活指导？

2. 类风湿关节炎患者功能锻炼的注意事项有哪些？

任务二　系统性红斑狼疮患者的护理

患者女，25岁，高中学历，公司会计。因"四肢多关节肿痛伴面部蝶形红斑1月余，胸闷伴发热5天"入院。患者1个月前无明显诱因下出现四肢多关节肿痛，疼痛评分3分

（NRS评分），伴面部蝶形红斑，自行间断服用"双氯芬酸钠"，关节痛可缓解，症状反复发作，一直未就诊。5天前患者受凉后出现发热，体温最高为38.7℃，伴有咳嗽，咳少许白色黏痰，有胸闷，活动后加重，当地医院查X线片示"两中下肺渗出性病变"，考虑"肺部感染"，予抗感染治疗症状无改善。患者既往体质欠佳，无重大疾病病史，母亲有红斑狼疮病史。

体格检查：T 39.1℃，P 112次/分，R 20次/分，BP 142/90mmHg，精神软弱，贫血貌，颜面部可见蝶形红斑（图8-2），双肺呼吸音粗，未闻及干湿啰音，心律齐，心脏未闻及病理性杂音。腹软，无压痛，肝脾肋下未及，移动性浊音阴性，左膝、左肘、双手拇指、示指、中指近端指间关节轻度肿胀及压痛，双下肢无水肿，神经系统检查阴性。

辅助检查：血常规示白细胞计数 $3.8×10^9$/L，中性粒细胞80%，血红蛋白85g/L，血小板计数 $83×10^9$/L。尿常规：尿蛋白2+，红细胞163/μl，白细胞22/μl。血生化：白蛋白29.2g/L，血肌酐119μmol/L，尿素氮8.19mmol/L；血沉105mm/h；类风湿因子15.1IU/ml，抗CCP抗体1.1IU/ml。胸部CT：左肺上叶舌段及右肺上叶尖段、中叶内侧段慢性炎症，两侧胸腔积液。

医疗诊断：1. 系统性红斑狼疮（SLE）

2. 狼疮性肾炎？

3. 肺部感染

入院医嘱：风湿免疫科护理常规，一级护理，普食，予头孢曲松钠、还原谷胱甘肽（阿拓莫兰）、奥美拉唑钠静脉滴注，百令胶囊口服治疗。

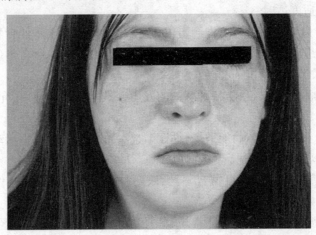

图8-2 蝶形红斑

情境1 入院护理

该患者入院第1天，精神软弱，无畏寒、寒战，T 39.1℃，R 20次/分，遵医嘱予双氯芬酸钠1/2颗塞肛。

问题1 如何做好该患者的入院护理评估？

1. 病史

（1）询问患者与本病有关的病因及诱因：如有无家族史、妊娠、日光过敏、使用某些化学药品（如异烟肼、氯丙嗪、甲基多巴、普鲁卡因胺、青霉胺等）、进食某些食物（如香菜、芹菜、无花果)等。

（2）了解患者起病的时间、病程及病情变化的情况：询问患者有无发热、乏力、体重下降等全身症状；有无呕吐、腹泻、便血、尿少、血尿；有无头痛、意识障碍及神经系统损害症状；有无咳嗽、胸痛及呼吸困难；关节和肌肉疼痛及其部位、性质、特点等；已经过哪些治疗？效果如何？目前用药情况（包括药物的种类、剂量、用法，有无不良反应等），疾病控制情况如何？进行过哪些检查？结果如何？

（3）心理社会支持系统

1）评估患者文化、教育背景，对疾病的了解程度。

2）评估患者的日常生活、工作是否因患病受到影响，生活、工作环境与疾病的发生是否有密切关系。

3）评估患者患病后的心理状态，亲属对患者所患疾病的认知和态度，对患者的关心和支持程度，患者单位所能提供的支持、医疗保险情况，出院后的医疗保障系统等。

2. 身体评估

（1）全身症状：如患者的精神状态，营养状况，有无发热、乏力、贫血？有无体重下降、食欲减退？

（2）皮肤、肌肉、关节症状：如有无皮疹？有无雷诺现象和口腔溃疡？关节肿痛的部位、特点及其伴随症状如何？给予正确的疼痛评分。生活是否能自理？是否属于高危跌倒患者？

（3）关节外表现：是否有多脏器受累症状？如是否有贫血、出血（血液系统改变）？是否有胸闷、心悸（心脏受累）？是否有咳嗽、呼吸困难（肺部受累）？是否有水肿、高血压，尿量有无减少（肾脏受累）？

3. 辅助检查

（1）检查血、尿常规，血沉，血清补体；检查抗核抗体（ANA）、抗 Sm 抗体和抗双链 DNA 抗体等对系统性红斑狼疮有较高诊断特异性的自身抗体。

（2）关节 X 线检查、心脏 B 超、肺部 CT 等。

问题 2 该患者目前首优的护理问题是什么？应采取哪些护理措施？

［护理问题］

体温升高 与狼疮活动及肺部感染有关。

［护理措施］

1. 保持病室内空气清新、温湿度适宜，卧床休息，适当减少活动。

2. 给予高热量、高蛋白、高维生素、营养丰富、易消化饮食，避免辛辣刺激性食物，鼓励患者多饮水。

3. 严密监测体温的变化及其伴随症状 体温达 38℃以上给予温水擦浴等物理降温，体温达 39.0℃以上时，遵医嘱予药物降温，降温后 30 分钟测量体温并记录于体温单上。该患者经双氯芬酸钠 1/2 颗塞肛后复测体温 37.0℃，少许出汗，体温恢复正常二日后改为每日测量一次。

4. 加强口腔护理 因发热致唾液分泌减少，口腔黏膜干燥，口内食物残渣易发酵致口腔溃疡。故应保持口腔清洁，饭后勤漱口。

5. 加强皮肤护理 出汗多时应勤换内衣裤，保持皮肤清洁完整。

情境2　血液系统损害护理

患者入院后第3天,咳嗽较前加重,仍发热,最高体温38.1℃,心率102次/分,焦虑明显,面部可见蝶形红斑,左膝、左肘,双手拇指、示指、中指近端指间关节肿胀不明显,仍有轻度压痛。辅助检查:血常规示白细胞计数$3.0×10^9$/L,中性粒细胞83%,血红蛋白80g/L,血小板计数$68×10^9$/L;免疫球蛋白IgG 21.2g/L,补体C_3 0.26g/L,补体C_4 0.07g/L;自身抗体谱示:抗核抗体阳性(1:1000),抗核小体抗体阳性,抗组蛋白抗体阳性,抗Sm抗体阳性,抗双链DNA阳性,抗AMA-M2弱阳性,抗核糖P蛋白阳性,抗双链DNA 56.8IU/ml;尿微量白蛋白>35.2mg/dl。B超示脾偏大,腹盆腔少量积液;心脏超声示轻度肺动脉高压,心包腔少量积液。根据患者临床表现及相关检查结果,有多关节炎、面部蝶形红斑、多浆膜腔积液、全血细胞下降、肾脏损害,补体C3、C4下降,特异性抗体如抗Sm抗体、抗双链DNA抗体阳性,患者诊断为系统性红斑狼疮,狼疮性肾炎,全血细胞减少,轻度肺动脉高压明确。医嘱:加用甲泼尼龙针60mg/d静脉滴注治疗。

 知识链接

系统性红斑狼疮的诊断标准

美国风湿病学会1997年推荐的SLE分类标准,下列11项符合4项以上者,可诊断为SLE:①蝶形红斑;②盘状红斑;③光敏感;④口腔溃疡;⑤关节炎;⑥浆膜炎;⑦肾脏病变;⑧神经系统异常;⑨血液系统异常;⑩免疫学异常;⑪抗核抗体:免疫荧光抗核抗体滴度异常或相当于该法的其他试验滴度异常,排除药物诱导的"狼疮综合征"。

问题3　该患者系统性红斑狼疮诊断明确,心情紧张、焦虑,应如何做好心理护理?

1. 该患者年轻女性,颜面蝶形红斑外貌有变化,得知确诊系统性红斑狼疮需使用激素长期治疗,心理负担较重,产生焦虑、恐惧和悲观失望的情绪,因此做好心理护理非常重要。

2. 用积极的态度和通俗易懂的语言告知患者该疾病的有关知识,反复向患者强调虽然本病目前无特效根治方法,但经过合理规范治疗,可明显减轻症状,控制病情,改善预后,给患者以信心。

3. 加强社会支持系统的帮助,多与患者家属沟通,嘱患者父母尽量多陪伴在其身边,让患者感到温暖踏实。

4. 邀请治疗效果好且较开朗的相同疾病的患者现身说法以鼓励患者。

5. 创造整洁、安静、安全、温馨的就医环境,有利于解除患者焦虑、恐惧的心理,使患者能更安心地接受治疗。

问题4　患者血常规化验提示全血细胞下降,请问如何做好系统性红斑狼疮血液系统损害的护理?

1. 贫血的护理　评估贫血的程度,适当休息,尽量减少机体的耗氧量,严重者需卧床休息,必要时遵医嘱给予吸氧,该患者中度贫血,活动后稍感胸闷,指导患者多卧床休息,适当活动,避免跌倒等不良事件的发生。

2. 血小板减少的护理　评估血小板降低的程度,遵医嘱予卧床休息,指导患者保持全身皮肤、黏膜的完整,观察有无出血倾向,避免外伤,刷牙时用软毛牙刷,勿用手抠鼻腔,若有出血应针对不同的出血部位,采取积极的止血措施,密切观察患者神志、瞳孔、血压、脉搏、呼吸等情况,必要时给予成分输血。

3. 白细胞下降的护理　监测血常规变化,注意避免各种感染发生。保持病室内空气流通,定期消毒、灭菌,并向患者及家属反复进行卫生宣教,保持六洁(口腔洁、头发洁、皮肤洁、手足洁、会阴洁、肛门洁)。嘱患者气候变化时及时增减衣服,避免受凉感冒,注意饮食卫生,避免肠道感染,注意保持会阴部清洁,勤换内裤,限制探视人员,防止交叉感染等等。

情境3　狼疮危象的护理

患者入院第8天,仍有胸闷、心悸,活动后明显,并出现尿量减少,颜面部及双下肢水肿,感腹痛,恶心呕吐1次,吐出胃纳容物。体格检查:P 96次/分,BP 140/100mmHg,精神软弱,贫血貌明显,颜面部及四肢水肿明显,双肺呼吸音粗,无干湿啰音,腹软,剑突下有压痛。复查血常规:白细胞计数 10.2×10^9/L,血红蛋白62g/L,血小板计数 42×10^9/L;尿常规:尿蛋白3+,红细胞576/μl,白细胞122/μl;24小时尿蛋白定量1.7g,大便隐血3+;血生化:白蛋白25.2g/L,血肌酐213μmol/L,尿素氮14.29mmol/L,血钾3.56mmol/L,血钙1.71mmol/L。骨髓穿刺检查报告示:红系增生活跃,内外铁增多,环状铁粒幼红未增多,幼红未见明显病态造血,巨核细胞量增多,产血小板功能差。考虑患者虽经激素治疗后关节痛、皮疹、发热症状改善,但胸闷、气短症状未能缓解,同时出现尿量减少,24小时尿量为500~750ml,颜面、双下肢水肿,并出现腹痛,血红蛋白、血小板进行性下降,血肌酐进行性升高,提示肾脏损害进行性加重。综上所述,患者系统性红斑狼疮病情仍高度活动,累及多个重要器官如肾脏、胃肠道、血液系统等,属于危重型狼疮,有大剂量激素冲击治疗指征,医嘱予甲泼尼龙针0.5g静滴,每日一次,3天,冲击治疗,同时给予输注白蛋白纠正低蛋白血症,告病危,记录24小时出入量等处理。

 知识链接

狼 疮 危 象

急性的危及生命的重症狼疮叫狼疮危象,包括急进性狼疮性肾炎,严重中枢神经系统损害,严重溶血性贫血、血小板减少性紫癜、粒细胞缺乏,严重狼疮性心肌炎、狼疮性肺炎、狼疮性肝炎及肠系膜血管炎等。对于出现狼疮危象者需给予大剂量激素冲击治疗,同时常需加免疫抑制药治疗。

问题5　医嘱使用激素治疗,应如何做好用药护理?

1. 耐心向患者及家属宣教使用激素的必要性及激素常见的不良反应(如高血压、高血糖、高血脂、低钾血症、骨质疏松、无菌性骨坏死、白内障、水钠潴留、体重增加、感染等),使患者能积极配合治疗。

2. 大剂量激素冲击治疗时应强调缓慢静脉滴注,时间需60分钟以上,用药过程中不可突然停药或减量过快。

3. 用药期间应给予低盐、优质蛋白饮食,必要时遵医嘱补充钙剂和维生素D。

4. 用药期间应密切观察患者的病情变化及激素的不良反应有无发生,定期测量血压、血糖、尿糖的变化,发现异常及时处理。

问题6　该患者并发狼疮性肾炎,肾功能不全,应如何做好护理?

1. 提供安静的病房环境,根据病情和活动耐力情况适当活动,多卧床休息,以增加肾血流量和尿量,缓解水钠潴留,下肢水肿明显可抬高下肢,以增加静脉回流,减轻水肿。活动时以不出现心慌、气喘、疲乏为宜,一旦出现不适应暂停活动,卧床休息。

2. 给予低盐、高热量、高维生素饮食,根据患者肾小球滤过率(GFR)来调整蛋白质的摄入量。少尿者应限制摄入高钾食物。液体入量要视水肿程度及尿量而定,若每天尿量达1000ml 以上,一般不需严格限水,但不可过多饮水,若每天尿量小于 500ml 或有严重水肿者需限制水的摄入,重者应量出为入,每天液体的入量不应超过前一天 24 小时尿量加上不显性失水量(约 500ml)。该患者尿量偏少,24 小时尿量在 500～750ml,尿色清,未达到少尿标准,但颜面、双下肢水肿,移动性浊音(一),需适当限制水分的摄入,每天的液体入量约 1000～1300ml左右。

3. 遵医嘱用药,密切观察药物的疗效及副作用,避免使用对肾脏有损害的药物。

4. 密切观察患者病情变化,特别是尿量、尿色、血压、水肿情况,维持水、电解质、酸碱平衡及监测营养和肾功能改善情况。

5. 预防各种感染的发生,平时注意保暖,避免受凉,减少探视,避免与呼吸道感染者接触以防交叉感染;注意饮食卫生,不吃不洁食物,避免肠道感染;注意保持会阴部清洁,勤换内裤,避免泌尿道感染;保持水肿皮肤的清洁完整,避免破损感染。监测感染征象,注意患者体温变化、咳嗽、咳痰、尿路刺激征和尿液改变及白细胞增高等。

情境 4　循环系统损害的护理

患者入院后第 11 天,中午 12 时许突发胸闷、心慌,伴咯鲜红色血 5～6 口,约 50ml。查体:P 118 次/分,Bp 169/80mmHg,颈静脉怒张,双肺听诊满布哮鸣音和湿啰音,HR 118 次/分,未闻及明显病理性杂音,颜面部及双下肢中度凹陷性水肿。辅助检查:血常规示白细胞计数 $9.6\times10^9/L$,血红蛋白 66g/L,血小板计数 $74\times10^9/L$;尿常规:尿蛋白 3+,红细胞 726/μl,白细胞 102/μl;血生化:白蛋白 23.2g/L,血肌酐 216μmol/L,尿素氮 18.20mmol/L,脑钠肽前体 32749pg/ml,肌钙蛋白阴性,血气分析示:氧分压 86.6mmHg,氧饱和度 90.4%,二氧化碳分压 33.2mmHg。考虑急性左心功能不全。医嘱:立即给予生理盐水 20ml+去乙酰毛花苷注射液(西地兰)0.2mg 静脉注射、生理盐水 20ml+呋塞米针(速尿针)40mg 静脉注射,生理盐水 20ml+二羟丙茶碱(喘定针)0.25mg 静脉注射,后给予生理盐水 20ml+鲁南力康(米力农)针 10mg 微泵注射 5ml/h,加用哌拉西林/他唑巴坦针抗感染。

问题 7　该患者出现急性左心功能不全,应如何做好护理?

参见循环系统任务一。

问题 8　该患者出现咯血,应如何做好咯血的护理?

1. 予心理护理,稳定情绪,嘱患者轻轻将积血咯出,勿紧张屏气,以免诱发喉头痉挛,造成呼吸道阻塞、窒息。及时漱口,保持口腔清洁,以免口腔异味刺激再度引起咯血。

2. 小量咯血嘱患者静卧休息,若发生大咯血应绝对卧床休息,头偏向一侧,及时咯出呼吸道积血,防止血块堵塞呼吸道,避免不必要的搬动。

3. 若大咯血应暂禁食,小量咯血或大咯血停止后可进少量温或凉的流质饮食,避免饮用浓茶、咖啡、酒等刺激性饮料。

4. 密切观察患者咯血的量、颜色、性状及出血的速度,监测血压、脉搏、呼吸、心律、瞳孔、意识状态等方面的变化并记录,注意有无窒息先兆,如胸闷气短,口唇发绀,面色苍白,冷汗淋漓,烦躁不安等,准备好抢救用品,以便及时抢救。

5. 若有窒息征象应立即采取头低脚高体位,轻叩背部,排出血块。及时清除呼吸道内积血,必要时行气管插管或气管镜直视下吸取血块。气道通畅后,若患者自主呼吸未恢复,应行人工呼吸。给予高流量吸氧,按医嘱应用呼吸中枢兴奋剂,同时仍需密切观察病情变化,监测血气分析和凝血机制,警惕再次窒息的可能。

6. 咯血量较大者常用垂体后叶素静脉滴注,但该药有收缩血管和子宫平滑肌的作用,因此冠心病、高血压及妊娠者禁用,使用时要控制滴速,使用过程中密切观察有无恶心、便意、心悸、面色苍白等不良反应。大咯血不止者,做好经纤维支气管镜局部注射凝血酶或气囊压迫止血。对烦躁不安者可用镇静剂,如地西泮(安定)5～10mg肌注。禁用吗啡、哌替啶,以免抑制呼吸。

情境5　出院护理

入院后第24天,患者无胸闷气短,无咯血,无畏寒、发热,四肢关节肿痛不明显。辅助检查:白细胞计数 $7.9×10^9$/L,血红蛋白83g/L,血小板计数 $90×10^9$/L;尿常规:尿蛋白2+,红细胞126/μl,白细胞92/μl;血生化:白蛋白30.6g/L,血肌酐98μmol/L,尿素氮5.1mmol/L,血沉20mm/h。医嘱给予出院,出院时激素减量至每天60mg口服,并加用羟氯喹片口服治疗。

问题9　应如何做好出院指导?

1. 嘱患者保持舒畅心情和乐观情绪,树立战胜疾病的信心,避免精神刺激,积极配合治疗;注意劳逸结合,避免劳累,避免接受各种活疫苗预防接种。

2. 避免阳光直接照射皮肤,禁止日光浴。夏日外出穿长袖长裤,戴遮阳镜及遮阳帽,室内挂窗帘,以免引起光敏感,使皮疹加重。剪指甲不要过短,防止甲周的皮肤损伤,禁用碱性强的肥皂清洁皮肤,宜用偏酸或中性的肥皂,最好用温水洗脸,慎用各类化妆品。

3. 进食高蛋白、高热量、高维生素的饮食,避免刺激性食物,忌食可能诱发狼疮的食物如芹菜、香菜、无花果、菇类等,同时注意补钙。

4. 严格按医嘱治疗,不可擅自改变药物剂量或突然停药,向患者详细介绍所用药物的名称、剂量、给药时间和方法等,并教会其观察药物疗效和不良反应。因羟氯喹有蓄积作用,易沉淀于视网膜的色素上皮细胞,引起视网膜变性而致失明,服用半年左右应查眼底。强调定期门诊复查,在医师指导下调整药物用法及用量,如有病情变化及时复诊。

5. 在疾病的缓解期,患者应逐步增加活动量,可适当参加社会活动和日常工作,但要注意劳逸结合,避免过度劳累,避免各种感染的发生。

6. 育龄期妇女在病情活动期应注意避孕,忌用口服避孕药,病情稳定后可在医师的指导下妊娠。

问题10　请问该患者怀孕需具备哪些条件?

系统性红斑狼疮好发于育龄妇女,狼疮患者生育能力与常人并无区别,但狼疮患者怀孕关系到母婴的安全和健康,是临床诊治中颇具挑战性的一个组分。若SLE处于活动期,口服泼尼松剂量大于15mg/d,有重要脏器受累,则是SLE患者妊娠禁忌证。该患者妊娠需具备下列条件:

1. 病情缓解6个月～1年,服用泼尼松≤10mg/d;

2. 无肾脏、中枢神经等重要脏器病变;

3. 妊娠前未使用免疫抑制药物或停用免疫抑制药物 6 个月以上。

（金妙娟）

【思考与练习】

1. 如何做好系统性红斑狼疮患者的健康教育？

2. 如何做好系统性红斑狼疮患者的用药护理？

项目九

感染性疾病患者的护理

任务一　乙型肝炎患者护理

患者男,38岁,商人,初中学历,已婚,无烟酒嗜好。因"乏力、纳差、呕吐1周,皮肤发黄、尿量减少、腹胀2天"入院。患者1周前出差后出现乏力、纳差,伴厌油,恶心呕吐数次,吐出胃内容物,小便发黄,无畏寒、发热,无腹胀、腹痛、腹泻,未予重视,仍坚持工作。其后症状加重,2天前家属发现患者全身皮肤巩膜黄染,乏力感加重,恶心呕吐频繁,尿量减少,尿黄如浓茶样。既往有"乙肝小三阳"病史8年,无明显症状,未定期检查肝功能。

体格检查:T 36.7℃,P 102次/分,R 20次/分,BP 122/80mmHg。神志清楚,精神软弱,慢性肝病面容,全身皮肤巩膜黄染,可见肝掌,未见蜘蛛痣,双肺呼吸音清,未闻及明显干湿性啰音,心律齐,无杂音,腹软,肝脾肋下未及,无压痛及反跳痛,肝区叩击痛阳性,移动性浊音阴性,肾区叩击痛阴性,双下肢轻度水肿。

辅助检查:B超提示肝回声增粗增强,胆囊缩小,胆囊壁明显增厚,腹腔少量积液,胰脾未见明显异常。上腹部增强CT提示:肝门部淋巴结肿大,请随访;胆囊壁水肿,腹腔少量积液。肝功能示:谷丙转氨酶(ALT)632IU/L,谷草转氨酶(AST)764IU/L,白蛋白29.2g/L,血清胆红素215.7μmol/L。凝血功能常规示:凝血酶原时间(PT)18秒,凝血酶原活动度(PTA)52.0%。

医疗诊断:慢性乙型病毒性肝炎(重度)

入院医嘱:感染性疾病护理常规,一级护理,半流质饮食,留陪,记24小时尿量。腺苷蛋氨酸针(思美泰针)、异甘草酸镁注射液、还原谷胱甘肽针(阿拓莫兰针)静脉滴注,呋塞米片(速尿)、螺内酯片(安体舒通)口服。血常规、血生化系列检查、凝血功能常规、输血前检查、肝纤维化系列、乙肝DNA测定、甲型肝炎及戊型肝炎抗体测定。

情境1　入　院　护　理

该患者来到医院感染性疾病科病房,责任护士小徐热情地迎了上去,向患者做了自我介绍,接着边介绍病区环境边将患者带到准备好的病床上。患者一到病房就问护士:"我这病查出来8年了,一直都没有症状的,现在突然这么严重,我家人会不会被传染上?"

问题 1 如何向患者做好解释及安慰?

乙型肝炎的传播途径:

1. 体液和血液传播

(1)血液传播:是主要的传播方式,包括不洁注射(如静脉药物依赖者共用注射器),针刺、输注含肝炎病毒的血液和血制品,共用牙刷、剃刀等。

(2)生活密切接触传播:是次要的传播方式,主要与各种体液和分泌物的接触有关,如唾液、精液和阴道分泌物等,性接触传播不容忽视。

(3)医源性传播:可见于牙科器械、血液透析或医疗物品污染等,随着一次性注射物品的普及,该传播方式已呈下降趋势。

2. 母婴传播 是 HBV 感染的一种重要传播途径,主要经胎盘、产道分娩、哺乳和喂养等方式传播。

建议患者的食具、用具和洗漱用品专用。家中与其密切接触者,可到医院检查乙肝三系定量,医生会根据化验结果,决定家属是否需要预防接种乙肝疫苗。

问题 2 患者符合慢性乙型病毒性肝炎(重度)的临床表现有哪些?

1. 症状 既往有"乙肝小三阳"病史 8 年。乏力、食欲减退、厌油、恶心、呕吐、腹胀、尿量减少,尿黄如浓茶样。

2. 体征 慢性肝病面容,全身皮肤巩膜黄染,肝掌,双下肢轻度水肿。

3. 辅助检查 肝功能示:ALT 632IU/L,AST 764IU/L,白蛋白 27.2g/L,血清胆红素 215.7μmol/L。凝血功能示:PT 18 秒,PTA 52.0%。B 超提示:肝回声增粗增强,胆囊缩小,胆囊壁明显增厚,腹腔少量积液。上腹部增强 CT 提示:肝门部淋巴结肿大,胆囊壁水肿,腹腔少量积液。

问题 3 目前该患者的主要治疗及护理措施有哪些?

1. 目前该患者的主要治疗

(1)一般保肝药物和支持治疗:思美泰(丁二磺酸腺苷蛋氨酸)针利胆保肝降酶,异甘草酸镁注射液抗炎保肝,阿拓莫兰针(还原型谷胱甘肽)促进解毒功能。

(2)对症治疗:呋塞米片、螺内酯片口服联合利尿。

2. 主要护理措施

(1)做好血液体液隔离。

(2)休息与安全:强调卧床休息的重要性,可降低机体代谢率,增加肝脏的血流量,有利于肝细胞的恢复。取低半卧位或半卧位,抬高双下肢,注意安全,防跌倒、防坠床。

(3)饮食护理:指导进食清淡、易消化、富含维生素的半流质饮食,多吃蔬菜、水果,特别是瓜类,如冬瓜、黄瓜、丝瓜等,忌吃生冷、辛辣、油炸食物,减少产气食品的摄入,如牛奶、豆制品。少量多餐,细嚼慢咽。观察消化道症状与饮食的关系,及时对饮食进行调整。

(4)心理护理:加强护患沟通,讲解疾病知识,保持情绪稳定,正确对待疾病,积极配合治疗。

(5)准确记录 24 小时尿量。

(6)观察腹水消长和双下肢水肿情况,每天测量腹围、体重,准确记录。

(7)基础护理:注意口腔清洁,加强皮肤护理,穿宽松棉质衣、裤、袜,避免用力搔抓皮肤。

(8)用药护理:按医嘱应用药物,观察药物作用及副作用:口服呋塞米片和螺内酯片,要动态监测血电解质变化;异甘草酸镁注射液使用过程中要注意监测血压变化。

问题 4　护理该患者时,护士应该采取哪些自我防护措施?

1. 接触患者的血液、体液、分泌物、排泄物等物质以及被其污染的物品时应当戴手套,脱去手套后立即洗手,必要时进行手消毒。

2. 在进行护理操作过程中,要保证充足的光线,并特别注意防止被针头等锐器刺伤或者划伤;禁止将使用后的一次性针头重新套上针头套;禁止用手直接接触使用后的针头、刀片等锐器。

3. 使用后的锐器直接放入锐器盒中,以防刺伤。

4. 处理污物时,严禁用手直接抓取污物,尤其不能将手伸入到垃圾袋中向下压挤废物,以防被锐器刺伤。

5. 在进行有可能接触患者血液、体液的诊疗、护理操作前,如果手部皮肤有破损的,必须戴双层手套。

情境 2　抗病毒治疗及护理

患者入院第 5 天,精神软弱,皮肤巩膜黄染明显,乏力感加重,胃纳差,腹胀加剧,移动性浊音阳性,双下肢凹陷性水肿,24 小时尿量 1800ml,大便 3 天未解。复查血生化示:ALT 812IU/L,AST 799IU/L,白蛋白 23.6g/L,血清胆红素 313μmol/L,K^+ 3.16mmol/L,Na^+ 138mmol/L。输血前检查示:乙肝小三阳。乙型肝炎病毒脱氧核糖核酸(HBV-DNA):5.60E+7(IU/ml)。凝血功能示:PT 26.1秒,PTA 37%。

修正诊断:慢性乙型重型肝炎

医嘱:加用促肝细胞生长素促进肝细胞再生,加用恩替卡韦片口服抗病毒治疗,乳果糖口服通便治疗,氯化钾片口服,输注血浆、白蛋白营养支持治疗。

问题 5　重型肝炎(肝衰竭)的临床表现有哪些? 该患者属于哪种类型的肝衰竭?

1. 肝衰竭的临床表现　极度乏力,严重消化道症状,神经精神症状(嗜睡、性格改变、烦躁不安、昏迷等),有明显出血现象,PT 显著延长及 PTA<40%。黄疸进行性加深,血总胆红素每天上升≥17.1μmol/L 或大于正常值 10 倍。可出现中毒性鼓肠、肝臭、肝肾综合征等,可见扑翼样震颤及病理反射,肝浊音界进行性缩小,胆酶分离,血氨升高等。

2. 肝衰竭目前分为四种类型

(1)急性肝衰竭:发病 2 周内出现Ⅱ度以上肝性脑病为特征的肝衰竭症状。

(2)亚急性肝衰竭:发病 15 天～26 周内出现肝衰竭症状。

(3)慢加急性肝衰竭:是在慢性肝病基础上出现的急性肝功能失代偿。

(4)慢性肝衰竭:是在肝硬化基础上,肝功能进行性减退导致的以腹水和门脉高压、凝血功能障碍和肝性脑病为主要表现的慢性肝功能失代偿。

该患者属于慢加急性肝衰竭。

问题 6　乙肝抗病毒药物的种类有哪些?

1. 干扰素(IFN)　500 万 U 皮下或肌内注射,隔天一次;或聚乙二醇干扰素 50 万～80 万 U,每周一次。

2. 核苷类药物　拉米夫定(贺普丁)、阿德福韦(贺维力、名正、代丁等)、恩替卡韦(博路定)、替比夫定(素比伏)、替诺福韦。

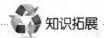 **知识拓展**

抗病毒治疗的一般适应症

1. HBeAg 阳性者,HBV-DNA≥105 拷贝/ml(相当于 20 000IU/ml);HBeAg 阴性者,HBV-DNA≥104 拷贝/ml(相当于 2000IU/ml)。

2. ALT≥2×ULN(正常值上限);如用 IFN 治疗乙肝,ALT 应≤10×ULN,血清总胆红素应<2×ULN。

3. ALT<2×ULN,但肝组织学显示 Knodell HAI(组织学活动指数)≥4,或炎性坏死≥G2(炎症活动度分级第二级),或纤维化≥S2(纤维化分期第二期)。

对持续 HBV-DNA 阳性、达不到上述治疗标准,但有以下情形之一者,亦应考虑应用抗病毒治疗来有效的治疗乙肝:

1. 对 ALT 大于 ULN 且年龄>40 岁者,也应考虑抗病毒治疗;

2. 对 ALT 持续正常但年龄较大者(>40 岁),应密切随访,最好进行肝组织活检;如果肝组织学显示 Knodell HAI≥4,或炎性坏死≥G2,或纤维化≥S2,应积极给予乙肝抗病毒治疗;

3. 动态观察发现有疾病进展的证据(如脾脏增大)者,建议行肝组织学检查,必要时应给予抗病毒治疗。

在开始治疗前应排除由药物、酒精或其他因素所致的 ALT 升高,也应排除应用降酶药物后 ALT 暂时性正常。

问题 7　如何指导该患者正确服用抗病毒药物?

1. **用药前宣教**　用药前向患者说明抗病毒治疗的目的、意义和可能出现的不良反应,使患者有心理准备,便于坚持治疗。

2. **用药期间宣教**

(1)口服抗病毒药物每天规律服用:即每天在固定时间空腹服用。

(2)必须在专科医生指导下用药,不能自行停用或加量。用药不当易引起病毒变异或药物不良反应增加,造成病毒反跳,肝损害加重,甚至出现肝衰竭。

(3)在服药过程中一定要定期监测,出院后第一个月复查一次,以后每 1~2 个月复查一次,半年后每 3 个月复查一次,定期复查 1~2 年。

(4)复查项目:肝功能、肾功能、心肌酶谱、甲胎蛋白、血常规、HBV-DNA 和乙肝三系、肝胆脾胰彩超。

(5)有不适情况及时就诊。

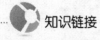 **知识链接**

抗病毒药物的不良反应

1. 干扰素的不良反应

(1)流感样症候群:表现为发热、寒战、头痛、肌肉酸痛和乏力等。

(2)一过性外周血细胞减少:主要表现为外周血白细胞(中性粒细胞)和血小板减少。

(3)精神异常:可表现为抑郁、妄想、重度焦虑等精神病症状。

（4）自身免疫性疾病：一些患者可出现自身抗体，仅少部分患者出现甲状腺疾病、糖尿病、血小板减少、银屑病、白斑、类风湿关节炎和系统性红斑狼疮样综合征等。

（5）其他少见的不良反应：包括肾脏损害、心血管并发症、视网膜病变、听力下降、间质性肺炎等。

2. 核苷类药物的不良反应　总体安全性和耐受性良好，但在临床应用中确有少见、罕见严重不良反应的发生，如肾功能不全、肌炎、横纹肌溶解、乳酸酸中毒等，应引起关注。

治疗中出现血肌酐、肌酸激酶或乳酸脱氢酶明显升高，并伴相应临床表现者如全身情况变差、明显肌痛、肌无力等症状的患者，应密切观察，一旦确诊，应及时停药或改用其他药物，并给予积极的相应治疗干预。

 知识链接

乙肝病毒感染的血清标志物及意义

血清标志物		HBsAg	HBsAb	HBcAb	HBeAg	HBeAb	HBV-DNA
患者状况	急性乙型肝炎	+	−	+	+	−	+
	HBV感染恢复期	−	+	+	−	+	−
	慢性乙型肝炎	+	−	+	+/−	−/+	+,≥105拷贝/ml
	非活动性携带者	+	−	+	−	+	+,<105拷贝/ml
	隐匿性携带者	−	−/+	−/+	−/+	−/+	+

情境3　人工肝脏治疗及护理

患者入院第8天，精神萎靡，皮肤巩膜黄染加深，乏力明显，消化道症状无改善，腹胀，无出血倾向。复查肝功能示：ALT 438IU/L，AST 217IU/L，白蛋白 30.3g/L，血清胆红素 456μmol/L。血电解质正常。凝血功能示：PT 27.8s，PTA 32%。

医嘱：备血浆2500～3000ml，行人工肝脏支持治疗。

 知识拓展

人工肝脏

人工肝脏是通过一个体外的机械或理化装置，担负起暂时辅助或完全代替严重病变肝脏的功能，清除各种有害物质，代偿肝脏的代谢功能，直至自体肝脏功能恢复或进行肝脏移植。由于肝脏功能复杂，到目前为止，人工肝脏还没有完全成功的定型装置，只能取代肝脏的部分功能，因此，人工肝脏又称人工肝脏支持系统（ALSS），分为非生物型、生物型及混合型三种，目前临床上开展最多的为非生物型中的血浆置换（图9-1）及特异性胆红素吸附术。

适应证：①各种原因引起的肝衰竭早、中期，PTA介于20%～40%和血小板计数（PLT）＞50×10⁹/L的患者为宜；晚期肝衰竭患者也可进行治疗，但并发症多见，应慎重；

未达到肝衰竭诊断标准,但有肝衰竭倾向者,也可考虑早期干预。②晚期肝衰竭肝移植术前等待供者、肝移植术后排异反应及移植肝无功能期的患者。

相对禁忌证:①伴有严重活动性出血或弥漫性血管内凝血者。②对治疗过程中所用血制品或药物如血浆、肝素和鱼精蛋白等严重过敏者。③循环功能衰竭者。④心脑梗死非稳定期。⑤妊娠晚期。

问题 8 患者在人工肝脏治疗前,需要实施哪些护理措施?

1. 心理护理 消除或减轻患者心理紧张和焦虑情绪,努力把患者从心理危机中解救出来。并简述人工肝脏治疗的方法及步骤,使患者了解人工肝脏治疗只是一种内科治疗方法,而非外科手术,以减轻患者的恐惧心理。

2. 观察病情

(1)治疗前详细询问病史,了解患者病程时间,肝、肾功能,特别是总胆红素、凝血酶原时间、血型、有无出血史、血小板计数,有无肝性脑病前期表现、血浆过敏史等等,做到心中有数,以便治疗时观察。

(2)监测体温、脉搏、呼吸、血压、心率,若血压偏低、心率快、体温高时,可纠正后再行人工肝脏治疗。

3. 饮食指导 治疗前给予清淡半流质饮食,并结合患者病情,联系营养膳食科制订膳食谱,补充适量电解质食物。

4. 做好卫生宣教 嘱患者治疗前尽量少饮开水,进食高质量早餐,避免术中低血糖、低血压的发生。因下床走动过频,可导致插管的脱落移位或影

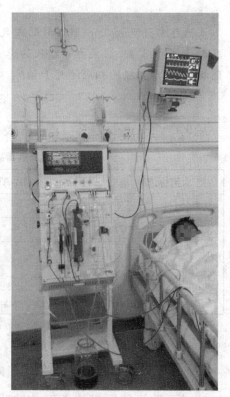

图 9-1 人工肝脏治疗——血浆置换

响拔管后伤口的愈合。因此术前应逐步锻炼在床上解大小便,以防治疗中、治疗后不适应床上大小便。

5. 做好股静脉置管处的皮肤准备,一般选择右侧。

问题 9 患者行人工肝脏治疗后回到病房,需要做好哪些方面的护理?

1. 留置导管护理 常用部位选择右侧股静脉,人工肝脏治疗后导管要妥善固定,防止脱出。尤其是肝性脑病患者,导管处要加强包扎,以免烦躁时拉出导管。导管避免做其他用途(输液、采血等),减少肝素帽开放次数。每天测置管侧上下腿围 3 次,观察足背动脉搏动情况,如有变化,及时做 B 超以排除血栓的可能。一旦发现局部皮肤感染、脓肿,除全身加强抗生素应用外,应尽早拔管,避免及减少逆行感染机会。

2. 合理饮食 反复多次、不厌其烦地宣讲饮食的重要性,联系营养膳食科,帮助患者拟定膳食谱。

3. 监测体温,防止感染 每天测体温、脉搏、血压;做好口腔护理,保持口腔清洁、湿润;做好皮肤护理,每日用温水擦浴,保持皮肤黏膜清洁、干燥;病室内保持空气清新,温湿度适

宜,减少陪护人员,每日用紫外线照射 1 小时;每天消毒液擦拭桌面、地面;操作时严格执行无菌原则,留置插管处严密观察创口的出血、敷料的干燥、大小便后创口有无污染、有无留置插管外脱等情况,做到定期检查。

4. 监测血生化的改变 定期监测血常规、血生化及凝血功能,及时发现异常并给予相应治疗,避免出现不必要的并发症,有助于观察疗效及病情变化。

情境 4 出院护理

患者住院第 34 天,皮肤、巩膜黄染明显减轻,无消化道症状,无腹胀、腹痛,无双下肢水肿,大便通畅,尿量正常,生命体征正常,情绪稳定。复查肝功能示:ALT 97IU/L,AST 56IU/L,血清总胆红素 86μmol/L,血电解质正常,凝血功能示:PT 13.7 秒,PTA 62%,医嘱予出院。出院带药:恩替卡韦片、熊去氧胆酸胶囊(优思弗)、甘草酸二铵胶囊、水飞蓟宾胶囊口服。

问题 10 如何做好出院指导?

1. 出院后继续休息半年以上,定期回院复查,一般半个月复查一次血生化、电解质、HBV-DNA 定量、肝胆胰脾 B 超和与肝纤维化有关的指标,稳定以后 3~6 个月复查一次。

2. 饮食指导 进食富有营养、清淡、易消化食物,多吃新鲜瓜果、蔬菜,增加蛋白质饮食,以优质蛋白为宜,如牛奶、瘦肉、鱼等。避免长期摄入高糖、高热量饮食。少量多餐,细嚼慢咽。

3. 按医嘱正确服用抗病毒药物,不可随意服用或少服,尽量避免应用增加肝脏损害的药物。

4. 正确对待疾病,保持乐观情绪。生活规律,劳逸结合。

5. 适当的家庭隔离 患者的食具、用具和洗漱用品专用。患者自觉注意卫生,养成良好的卫生习惯,防止唾液、血液及其他排泄物污染环境。家庭密切接触者,可行预防接种乙肝疫苗。

6. 如出现乏力、恶心、呕吐、腹胀、尿色明显加深、大便颜色变黑等不适情况,及时回院就诊。

(张 戈)

【思考与练习】

1. 慢性乙型肝炎患者发展为重型肝炎的诱因有哪些?
2. 重型肝炎有哪些常见的并发症? 应如何护理?
3. 如何做好乙肝患者的健康指导?

任务二 艾滋病患者的护理

患者男,28 岁,商人,大学毕业,已婚,无烟酒嗜好。因"恶心、呕吐 2 个月,发热 2 天"入院。患者 2 个月前在外院治疗"尖锐湿疣"时,化验发现感染 HIV,即到疾控中心就诊,服用拉米夫定片、齐多夫定片、奈韦拉平片等,服药后一直有恶心、呕吐症状,吐出食物,伴乏力,未停药。近 2 天出现畏寒、发热,体温 38.2℃,有咳嗽咳痰,咳白色黏痰,自服退热药物,今仍有发热,咳嗽咳痰增多,遂来我院就诊。查胸片示:左下肺斑片状模糊影,炎症考虑。患者 5 年前有下肢外伤史,有输血史。近 1 年来体质明显减弱,近 2 个月体重减轻约 5kg。

体格检查:T 37.7℃,P 96次/分,R 21次/分,BP 110/66mmHg。神志清楚,精神软弱,消瘦,皮肤、巩膜无黄染,口唇无发绀,浅表淋巴结未触及肿大,咽红,扁桃体未见明显肿大,两肺呼吸音粗,左肺可闻及湿啰音,心律齐,无杂音,腹平软,无压痛及反跳痛,肝脾肋下未及,双下肢无水肿。

辅助检查:胸部增强CT提示两肺炎性渗出性病变首先考虑,建议治疗后复查。血常规示:白细胞计数 2.2×10^9/L,淋巴细胞数 0.4×10^9/L,红细胞计数 3.00×10^{12}/L,血红蛋白 101g/L,血小板计数 172×10^9/L,超敏CRP 24.4mg/L。血生化示:ALT 17.0IU/L,AST 33IU/L,乳酸脱氢酶 649IU/L,r-谷氨酰转肽酶 87.0U/L。淋巴细胞亚群分析示:Th细胞($CD3^+$/$CD4^+$)26.08%,Ts细胞($CD3^+$/$CD8^+$)54.51%,Th细胞/Ts细胞($CD4^+$/$CD8^+$)0.48,B细胞($CD19^+$)3.71%。

医疗诊断:1. 艾滋病

　　　　　2. 肺部感染

入院医嘱:感染性疾病护理常规,一级护理,半流质饮食,留陪,枢丹针静脉推注,左氧氟沙星(左克)针、泮托拉唑针、氨溴索针、复方氨基酸、脂肪乳剂静脉滴注,氟康唑片口服,送检痰培养+药敏。

知识链接

艾滋病的"窗口期"

人免疫缺陷病毒(HIV)进入人体后,一般经过2~12周才能从血液中检测出艾滋病病毒抗体,这段时间叫作"窗口期"。窗口期虽然检测不出抗体,但感染者体内已有病毒存在,具有传染性。

情境1　心理护理

患者在家属陪同下入院,家属因惧怕被传染,拒绝陪护,患者情绪低落,话语少。

问题1　如何做好患者家属的思想工作?

1. 向患者家属讲解艾滋病的传播途径

(1)性接触传播:是本病的主要传播途径,无论同性还是异性之间的性接触均可导致艾滋病的传播;

(2)血液传播:输注被HIV污染的血液及血制品;与HIV感染者共用注射用具,如吸毒者共用注射用具,以及使用被污染后未经彻底消毒的医疗器械、理发工具和纹身、穿耳孔的工具等;

(3)围生期传播:感染本病的孕妇可通过胎盘、分娩过程及产后血性分泌物和哺乳传给婴儿;

(4)其他:应用HIV感染者的器官移植或人工授精,被污染的针头刺伤或破损皮肤意外受感染。

2. 向患者家属解释日常生活和一般接触不会传播艾滋病　HIV是一种非常脆弱的病毒,离开人体后会很快死亡。唾液、泪液、汗液、尿液中病毒含量极低,不足以引起传播。目前还没有发现通过这些体液感染艾滋病的病例。与HIV感染者、患者的日常生活和一般接触不会感染艾滋病,如:握手、拥抱、礼节性接吻、一起进餐、乘车、学习、郊游、玩耍、共用学习用具、餐饮具、卫生间、游泳池、卧具、生活用品等。艾滋病病毒不会通过飞沫传播,咳嗽或打喷嚏都不会传播艾滋病,蚊虫叮咬也不会传播艾滋病。

问题2　如何取得患者的信任?

1. 多与患者沟通,运用倾听技巧,了解患者的心理状态。

2. 真正关心体谅患者,做好患者的基础护理及生活护理。

3. 注意保护患者的隐私。

4. 鼓励患者家属及朋友探视、陪伴患者,给患者提供生活上和精神上的帮助,解除患者的孤独感。

5. 教育患者,使之充分认识本病的基本知识及保护他人的意识。

6. 鼓励患者珍爱生命,积极地融入社会。

情境2　机会性感染

患者住院第3天,精神软弱,仍然高热,测体温39.2℃,伴畏寒、寒战,咳嗽、咳痰明显,咳白色黏痰。痰培养报告示:肺炎克雷伯菌生长。

医嘱:送检血培养＋药敏,停用左克针,改亚胺培南西司他丁(泰能)针静脉滴注治疗,口服复方磺胺甲噁唑片。

 知识链接

机会性感染

机会性感染是指一些致病力较弱的病原体,在人体免疫功能正常时不能致病,但当人体免疫功能降低时,它们乘虚而入,侵入人体内,导致各种疾病。艾滋病病毒感染人体后,破坏人体的细胞免疫功能,使患者的抵抗力降低,由于多种病原体的侵袭而造成机会性感染。本来抵抗力降低了的艾滋病患者,再加上机会性感染,有如雪上加霜,因而成为艾滋病患者死亡的主要原因。艾滋病的机会性感染,受感染的器官系统广泛,被感染的机会频繁。通常一位艾滋病患者同时有几种机会性感染,这些病原体对正常人致病性很低,但对艾滋病患者则可危及生命。

问题3　患者目前处于艾滋病的哪一期?

艾滋病分三期:

1. **急性期**　通常发生在初次感染HIV的2～4周。部分感染者出现HIV病毒血症和免疫系统急性损伤所产生的临床症状。大多数患者临床症状轻微,持续1～3周后缓解。

2. **无症状感染期**　可从急性期进入此期,或无明显的急性期症状而直接进入此期。此期持续时间一般为6～8年。其时间长短与感染病毒的数量、型别,感染途径,机体免疫状况的个体差异,营养及卫生条件及生活习惯等因素有关。此期由于HIV在感染者体内不断复制,$CD4^+T$淋巴细胞计数逐渐下降,同时具有传染性。

3. **艾滋病期**　为感染HIV后的最终阶段。患者$CD4^+T$淋巴细胞计数明显下降,多少于$200/mm^3$,HIV血浆病毒载量明显升高。此期主要的临床表现为HIV相关症状、各种机会性感染及肿瘤。

该患者出现机会性感染,属于艾滋病期。

问题 4　如何向患者解释服用复方磺胺甲噁唑片的原因?

艾滋病患者由于免疫功能严重缺陷,易发生机会性感染。在日常生活中应减少威胁健康的病毒的暴露,尤其注意未经加工的肉类、家禽、人类排泄物、湖水或河水等。但对于导致念珠菌病、鸟分枝杆菌病、细菌性肺炎等疾病的细菌减少暴露还没有有效的方法,因为它们普遍存在于环境中。

复方磺胺甲噁唑片对多种机会性感染,如弓形体、肺炎球菌、流感嗜血杆菌、非伤寒沙门菌和金黄色葡萄球菌导致的感染性疾病有一定的预防和治疗作用,因此用于艾滋病患者的预防性治疗,用法:每次 2 片,每日 1 次。

情境 3　护理及自我防护

患者住院第 5 天,精神软弱,高度乏力,仍有恶心、呕吐,吐出胃内容物,胃纳差,伴畏寒发热,测体温 38.5℃,出现腹泻,日解黄色稀水便 5～6 次,有里急后重感。

医嘱:急诊大便常规＋隐血试验、大便轮状病毒腺病毒检测、大便培养＋药敏。加用复合乳酸菌(聚克)胶囊、蒙脱石散剂(思密达)、小檗碱(黄连素)片口服。

补充诊断:肠道功能紊乱

问题 5　该患者目前存在的主要护理问题有哪些?

1. 体温过高　与感染有关。
2. 腹泻　与抗生素使用后肠道菌群失调有关。
3. 营养失调:低于机体需要量　与胃纳差、呕吐、腹泻及机体消耗增加有关。
4. 活动无耐力　与并发机会性感染有关。
5. 恐惧　与疾病预后不良、疾病折磨、担心受到歧视有关。

问题 6　针对患者目前的病情,应采取哪些护理措施?

1. 休息和隔离　卧床休息,以减轻症状。病室保持安静、舒适、空气清新。做好血液体液隔离及保护性隔离。
2. 饮食护理　少量多餐,给予高热量、高蛋白、少渣、少纤维素、易消化的半流质,如细挂面、粥、豆腐等。呕吐明显时,可在进餐前 30 分钟给止吐药。腹泻次数较多时,避免进食粗糙和含纤维素多的食物,比如有籽、带皮的水果和蔬菜、豆类、玉米、洋葱、蒜、菜花和花生等。忌食生冷及刺激性食物。根据医嘱静脉补充营养和水分。
3. 病情观察　观察生命体征,注意呕吐物及大便的色、量、性状及次数,注意皮肤黏膜的变化,并注意有无继发感染的表现。
4. 基础护理　加强口腔护理,防止继发感染;保持皮肤清洁,防止压疮发生;注意肛周皮肤的护理,每次排便后用温水清洗局部,涂抹润肤油保护。
5. 用药护理　按照医嘱正确使用抗生素及抗病毒药物,密切观察药物副作用,定期检查血常规。
6. 了解患者心理状态,针对患者心理障碍进行疏导,满足合理需求。

问题 7　为该患者进行治疗、护理时,应采取哪些隔离、预防措施?

1. 按病种收住普通病房,做好血液、体液隔离,并加强保护性隔离,有条件最好单人病室。每日紫外线照射半小时,通风换气,保持空气新鲜,地面、床、床旁桌每天消毒液擦拭消毒。
2. 遵照标准预防原则,对患者所有的血液、体液及被血液、体液污染的物品均视为具有传染性的病源物质,接触这些物质时,必须采取如下防护措施。

(1)进行有可能接触患者血液、体液的诊疗和护理操作时必须戴手套,操作完毕,脱去手套后应立即洗手;

(2)在诊疗、护理操作过程中,有可能发生血液、体液飞溅到面部时,应当戴手套,具有防渗透性能的口罩、防护眼镜;

(3)有可能发生血液、体液大面积飞溅或者有可能污染身体时,还应当穿戴具有防渗透性能的隔离衣或者围裙;

(4)当手部皮肤发生破损时,在进行有可能接触患者血液、体液的诊疗和护理操作时,必须戴双层手套。

3. 当进行侵袭性诊疗、护理操作前,应先向患者做好解释,取得合作,并保证充足的光线。对不合作的患者或污染危险性较大的操作应由技术熟练的二人配合,禁止将使用后的一次性针头重新套上针头套。并特别注意防止被针头、缝合针、刀片等锐器刺伤或者划伤。

4. 送检标本处理 患者的送检标本放在固定的容器里,容器外不得污染,并有特殊标记,专人送检。标本用过经消毒处理后再弃掉。

5. 使用后的锐器应当直接放入耐刺、防渗漏的锐器盒,或者利用针头处理设备进行安全处置,也可以使用具有安全性能的注射器、输液器等医用锐器,以防刺伤。禁止用手直接接触使用后的针头、刀片等锐器。

情境4 出院护理

经过2周的住院治疗,患者体温恢复正常,无消化道症状,少许咳嗽咳痰,无腹泻,情绪稳定。医嘱予出院。出院带药:复方磺胺甲噁唑片、氟康唑片、聚克胶囊口服。

问题8 如何向患者及家属做好出院指导?

1. 合理安排休息,避免过度疲劳;阐明营养对疾病和康复的影响,注意个人卫生,防止继发感染而加重病情。稳定期时可以进行适当的锻炼。

2. 饮食指导 少量多餐,定时进餐。选择高热量、高蛋白饮食,如海水鱼、虾、鸡肉、鸽肉、优质奶酪、豆腐、豆浆等。炸煎类食物尽量少吃,如炸鸡、油饼之类。多吃易消化之蒸煮类菜肴食品,如蒸鸡蛋、面条之类。多吃新鲜蔬菜和水果,以增强对疾病的抵抗能力。特别应多吃一些富含维生素A、胡萝卜素和维生素C的新鲜蔬菜和水果以及含维生素E的食物,如菠菜、番薯、胡萝卜、青椒、橘子、榛子、松子、牡蛎、贝类、谷类等食物。应尽量少吃高脂肪的食物,少吃甜食。注意饮食卫生,不要食用辛辣、高脂以及含咖啡因的食物。

3. 介绍杀死艾滋病病毒的方法 HIV对外界抵抗力低,对热敏感,56℃30分钟能使HIV在体外对人的T淋巴细胞失去感染性,但不能完全灭活血清中的HIV;100℃20分钟可将HIV完全灭活。能被70%乙醇、0.2%次氯酸钠、2%戊二醛及漂白粉灭活;但对0.1%甲醛、紫外线、γ射线不敏感。

4. 告知消毒隔离的重要性及其方法,患者的日常生活用品单独使用和定期消毒(根据消毒物品选用焚烧、煮沸、家用漂白粉或乙醇浸泡等方法);家属要接触被患者血液、体液污染的物品时,应戴手套,穿隔离衣,戴口鼻罩;处理污物或护理患者后,一定要用肥皂仔细洗手。

5. 鼓励患者家属、朋友给患者提供生活上和精神上的帮助,解除患者孤独、恐惧感。

6. 严禁献血、献器官、精液,性生活时应使用避孕套。

7. 向患者及家属介绍艾滋病的治疗方法,药物的使用方法、剂量及副作用,告知患者定期到疾控中心及医院复查,坚持治疗,以控制疾病发展。

(张　戈)

【思考与练习】

1. 艾滋病的常见临床表现有哪些?
2. 如何做好艾滋病患者抗病毒药物治疗的用药护理?
3. 艾滋病有哪些常见并发症?
4. 如何做好艾滋病患者的健康指导?

附 录

附录1 教材大纲

项目	任务	知识要求	技能要求
项目一 循环系统疾病患者的护理	任务一 心功能不全患者的护理	● 熟悉心功能不全的概念及分型 ● 了解心功能不全的病因、诱因及发病机制 ● 熟悉慢性左心衰竭和右心衰竭患者的临床特征 ● 熟悉心功能不全患者的处理要点 ● 熟悉心功能不全患者的病情评估 ● 熟悉心功能不全患者的护理内容和方法 ● 熟悉洋地黄的不良反应和预防措施 ● 熟悉利尿剂使用的注意事项 ● 熟悉心功能不全患者健康教育内容	● 能评估心功能不全患者的病情，完成护理评估记录 ● 能完成心功能不全患者的体位安置 ● 能指导心功能不全患者采取合理饮食 ● 能正确选择心功能不全患者给氧流量、浓度、方法 ● 能进行心功能不全患者的用药护理 ● 能及早发现急性心力衰竭并进行抢救配合 ● 能识别低血钾并配合处理 ● 能对心功能不全患者进行休息、饮食、预防感染等健康指导
	任务二 扩张型心肌病患者的护理	● 熟悉扩张型心肌病的概念 ● 熟悉扩张型心肌病患者的临床特征 ● 熟悉扩张型心肌病患者的处理要点 ● 熟悉扩张型心肌病患者的护理评估内容 ● 熟悉扩张型心肌病患者的护理内容和方法 ● 熟悉体液过多的护理措施 ● 熟悉扩张型心肌病患者健康教育内容	● 能评估扩张型心肌病患者的病情，完成护理评估记录 ● 能督导扩张型心肌病患者的用药护理 ● 能及早发现高血钾并配合处理 ● 能指导扩张型心肌病患者采取合理饮食 ● 能对扩张型心肌病患者进行休息、饮食、预防呼吸道感染等健康指导

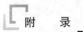

项目	任务	知识要求	技能要求
	任务三 病毒性心肌炎患者的护理	● 熟悉病毒性心肌炎的概念 ● 了解病毒性心肌炎的病因、诱因及发病机制 ● 熟悉病毒性心肌炎患者的临床特征 ● 熟悉病毒性心肌炎患者的处理要点 ● 熟悉病毒性心肌炎患者的护理内容和方法 ● 熟悉肾上腺素使用的注意事项 ● 熟悉病毒性心肌炎患者健康教育内容	● 能评估病毒性心肌炎患者的病情,完成护理评估记录 ● 能督导病毒性心肌炎患者的用药护理 ● 能及早发现心室颤动并进行抢救配合 ● 能指导病毒性心肌炎患者合理休息 ● 能对病毒性心肌炎患者进行休息、饮食、预防呼吸道感染等健康指导
	任务四 冠心病患者的护理	● 熟悉冠心病的概念及分型 ● 了解冠心病的相关因素及发病机制 ● 熟悉各型冠心病患者的临床特征 ● 熟悉冠心病患者的处理要点 ● 熟悉冠心病患者的护理评估内容 ● 熟悉冠心病患者的护理内容和方法 ● 熟悉急性心包填塞的表现 ● 熟悉冠心病患者健康教育内容	● 能评估冠心病患者的病情,完成护理评估记录 ● 能指导冠心病患者合理用药 ● 能及早发现冠心病心肌梗塞并进行抢救配合 ● 能进行 PTCA 的术前准备、术后护理 ● 能进行急性心包填塞的处理 ● 能对冠心病患者进行饮食、活动与休息、控制血压等健康指导
	任务五 风湿性心脏病患者的护理	● 熟悉心瓣膜疾病的概念及分类 ● 熟悉二尖瓣狭窄患者的临床特征和并发症 ● 熟悉心瓣膜疾病患者的护理评估内容 ● 熟悉心瓣膜疾病患者的护理内容和方法 ● 熟悉华法令的用药护理内容 ● 熟悉心瓣膜疾病患者健康教育内容	● 能评估心瓣膜疾病患者的病情,完成护理评估记录 ● 能及早发现二尖瓣狭窄并发急性心衰并配合采取相应措施 ● 能进行华法令的用药护理 ● 能做好栓塞的预防措施 ● 能对心瓣膜疾病患者进行休息、饮食等健康指导
	任务六 高血压患者的护理	● 了解引起血压波动的原因 ● 熟悉高血压的分期 ● 熟悉高血压危险程度的分级 ● 熟悉高血压急症患者的临床特征 ● 熟悉高血压患者的处理要点 ● 熟悉高血压患者的护理评估内容 ● 熟悉高血压患者用药护理内容和方法	● 能评估高血压患者的病情,完成护理记录评估 ● 能对高血压患者进行高血压分期与危险程度的分级 ● 能指导高血压患者的合理用药,及时发现药物不良反应并配合采取护理措施 ● 能及早发现高血压急诊并配合采

项目	任务	知识要求	技能要求
		● 熟悉高血压患者健康教育内容	取抢救措施 ● 能对高血压患者及其家属进行饮食、活动、用药等健康指导
	任务七 快速性心律失常患者的护理	● 熟悉室上速的心电图特点 ● 熟悉室上速患者的临床表现 ● 熟悉室上速患者的护理评估内容 ● 熟悉室上速患者的护理内容和方法 ● 熟悉胺碘酮的用药护理 ● 熟悉室上速患者健康教育内容	● 能评估室上速患者的病情,完成护理评估记录 ● 能及早发现室上速及并发症并配合采取相应措施 ● 能对室上速的患者进行心理指导 ● 能进行射频消融术的术前准备及术后护理 ● 能对快速性心律失常患者进行饮食、活动与休息等健康指导
	任务八 缓慢性心律失常患者的护理	● 了解缓慢性心律失常的概念及分类、相关因素及病理生理 ● 熟悉三度房室传导阻滞的心电图特点 ● 熟悉缓慢性心律失常患者的护理评估内容熟悉三度房室传导阻滞患者的护理内容和方法 ● 熟悉异丙肾上腺素的用药护理 ● 熟悉三度房室传导阻滞患者健康教育内容	● 能评估三度房室传导阻滞患者的病情,完成护理评估记录 ● 能及早发现三度房室传导阻滞及并发症并配合采取相应措施 ● 能对三度房室传导阻滞的患者进行心理指导 ● 能进行起搏器安装的术前准备及术后护理 ● 能进行饮食、活动与休息等健康指导
项目二 呼吸系统疾病患者的护理	任务一 慢性阻塞性肺疾病、肺心病、呼吸衰竭患者的护理	● 了解慢性阻塞性肺疾病的概念、发病相关因素及病理 ● 熟悉慢性阻塞性肺疾病患者的临床特征 ● 熟悉慢性阻塞性肺疾病患者的护理评估内容 ● 熟悉慢性阻塞性肺疾病患者的护理内容和方法 ● 了解慢性阻塞性肺疾病患者氧疗机理 ● 熟悉慢性阻塞性肺疾病患者健康教育内容 ● 熟悉肺源性心脏病(简称肺心病)的概念 ● 了解肺心病的病因与发病机制 ● 熟悉肺心病患者的临床特征、并发症的观察要点	● 能评估慢性阻塞性肺疾病患者的病情,完成护理评估记录 ● 能完成慢性阻塞性肺疾病患者的体位安置 ● 能正确选择给氧流量、浓度、方法 ● 能指导患者呼吸功能训练,选择正确的呼吸方式、节律、深度 ● 能进行促进排痰、戒烟、活动等健康指导 ● 能评估肺心病患者的病情,完成护理评估记录 ● 能指导肺心病患者合理用药并观察疗效及副作用 ● 能正确指导肺心病患者进行家庭氧疗 ● 能及早发现肺心脑病并进行抢救配合

项　目	任　务	知识要求	技能要求
		● 熟悉肺心病患者的护理内容和方法 ● 熟悉水肿的护理方法 ● 熟悉肺心病患者的健康教育内容 ● 熟悉呼吸衰竭的概念及分型 ● 了解呼吸衰竭的病因与发病机制 ● 熟悉呼吸衰竭患者的临床特征、并发症的观察要点 ● 熟悉呼吸衰竭患者的护理评估内容 ● 熟悉呼吸衰竭患者的护理内容和方法 ● 熟悉无创呼吸机的护理内容	● 能对肺心病患者及其家属进行戒烟、休息、饮食、预防感染等健康指导 ● 能评估呼吸衰竭患者的病情，完成护理评估记录 ● 能根据呼吸衰竭病情，安置患者体位 ● 及早发现肺性脑病，并进行抢救配合 ● 能根据患者病情选择并正确使用呼吸机实施辅助呼吸治疗护理 ● 能对呼吸衰竭患者进行戒烟、休息、饮食、预防感染等健康指导
	任务二 肺结核患者的护理	● 熟悉肺结核的概念及分类 ● 了解肺结核的病因与传播途径 ● 熟悉 PPD 试验的方法、结果判断和临床意义 ● 熟悉肺结核患者的临床特征、并发症的观察要点 ● 熟悉咯血患者的护理和酚妥拉明止血的用药护理 ● 熟悉抗结核药物的用药护理 ● 熟悉呼吸道隔离的内容和方法	● 能评估肺结核患者病情，完成护理评估记录 ● 能完成肺结核大咯血的病情评估、窒息先兆及窒息的判断 ● 能进行支气管动脉栓塞术的术前、术后护理 ● 能观察并处置抗结核药物使用过程中的副作用 ● 能根据呼吸道传染病的隔离要求，进行肺结核患者用物及敷料的消毒，并做好自我防护
	任务三 肺炎患者的护理	● 熟悉肺炎的概念及分类 ● 了解肺炎的病因及病理 ● 熟悉各种肺炎患者的临床特征并发症的观察要点 ● 熟悉肺炎患者的护理评估内容 ● 熟悉肺炎患者的一般护理内容、方法 ● 熟悉阿奇霉素的用药护理	● 能评估肺炎患者病情，完成护理评估记录 ● 能正确进行痰培养标本采集 ● 能完成纤维支气管镜的配合 ● 能正确给药并观察药物疗效及副作用，完成肺炎患者的用药护理 ● 能及早发现重症肺炎并进行抢救配合 ● 能对肺炎患者进行戒烟、休息、饮食等健康指导
项目三 消化系统疾病患者护理	任务一 急性胰腺炎患者的护理	● 熟悉急性胰腺炎概念 ● 了解急性胰腺炎发病的相关因素及病理生理 ● 熟悉急性胰腺炎患者的临床表现特点、并发症的观察要点	● 能评估急性胰腺炎患者的病情，完成护理记录 ● 能及早发现重症急性胰腺炎并配合采取抢救措施 ● 能针对急性胰腺炎患者采取休息

项　目	任　务	知识要求	技能要求
		● 熟悉腹痛的护理措施 ● 熟悉生长抑素的用药护理 ● 熟悉胰腺炎患者的饮食护理	与饮食护理措施 ● 能进行急性胰腺炎患者的腹痛护理 ● 能进行胃肠减压护理 ● 能对急性胰腺炎患者进行健康教育
	任务二 消化性溃疡患者的护理	● 了解消化性溃疡的病因及流行病学 ● 熟悉消化性溃疡患者的临床特点分型及区别、并发症的观察要点 ● 熟悉消化性溃疡患者护理评估的步骤、内容 ● 熟悉消化性溃疡患者的用药护理 ● 熟悉消化性溃疡患者饮食护理	● 能评估消化性溃疡患者的病情,完成护理记录评估 ● 能督导消化性溃疡患者的用药护理 ● 能及早发现消化性溃疡的并发症并配合采取抢救措施 ● 能对消化性溃疡患者采取休息与饮食护理措施 ● 能进行胃镜的检查配合 ● 能进行^{14}C尿素呼气试验检查配合 ● 能对消化性溃疡患者进行活动、饮食、调节生活压力等健康教育
	任务三 肝硬化并发上消化道大出血、肝性脑病患者的护理	● 了解肝硬化的病因及病理生理 ● 熟悉肝硬化患者的临床表现特点、并发症的观察要点 ● 熟悉肝硬化患者的护理评估内容 ● 熟悉肝硬化腹水的护理措施 ● 熟悉肝硬化患者健康教育内容 ● 熟悉肝性脑病的概念 ● 了解肝性脑病的病因及病理生理 ● 熟悉肝性脑病患者的临床表现特点、并发症的观察要点 ● 熟悉肝性脑病患者的护理措施 ● 熟悉肝性脑病上消化道出血原因和临床特点 ● 熟悉质子泵抑制剂和生长抑素的用药护理 ● 熟悉肝性脑病患者健康教育内容	● 能评估肝硬化患者的病情,完成护理记录 ● 能进行腹腔穿刺的术前、术后护理 ● 能及早发现肝性脑病等肝硬化的并发症并配合采取抢救措施 ● 能判断上消化道大出血患者的出血量 ● 能完成肝硬化上消化道出血患者双气囊三腔管治疗的护理 ● 能配合上消化道大出血的急救 ● 能对肝硬化患者及其家属进行饮食、休息与活动等健康指导

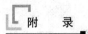

项 目	任 务	知识要求	技能要求
项目四 血液系统疾病患者的护理	任务一 缺铁性贫血患者的护理	● 熟悉缺铁性贫血的概念 ● 了解缺铁性贫血的病因及发病机制 ● 熟悉缺铁性贫血患者的临床表现 ● 熟悉缺铁性贫血患者的护理措施 ● 熟悉铁剂的用药护理 ● 熟悉输血注意事项 ● 熟悉缺铁性贫血患者健康教育内容	● 能评估缺铁性贫血患者的病情，完成护理记录评估 ● 能判断贫血的程度 ● 能正确使用铁剂，并做好用药护理 ● 能进行骨髓穿刺的配合 ● 能对缺铁性贫血患者进行饮食、活动与休息、病因预防等健康指导
	任务二 再生障碍性贫血患者的护理	● 熟悉再生障碍性贫血的概念 ● 熟悉重型再生障碍性贫血患者的临床表现及并发症 ● 熟悉重型再生障碍性贫血患者的护理措施 ● 熟悉雄激素的用药护理 ● 熟悉再生障碍性贫血患者健康教育内容	● 能评估再生障碍性贫血患者的病情，完成护理记录评估 ● 能完成造血干细胞移植治疗的护理 ● 能及早发现颅内出血并进行抢救配合 ● 能观察雄激素的副作用并采取相应的护理措施 ● 能对再生障碍性贫血患者进行饮食、活动与休息、安全防护等健康指导
	任务三 急性白血病患者的护理	● 熟悉急性白血病概念及分类 ● 了解急性白血病的病因及发病机制 ● 熟悉急性白血病患者的临床表现 ● 熟悉急性白血病患者出血的护理措施 ● 熟悉急性白血病患者的一般护理内容、方法 ● 熟悉化疗药物的用药护理熟悉	● 能评估急性白血病患者的病情，完成护理记录评估 ● 能进行白细胞淤滞症的紧急处理 ● 能进行急性白血病患者输血的护理 ● 能对急性白血病患者进行化疗护理，观察化疗药物的副作用并采取相应的措施 ● 能做好低细胞期的护理 ● 能做好脱发的护理 ● 能对急性白血病患者进行饮食、活动与休息、安全防范等健康指导
	任务四 特发性血小板减少性紫癜患者的护理	● 熟悉特发性血小板减少性紫癜的概念及分类 ● 熟悉特发性血小板减少性紫癜患者的临床表现 ● 熟悉特发性血小板减少性紫癜患者的护理措施	● 能评估特发性血小板减少性紫癜患者的病情，完成护理记录评估 ● 能指导患者采取合理措施，预防、避免加重出血 ● 能做好低血小板患者的护理 ● 能进行成分输血的护理

项　目	任　务	知识要求	技能要求
		● 熟悉特发性血小板减少性紫癜患者的一般护理内容、方法 ● 熟悉糖皮质激素的用药护理 ● 熟悉丙种球蛋白的用药护理 ● 熟悉特发性血小板减少性紫癜患者健康教育内容	● 能对血小板减少性紫癜患者进行饮食、活动与休息、安全防范等健康指导
	任务五 淋巴瘤患者的护理	● 熟悉淋巴瘤的概念及临床分期 ● 熟悉淋巴瘤患者的临床表现 ● 熟悉淋巴瘤患者的治疗措施 ● 熟悉淋巴瘤患者化疗药物的用药护理 ● 熟悉淋巴瘤患者健康教育内容	● 能评估淋巴瘤患者的病情,完成护理记录评估 ● 能合理使用静脉,做好 PICC 维护 ● 能做好化疗药物的用药护理 ● 能做好淋巴瘤患者放射治疗的护理 ● 能对淋巴瘤患者进行饮食、活动与休息、安全防范等健康指导
项目五 内分泌系统疾病患者的护理	任务一 糖尿病患者的护理	● 熟悉糖尿病的概念及分型 ● 了解糖尿病的病因及发病机制 ● 熟悉糖尿病患者的临床表现、并发症及临床特点 ● 熟悉糖尿病患者的护理措施 ● 熟悉胰岛素的用药护理 ● 熟悉糖尿病患者运动、饮食指导内容	● 能评估糖尿病患者的病情,完成护理评估记录 ● 能指导糖尿病患者进行简易血糖的检测和结果判读 ● 能督导糖尿病患者合理饮食与运动 ● 能指导糖尿病患者合理用药 ● 能及早发现糖尿病酮症酸中毒患者并进行抢救配合 ● 能指导患者根据病情选择合适剂量并正确完成胰岛素的注射 ● 能及时发现低血糖反应并及时处理 ● 能及早发现糖尿病常见慢性并发症并采取相应护理措施 ● 能对糖尿病患者进行病情监测、饮食、运动、用药、并发症防范与观察的健康指导
	任务二 痛风患者的护理	● 熟悉痛风的概念 ● 了解痛风的病因及发病机制 ● 熟悉痛风患者的临床表现 ● 熟悉痛风患者的护理 ● 熟悉痛风患者饮食护理内容 ● 熟悉痛风患者健康教育内容	● 能评估痛风患者的病情,完成护理评估记录 ● 能做好痛风患者的用药护理 ● 能保护痛风患者的关节,并做好疼痛护理 ● 能对痛风患者进行饮食、休息与活动、用药等健康指导,改变患者不良的饮食习惯

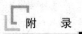

项 目	任 务	知识要求	技能要求
	任务三 甲状腺疾病患者的护理	● 熟悉甲状腺功能亢进的概念及分类 ● 了解甲状腺功能亢进的病因及发病机制 ● 熟悉甲状腺功能亢进患者的临床表现 ● 熟悉甲状腺功能亢进患者的护理 ● 熟悉甲状腺功能亢进患者健康教育内容	● 能评估甲状腺功能亢进患者的病情,完成护理评估记录 ● 能发现突眼并采取相应护理措施 ● 能进行放射¹³¹I治疗的护理 ● 能及早发现甲状腺危象并进行抢救配合 ● 能对甲状腺功能亢进患者进行饮食、休息与活动、用药等健康指导
	任务四 骨质疏松症患者的护理	● 熟悉骨质疏松症的概念 ● 了解骨质疏松症的病因及发病机制 ● 熟悉骨质疏松症患者的临床表现 ● 熟悉骨质疏松症患者的护理 ● 熟悉骨质疏松症患者饮食护理内容 ● 熟悉骨质疏松症患者健康教育内容	● 能评估骨质疏松症患者的病情,完成护理评估记录 ● 能进行骨质疏松症患者的疼痛护理和活动指导 ● 能做好骨质疏松症患者的用药护理 ● 能预防骨质疏松症患者的常见并发症,做好安全护理 ● 能对骨质疏松症患者进行饮食、休息与活动、用药等健康指导
项目六 神经系统疾病患者的护理	任务一 脑出血患者的护理	● 熟悉脑出血的概念 ● 了解脑出血的病因及发病机制 ● 熟悉脑出血患者的临床表现 ● 熟悉三偏征的概念 ● 熟悉脑出血患者的护理 ● 熟悉脑出血患者功能锻炼的方法 ● 熟悉脑出血患者健康教育内容	● 能评估脑出血患者的病情,完成护理评估记录 ● 能做好脑出血颅内高压患者的护理 ● 能督导肢体运动障碍的患者进行患肢的按摩、被动运动、主动运动 ● 能督导感觉障碍患者进行患肢的正确放置、按摩等 ● 能对脑出血患者进行饮食、活动与休息、功能锻炼等健康指导
	任务二 脑梗塞患者的护理	● 熟悉脑梗塞的概念 ● 了解脑梗塞的病因及发病机制 ● 熟悉脑梗塞患者的临床表现 ● 熟悉脑梗塞患者的护理 ● 熟悉溶栓药物的原理和注意事项 ● 熟悉脑梗塞患者功能锻炼的护理内容和方法 ● 熟悉脑梗塞患者健康教育内容	● 能评估脑梗塞患者的病情,完成护理评估记录 ● 能配合医生做好溶栓治疗,预防并发症 ● 能督导肢体运动障碍的患者进行患肢功能锻炼 ● 能做好华法令的用药护理 ● 能对脑梗塞患者进行饮食、活动与休息、功能锻炼等健康指导

项目	任务	知识要求	技能要求
	任务三 帕金森病患者的护理	● 熟悉帕金森病的概念 ● 了解帕金森病的病因及发病机制 ● 熟悉帕金森病患者的临床表现 ● 熟悉帕金森病患者护理措施 ● 熟悉帕金森病患者用药护理内容、方法 ● 熟悉帕金森病患者健康教育内容	● 能评估帕金森病患者的病情，完成护理评估记录 ● 能对帕金森病患者进行心理护理 ● 能对帕金森病患者做好安全护理，防止外伤 ● 能根据帕金森病患者的特点做好饮食护理和活动指导 ● 能观察及发现药物的副作用并进行护理 ● 能对帕金森病患者及其家属进行用药、安全防范等方面
	任务四 癫痫患者的护理	● 熟悉癫痫的概念 ● 了解癫痫的病因及发病机制 ● 熟悉癫痫患者的临床表现 ● 熟悉癫痫患者护理措施 ● 熟悉癫痫患者发作时的处理 ● 熟悉癫痫患者用药护理 ● 熟悉癫痫患者健康教育内容	● 能评估癫痫患者的病情，完成护理评估记录 ● 能指导患者配合 24 小时动态脑电图检查 ● 能完成癫痫患者癫痫发作时的处理及相应护理 ● 能及早发现癫痫持续状态并进行抢救配合 ● 能对癫痫患者进行心理护理 ● 能观察及发现抗癫痫药的副作用并进行护理 ● 能对癫痫患者及其家属进行用药、安全防范等方面
项目七 泌尿系统疾病患者的护理	任务一 肾盂肾炎患者的护理	● 熟悉肾盂肾炎概念 ● 了解肾盂肾炎的病因及发病机制 ● 熟悉肾盂肾炎患者的临床表现 ● 熟悉肾盂肾炎患者的护理 ● 熟悉抗生素的用药护理 ● 熟悉肾盂肾炎患者健康教育内容	● 能评估肾盂肾炎患者的病情，完成护理评估记录 ● 能正确完成肾盂肾炎患者尿培养标本的留取 ● 能进行缓解患者尿路刺激症：尿频、尿急、尿痛的护理 ● 能做好高热的护理 ● 能观察常用抗生素的副作用并采取相应护理措施 ● 能对肾盂肾炎患者进行饮水、用药、活动等健康指导

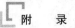

续表

项目	任务	知识要求	技能要求
	任务二 肾病综合征患者的护理	● 熟悉肾病综合征概念 ● 了解肾病综合征的病因及发病机制 ● 熟悉肾病综合征的临床表现 ● 熟悉肾病综合征患者的护理措施 ● 熟悉激素和细胞毒药物的用药护理 ● 熟悉肾病综合征患者健康教育内容	● 能评估肾病综合征患者的病情，完成护理记录 ● 能做好24小时尿蛋白定量标本留取 ● 能观察激素和细胞毒药物使用过程中的副作用并采取相应的护理措施 ● 能进行水肿患者的皮肤护理 ● 能进行肾脏穿刺活检术的术前和术后护理 ● 能对肾病综合征进行饮食、休息与活动、用药等健康指导
	任务三 慢性肾小球肾炎、肾功能衰竭患者的护理	● 熟悉慢性肾小球肾炎概念 ● 了解慢性肾小球肾炎的病因及发病机制 ● 熟悉慢性肾小球肾炎患者的临床表现 ● 熟悉慢性肾小球肾炎患者的护理措施 ● 熟悉肾穿刺护理内容、方法 ● 熟悉慢性肾小球肾炎患者健康教育内容 ● 熟悉慢性肾衰竭的概念 ● 熟悉慢性肾衰竭的临床表现 ● 熟悉慢性肾衰竭患者的护理评估内容 ● 熟悉慢性肾衰竭患者的一般护理内容、方法 ● 熟悉慢性肾衰竭患者透析治疗的护理内容、方法 ● 熟悉慢性肾衰竭患者健康教育内容	● 能评估慢性肾小球肾炎患者的病情，完成护理记录 ● 能指导慢性肾小球肾炎患者日常饮食 ● 能进行肾穿刺的护理 ● 能对慢性肾小球肾炎进行饮食、活动与休息、用药等健康指导 ● 能评估慢性肾衰竭患者的病情，完成护理评估记录 ● 能完成血液透析和腹膜透析治疗的护理 ● 能观察慢性肾衰竭常见的感染问题并做好相应的预防 ● 能对慢性肾衰竭患者进行饮水、活动与休息、预防感染等健康指导
项目八 风湿性疾病患者的护理	类风湿关节炎患者的护理	● 熟悉类风湿关节炎的概念 ● 熟悉类风湿关节炎患者的临床表现 ● 熟悉类风湿关节炎患者的护理措施 ● 熟悉生物制剂的用药护理措施 ● 熟悉类风湿关节炎功能保护和锻炼的护理内容和方法 ● 熟悉类风湿关节炎患者健康教育内容	● 能评估类风湿关节炎患者的病情，完成护理评估记录 ● 能督导患者进行关节功能的保护和锻炼 ● 能做好生物制剂的用药护理 ● 能评估患者的自理能力并进行生活护理 ● 能对类风湿关节炎患者进行活动与休息、饮食等健康指导

项 目	任 务	知识要求	技能要求
	系统性红斑狼疮患者的护理	● 熟悉系统性红斑狼疮的概念 ● 熟悉系统性红斑狼疮患者的临床表现 ● 熟悉系统性红斑狼疮患者的护理措施 ● 熟悉激素和免疫抑制剂的用药护理 ● 熟悉系统性红斑狼疮患者健康教育内容	● 能评估系统性红斑狼疮患者的病情，完成护理评估记录 ● 能发现常见的皮肤损害并进行相应的护理 ● 能观察激素和免疫抑制剂的副作用并进行护理 ● 能做好血液系统损害的护理 ● 能做好循环系统损害的护理 ● 能及时发现狼疮危象并做好急救护理 ● 能对系统性红斑狼疮患者进行用药、饮食、休息与活动、皮肤保护等健康指导
项目九 感染性疾病患者护理	任务一 乙型肝炎患者的护理	● 熟悉乙型肝炎的传染源、传播途径和易感人群 ● 熟悉乙型肝炎患者的临床表现 ● 熟悉乙型肝炎患者的护理措施 ● 熟悉抗病毒药物的用药护理 ● 熟悉乙型肝炎患者的消毒隔离内容和方法 ● 了解人工肝治疗的方法	● 能评估乙型肝炎患者的病情，完成护理评估记录 ● 能根据乙型肝炎的特点做好消毒隔离 ● 能观察抗病毒药物的副作用并进行护理 ● 能做好人工肝治疗的护理 ● 能对乙型肝炎患者进行用药、饮食、休息与活动、消毒隔离等健康指导
	任务二 艾滋病患者的护理	● 熟悉艾滋病的传染源、传播途径和易感人群 ● 了解艾滋病的病因及发病机制 ● 熟悉艾滋病患者的临床表现 ● 熟悉艾滋病的临床分期 ● 熟悉艾滋病患者的一般护理内容、方法 ● 熟悉艾滋病患者抗病毒药物的副作用 ● 熟悉艾滋病患者自我防护和消毒隔离方法	● 能评估艾滋病患者的病情，完成护理评估记录 ● 能及时了解患者的心理动态并做好针对性护理 ● 能判断艾滋病的分期 ● 能根据艾滋病的特点做好自我防护和消毒隔离 ● 能观察抗病毒药物的副作用并进行护理 ● 能说出预防机会性感染的措施，并及时发现病情变化 ● 能对艾滋病患者进行用药、饮食、休息与活动、消毒隔离等健康指导

附录2　内科护理常规

一、心力衰竭的护理常规

1. 按内科疾病一般护理常规。

2. 一般护理

(1)保持病室安静、整洁、舒适、空气新鲜和温度适宜,防止呼吸道感染,避免精神刺激,加强心理护理和皮肤护理。加强卫生宣教,预防感冒。避免用力排便、情绪激动及过度疲劳。

(2)体位选择:患者平卧呼吸困难时,可帮助其半卧位或坐起兼双腿下垂,以减少静脉回心血量,减轻肺瘀血。

(3)给易消化、低热量饮食,少量多餐,避免刺激性食物和肠内产气食物,限制钠盐摄入,轻度心力衰竭<5g/d、中度<2.5g/d、重度<1g/d,合并稀释性低钠综合征者,应限制水的摄入,每日热量<1500卡。

(4)吸氧:患者有呼吸困难时应予氧气吸入,一般低流量持续吸氧,流量为2L/min。

(5)严密观察病情变化,如呼吸困难、发绀、水肿情况、尿量等,观察有无心律失常、电解质紊乱,以便及时抢救。

3. 治疗护理

(1)强心药物洋地黄类应用,注意心率、心律、消化道反应及黄视等。

(2)扩血管药物硝普钠、硝酸甘油应用注意血压变化。

(3)利尿药物呋塞米、氢氯噻嗪、螺内酯等应用,注意观察水、电解质平衡。

(4)治疗原发病及祛除诱因。

4. 遵照医嘱,按时服药。嘱患者及时复查,以尽早发现充血性心力衰竭的早期症状和体征。

二、扩张型心肌病的护理常规

1. 按内科疾病一般护理常规。

2. 一般护理

(1)休息与活动:心肌病患者限制体力活动甚为重要,可使心率减慢,减轻心脏负荷,增加心肌收缩力,改善心功能。有心衰症状者应绝对卧床休息,以减轻心脏负荷,从而改善心功能,注意照顾其饮食起居。当心力衰竭控制后仍应限制活动量,促使扩大的心脏得到恢复。

(2)饮食:给予低脂、高蛋白、高维生素的清淡易消化饮食,以促进心肌代谢,增加机体抵抗力。避免刺激性食物。每餐不宜过饱,以免增加心脏负荷及心肌耗氧量。心衰时低盐饮食,限制水分摄入。对心功能不全者应予低盐饮食,每日摄盐量2~3g。对不易接受者可选用无盐酱油及食盐代用品,同时耐心向患者解释饮食的重要性,以取得患者配合。

(3)保持大便通畅:多食新鲜蔬菜和水果,少量多餐及增加粗纤维食物,必要时给予缓泻剂,嘱患者勿用力排便,以免加重心力衰竭或引起心脏骤停及脑血管意外等。

(4)吸氧:给予氧气吸入,根据缺氧的程度调节流量。

3. 病情观察　密切观察患者的生命体征,必要时进行心电监护。观察有无乏力、颈静脉怒张、肝脏肿大、水肿等心力衰竭表现,及时发现心律失常的先兆,防止发生猝死。准确记录出入水量,定期测体重。心脏附壁血栓脱落则致动脉栓塞,需随时观察有无偏瘫、失语、血尿、胸痛、咯血等症状,以便及时处理。肥厚型心肌病应注意晕厥发生。本病猝死机会多,应备好抢救用物和药品,以及电复律等急救措施。

4. 用药护理　遵医嘱用药,以控制心衰为主,同时给予改善心肌代谢药物,观察疗效及副作用,严格控制输液速度。扩张型心肌病用洋地黄者因其耐受性差,故尤应警惕发生中毒。

5. 心理护理　调整情绪,促进身心休息。心肌病患者由于长期的疾病折磨及心力衰竭的反复出现常使患者焦虑、抑郁、甚至绝望,不良情绪使交感神经兴奋,心肌耗氧增加,护理人员应多与患者交谈,耐心解释病情,安慰鼓励患者,加强心理支持。

三、病毒性心肌炎的护理常规

1. 按内科疾病一般护理常规。

2. 预防感染　病毒性心肌炎是感染病毒引起的。防止病毒的侵入是十分重要的。尤其应预防呼吸道感染和肠道感染。对易感冒者平时应注意营养,避免过劳,选择适当的体育活动以增强体质。避免不必要的外出,必须外出时应注意防寒保暖,饮食卫生。感冒流行期间应戴口罩,避免去人群拥挤的公共场所活动。劳逸结合:应避免情绪突然激动或体力活动过度而引起身体疲劳,使机体免疫抗病能力降低。

3. 适当休息　急性发作期,一般应卧床休息2～4周,急性期后仍应休息2～3个月。严重心肌炎伴心界扩大者,应休息6～12个月,直到症状消失,心界恢复正常。心肌炎后遗症者,可尽量与正常人一样地生活工作,但不宜长时间看书、工作甚至熬夜。

4. 饮食调摄　饮食宜高蛋白、高热量、高维生素。多食葡萄糖、蔬菜、水果。忌暴饮暴食,忌食辛辣、熏烤、煎炸之品,应戒烟忌酒。食疗上服用菊花粥、人参粥等,可按医嘱服用生晒参、西洋参等,有利于心肌炎的恢复。

5. 严密观察心率、心律、血压、呼吸及症状变化。对心律失常者可酌情做心电监护,当出现复杂性室性心律失常或高度房室传导阻滞伴血流动力学障碍,立即协助处理,避免发生心脏停搏。

6. 促进心肌修复　可静脉滴注辅酶A,三磷腺苷、肌苷、维生素C等药物,伴心律失常者按一般原则选用抗心律失常药物,必要时准备好电除颤、人工心脏起搏器等以救急。

四、冠心病的护理常规

1. 按内科疾病一般护理常规。

2. 急性期需绝对卧床休息,病情稳定后可在床上、床边、室内、室外逐步增加活动范围及活动量。

3. 饮食以低盐、低脂、低胆固醇、低热量、易消化饮食为佳,多吃新鲜水果蔬菜,但要少食多餐,有心衰时控制钠盐及水分摄入,禁烟、酒、浓茶。

4. 严密观察病情,测量心率、心律、血压、脉搏、呼吸、体温,并做详细记录,严格记录出入量。

5. 心肌严重缺氧而发生剧烈疼痛时,给予止痛和镇痛剂,呼吸困难时采用半卧位,吸氧,保持呼吸道通畅,肺水肿时采用酒精湿化氧气吸入。并发严重心律失常者进行心电监测,同时使用抗心律失常药物,并观察疗效及副作用。

6. 熟悉电复律和人工起搏、胸外按压等操作,积极配合抢救。

7. 注意观察患者神志、面色、四肢、皮肤温度及尿量的变化,及早发现心源性休克。

五、风湿性心脏病的护理常规

1. 按内科疾病一般护理常规。

2. 休息　包括体力和精力两个方面。患者症状不明显时可适当做些轻工作,但不要参加重体力劳动,以免增加心脏负担。患者伴有心功能不全或风湿活动时应绝对卧床休息,一切生活均应由家人协助。房颤的患者不宜做剧烈活动。对患者态度要和蔼,避免不良刺激。

3. 给少量多餐易消化食物,每天控制总热量1500热卡左右,控制钠盐,一般每日<5g,重者每日<1g。

4. 用地高辛等药物控制心室率时要严密观察心率、心律以及有无黄视、消化道症状等,警惕洋地黄中毒,每次发药前测心率,心率<60次/分停服。

5. 房颤者应给以抗凝治疗,应密切观察皮肤、黏膜及胃肠道有无出血现象。服用排钾利尿药者应吃些水果如香蕉、橘子等。

6. 应定期门诊随访,注意有无心衰、房颤、亚急性心内膜炎、栓塞等并发症。如需拔牙或做其他小手术,术前应采用抗生素预防感染。

7. 告诉患者注意保暖,预防感冒等感染性疾病,保持二便通畅,防止屏气而致心脏内血栓脱落。

六、高血压的护理常规

1. 按内科护理常规。

2. 心理护理　消除患者对疾病的恐惧心理和悲观情绪,协助患者寻找引起高血压的可能因素,以便积极采取防治措施。

3. 保证合理的休息与睡眠,避免长期过度的紧张工作及劳动,严重高血压患者建议卧床休息,高血压危象者绝对卧床休息。

4. 给低盐、低胆固醇、低动物脂肪饮食,每日食盐量应低于6g,肥胖者限制总热量的摄入以减轻体重。

5. 多食含钾丰富食物,如蔬菜水果,保持大便通畅。戒烟酒、浓茶、咖啡等刺激性食物。

6. 根据医嘱给降压药,密切观察降压药的疗效及副作用,并指导患者定时服药,不能随意停药。使用氢氯噻嗪、呋塞米等利尿药应注意水电解质平衡。降压药有直立性低血压等副作用,应嘱患者变换体位时动作应慢,站立时间不宜过长,安排适当活动。

7. 观察头痛、呕吐等症状及血压、心律变化,必要时行动态血压监测。认真做好记录,掌握血压变化及规律。

8. 观察有无高血压危象、脑出血、高血压心脏病、急性心力衰竭、尿毒症等并发症,并予以及时处理。

9. 教会患者及家属测量血压的正确方法,以观察服药效果和控制血压。向患者说明精神因素与本病的关系,指导患者训练自我控制的能力。保持良好的心理状态。

10. 根据血压情况,以循序渐进、动静结合为原则合理安排休息和活动,如散步、慢跑、打太极拳等。

七、心律失常的护理常规

1. 按内科护理常规。

2. 严密观察脉搏、心率、心律、血压及呼吸的变化,予心电监护,注意全身情况如神志、面色、出汗、发绀等。

3. 备好抢救用品,包括各种抢救药品和抗心律失常药物及各种抢救器械,如除颤仪、氧气、起搏器等要处于备用状态。

4. 消除患者焦虑、恐惧情绪,给予必要的解释和安慰,对于进行心电监护的患者,需加强巡视,给予患者较多的心理支持,有利于配合治疗。

5. 用药护理　遵医嘱准确给予抗心律失常药物,室上性心律失常多选用维拉帕米、普罗帕酮、洋地黄及胺碘酮等药;室性期前收缩则选用美西律、普罗帕酮、利多卡因;缓慢型心律失常常选用阿托品、异丙肾上腺素,在用药过程中应密切观察药物疗效及副作用,防止过量或严重的毒副作用发生,并给予相应的护理。

6. 治疗护理

(1)阿-斯综合征抢救的护理配合:①快速评估,立即予胸外心脏按压及皮囊加压呼吸,通知医师,备齐各种抢救药物及物品。②建立静脉通道,遵医嘱及时正确给药。③心室颤动时积极配合医师做电击除颤或安装人工心脏起搏器。

(2)心脏骤停抢救的护理配合:①同阿-斯综合征抢救配合法。②保证给氧:保持呼吸道通畅,必要时配合医师行气管插管及应用呼吸机辅助呼吸,并做好护理。③建立静脉通道,准确、迅速、及时地遵医嘱给药。④脑缺氧时间较长者,头部可置冰袋或冰帽。⑤监测 24 小时出入量,必要时留置导尿。注意保暖,防止并发症。⑥严密观察病情变化,及时填写抢救记录。

(3)室上性心动过速发作可通过刺激迷走神经的方法终止其发作:①刺激咽部,诱发恶心。②深吸气后屏气,再用力做呼气动作。③按压一侧颈动脉窦 5～10 秒。

(4)护士应做好起搏器植入,射频消融术,复律前、中、后护理。

7. 鼓励其正常工作和生活,注意劳逸结合;适当休息与活动。无器质性心脏病者应积极参加体育锻炼,调整自主神经功能,器质性心脏病患者可根据心功能情况适当活动。严重心律失常患者需卧床休息,加强生活护理。

8. 指导患者正确选择食谱。饱食、刺激性饮食、嗜烟酒等均可诱发心律失常,应选低脂、易消化、清淡、富营养、少量多餐饮食;合并心力衰竭及使用利尿药时应限制钠盐的摄入,多进含钾的食物,以减轻心脏负荷和防止低钾血症而诱发心律失常。饮食不宜过饱,保持大便通畅。

9. 教会患者及家属测量脉搏和听心率的方法。

10. 讲解坚持服药的重要性,不可自行减量或撤换药物,应用某些药物(抗心律失常药、排钾利尿药等)后产生不良反应时应及时就医。

11. 定期复诊,以便及早发现病情变化。

八、慢性阻塞性肺疾病的护理常规

1. 按内科护理常规。

2. 尽量安排小房间,冬季有保暖设施,房间的湿度 60% 左右。

3. 观察患者的呼吸频率、呼吸深度、咳嗽排痰情况,痰的色、量、性质,肺部听诊。

4. 根据病情适当休息和活动,气急时可取半卧位。

5. 饮食宜用高蛋白、高热量、高维生素、易消化食物。摄水量每日保证 1500～2000ml。

6. 治疗护理　①气急、哮喘者,给予持续低流量吸氧;严重呼吸困难或有低氧血症者,按医嘱面罩、BiPAP 给氧、气管插管或气管切开机械呼吸。②按医嘱给予抗生素和祛痰止咳药。③喘息者给平喘药、β 受体激动药,应用 M 受体拮抗药及皮质激素,如氨茶碱、沙丁胺醇、硫酸特布他林。

7. 教患者深呼吸、有效咳嗽,痰多者帮助叩肺或采用雾化吸入。

8. 教育患者戒烟,进行呼吸锻炼。

9. 防止肺气肿、肺心病、肺性脑病、呼吸衰竭等并发症。

九、肺气肿的护理常规

1. 同慢性支气管炎护理要点。

2. 除观察患者呼吸状况外:①根据不同病情测血气分析,以调节氧浓度,必要时做好气管内吸痰;②气管插管或气管切开,用呼吸机辅助呼吸;③高频通气;④膈肌起搏;⑤监测酸碱度,根据医嘱调节水、电解质、酸碱平衡。

3. 给予易消化饮食,少食多餐。

4. 教会患者做腹式呼吸、缩唇呼吸、屈腿运动,在家可采用雾化吸入、小氧气筒用氧等方法。

十、肺源性心脏病的护理常规

1. 观察生命体征,有无呼吸困难、发绀等症状,监测血气分析,必要时心电监护。

2. 绝对卧床休息,取半卧位,注意皮肤护理。

3. 低盐、高蛋白饮食。

4. 治疗护理　①氧疗;②帮助排痰(与慢支护理相同);③雾化吸入;④按医嘱使用抗炎、利尿、扩血管及支气管、呼吸兴奋剂等药物,并注意副作用;⑤正确记录出入量,监测电解质。

5. 了解患者心理变化,教育患者进行呼吸锻炼,劝吸烟者戒烟。

6. 观察有无肺性脑病、呼吸衰竭、心力衰竭等并发症。

十一、慢性呼吸衰竭的护理常规

1. 观察呼吸频率及深度、呼吸困难等情况,听诊有无干、湿啰音或哮喘音、痰鸣音,监测血气分析。

2. 绝对卧床休息,取半卧位。

3. 治疗护理　①氧疗、面罩吸氧,必要时气管插管或气管切开呼吸机治疗;②保持呼吸道通畅,排出痰液,通过湿化、叩背、雾化、抽吸等手段清理呼吸道;③按医嘱给抗生素治疗,控制感染;④检测电解质和血气分析,纠正酸碱失衡和电解质紊乱;⑤根据呼吸状况给予呼吸兴奋剂;⑥合理使用利尿药和强心药物,注意副作用。

4. 注意肺性脑病、代谢性碱中毒、上消化道出血、心力衰竭等并发症的发生。

十二、肺结核的护理常规

1. 按内科护理常规。

2. 病室阳光充足,空气流通,定时开窗通风。

3. 呼吸道隔离,传染期间戴口罩,痰液应消毒后弃去。

4. 观察咳嗽、咳痰、咯血、发热、胸痛、呼吸困难等情况。

5. 卧床休息,给予高热量、高蛋白、高维生素、易消化食物,补充足够能量。

6. 治疗护理　应遵循早期、联合、适量、规律和全程原则。按医嘱服用抗结核药物,观察药物作用与副作用。定期复查肝功能、肾功能。

7. 咯血者按咯血护理。

十三、肺炎的护理常规

1. 按呼吸道疾病一般护理常规。

2. 注意休息,根据病情轻重决定活动方式。

3. 进食高热量、高蛋白、高维生素的清淡易消化食物,多饮水,1000～2000ml/d。

4. 发热按发热护理常规。

5. 呼吸道管理,吸氧,有效咳嗽、雾化吸入等。

6. 胸痛护理,按医嘱使用止痛药,观察用药效果。

7. 咯血时按咯血护理常规。

8. 避免受凉、吸烟、淋雨、酗酒,尤其是患有糖尿病、慢支、支气管扩张等慢性病患者。

9. 常规检查护理

(1)正确留取痰、血标本。

(2)协助胸片、CT 和肺功能检查。

(3)纤维支气管镜检查护理。

十四、急性胰腺炎的护理常规

1. 按消化内科护理常规。

2. 心理护理

(1)简单讲明本病病因、病理、治疗过程,做好沟通,心理安慰,消除患者紧张心理,使其积极配合治疗。

(2)剧烈疼痛时注意安全,必要时加用床档。指导患者也可采用非药物来缓解疼痛的方法如深呼吸、冥想、音乐疗法等。

3. 病情观察　评估患者腹痛的部位、性质和程度等情况,监测生命体征,注意水、电解质平衡,早期给予营养支持。有无恶心、呕吐、腹胀、排气、排便等消化道症状,积极预防并发症。

4. 饮食护理

(1)急性发作期应禁食,做好口腔护理,保持口腔湿润。

(2)轻中度胰腺炎患者,禁食1～3天,腹痛、恶心、呕吐基本消除后,可开始进食少量流质食物,如米汤、果汁、藕粉等。

(3)病情稳定后可改为无脂肪或极低脂肪的半流质。如米粥、素挂面、素馄饨、青菜汤、蔬菜粥、少量碎蔬菜、新鲜的水果等,忌肥肉、蛋黄、鸡汤、鱼汤、肉汤等。同时密切观察患者进食后的病情变化。

(4)进入恢复期,这个时期仍以低脂饮食为佳,逐渐由植物蛋白缓慢过渡到动物蛋白,以高维生素、高碳水化合物、低蛋白、低脂肪等食物为主,如豆制品、牛奶、精瘦肉、烂面条等,仍要求少食多餐,严禁暴饮暴食,忌辣椒、烟、酒等辛辣刺激之物,忌油煎、油炸食品。

5. 休息与活动　急性期卧床休息,以降低机体代谢率。疼痛时可协助患者取弯腰、前倾坐位或屈膝侧卧位,以缓解疼痛。康复后可适当体育锻炼、体力劳动。

6. 用药护理

(1)遵医嘱使用抗生素、抑制胰酶活性类药物等,观察疗效和副作用。

(2)解痉镇痛常用阿托品或山莨菪碱(654-2),疼痛剧烈时用哌替啶等,禁用吗啡,吗啡可增加 oddi 括约肌痉挛,加重疼痛。并观察镇痛效果及有无副作用。

十五、消化性溃疡的护理常规

1. 按消化内科一般护理常规。

2. 心理护理

(1)保持情绪稳定,避免过度紧张、焦虑、劳累等因素。

(2)疼痛时,可采用分散注意力的方法,如深呼吸、听音乐,或用松弛法局部按摩等缓解疼痛。

(3)合理安排生活和工作,学会应对压力,生活要有规律,戒烟酒,保证充足的睡眠和休息。

3. 病情观察　观察患者的生命体征及腹部体征变化,注意腹痛的部位、性质、程度及规律,观察患者呕吐物、大便的颜色、性质及量,及早发现并发症。

4. 饮食护理

(1)急性发作期有并发上消化道大出血、穿孔、幽门梗阻时应禁食,做好口腔护理,保持口腔湿润,说明禁食的重要性。

(2)并发少量出血时,早期流质饮食如米汤、藕粉、牛奶等,放置温凉,避免过热。

(3)病情稳定时予少食多餐,定时进餐,进餐时注意细嚼慢咽。进营养丰富、易消化饮食。以面食为主,不习惯面食者可用软米饭或粥代替。牛奶最好选用脱脂牛奶,但不宜多饮。避免食用刺激性强的食物,如生、冷、硬、含粗纤维多的蔬菜和水果以及酒类、咖啡、浓茶、辛辣类食物。

5. 休息与活动　溃疡活动期应卧床休息,保持生活规律,注意劳逸结合。溃疡修复后可以适当进行体育锻炼、体力劳动。

6. 用药指导

(1)质子泵抑制药、胃黏膜保护药应在空腹或睡前服用。

(2)铝碳酸镁片等弱碱性抗酸药于餐后 1~2 小时、睡前或胃部不适时咀嚼咽下服用。

(3)多潘立酮、莫沙比利等促进胃动力药物于餐前 15~30 分钟服用。

(4)幽门螺杆菌阳性患者,服用如甲硝唑、替硝唑、克拉霉素、阿莫西林等联合质子泵抑制药,连续服用 7~14 天。观察药效及不良反应,不可随意停药或减量,防止溃疡复发。慎用或勿用致溃疡药物,如阿司匹林等非甾体抗炎药等。

十六、肝硬化的护理常规

1. 按内科护理常规。

2. 做好卫生宣教,指导饮食和休息。

3. 加强护患沟通,进行健康指导,使患者保持乐观的情绪,积极配合治疗。

4. 给高热量、高蛋白、低动物脂肪饮食,禁酒和忌食粗糙、坚硬食物,肝功能显著损害患者限制或禁食蛋白质,限制水、钠的摄入。

5. 做好基础护理,预防压疮的发生。

6. 密切观察生命体征变化,注意并发症的发生。

7. 代偿期患者可参加部分工作,失代偿期患者应全休或卧床休息。

8. 治疗护理

(1)用细胞激活剂,改善肝脏功能,如肌苷、辅酶 A。

(2)限制钠、水摄入,进水量限制在 1000ml/d 左右,有显著低钠血症,则应限制在 500ml/d 以内。

(3)按医嘱应用利尿药:氢氯噻嗪、呋塞米、螺内酯,复查水、电解质,注意水、电解质平衡。

(4)提高血浆渗透压,少量多次输注血浆、新鲜血和白蛋白。

(5)必要时做腹腔-颈静脉引流。

十七、肝性脑病的护理常规

1. 按内科护理常规。

2. 密切观察病情变化,及时测量 T、P、R、BP,特别观察神志、瞳孔及性格、行为的改变。

3. 禁食蛋白质食物,进碳水化合物、维生素为主的食物,昏迷者可经鼻胃管管饲。

4. 加强基础护理、皮肤护理、大小便的护理,保持大便通畅。必要时加床栏并适当约束,防止外伤和坠床。

5. 治疗护理

(1)消除诱因,及时防止感染、上消化道出血,及时纠正水、电解质和酸碱平衡紊乱,禁用吗啡及其衍生物。

(2)保持大便通畅,可用生理盐水和弱酸性溶液灌肠,禁用肥皂水。

(3)降血氨药物的应用,注意药物的副作用。

(4)长期昏迷患者,注意肢体功能位置和防止肌肉萎缩。

十八、上消化道大出血的护理常规

1. 绝对卧床休息,可采取半卧位或下肢抬高 30°,呕血时头偏向一侧,保持呼吸道通畅。

2. 床边备好吸引装置。

3. 吸氧,心电监护。

4. 遵医嘱禁食,向患者解释禁食的目的。

5. 准确记录 24 小时出入量。

6. 建立两条大静脉输液通道,用大号针头输液,补充血容量。

7. 及时配血交叉,输血。

8. 快速补液输血后,血压下降,根据医嘱应用升压药。

9. 密切观察病情,观察呕血,便血的量、性质、次数,估计出血量,动态观察血压、脉搏、呼吸及全身伴随症状,监测中心静脉压。

10. 做好口腔护理,皮肤护理。

11. 遵医嘱使用止血药、制酸剂、冰生理盐水加去甲肾上腺素通过胃管注入胃内,内镜止血。

12. 若是门脉高压引起上消化道出血,准备好三腔二囊管压迫止血。

13. 内科保守治疗无效时,做好术前准备手术治疗。

14. 心理护理,给予关心和支持,减轻焦虑及恐惧心理。

十九、缺铁性贫血的护理常规

1. 按血液内科护理常规。

2. 注意观察治疗前后贫血程度的变化,对严重贫血患者注意心功能变化,严格控制输液速度。

3. 轻度贫血患者注意劳逸结合,避免重体力劳动;重度贫血患者应卧床休息,必要时吸氧,遵医嘱输注红细胞及补充铁剂。

4. 饮食注意营养,补充猪肝、菠菜等含铁丰富的食物。

5. 根据缺铁原因,纠正贫血,治疗原发病,如消化性溃疡、月经过多者,应控制失血,有偏食者应纠正其习惯。

6. 饭后服用铁剂,避免与茶、咖啡、牛奶同服,为促进铁的吸收,可同时服用维生素 C 含量丰富的食物。口服液体铁剂使用吸管,避免牙齿染黑。口服不能耐受者,可肌内注射铁剂,但应选择不同部位交替深部注射,静脉注射铁剂应避免外渗。

7. 注意药物副反应,注射铁剂可引起过敏性休克、头痛、头昏、荨麻疹等,注射时应备好肾上腺素。

二十、再生障碍性贫血的护理常规

1. 按血液内科护理常规。

2. 病情观察　如重型再障患者有无感染症状及出血部位、程度,尤其要观察有无重要脏器出血,如颅内出血等;非重型再障患者有无进行性贫血加重等。

3. 对症护理

(1)做好输血护理,改善贫血,控制出血和感染,但要禁用可能影响骨髓造血功能的药物,如氯霉素针、保泰松片、安乃近片、阿司匹林片、磺胺类药物等。

(2)适当限制探视人员,避免与严重感染患者同室。重型再障有条件者可入住无菌层流室。有感染者根据医嘱给予抗生素。

(3)长期应用雄激素可出现水钠潴留、痤疮、毛发增多、女性患者停经等症状。如出现痤疮,嘱患者用温热水洗脸,不要用手挤压或搔抓痤疮,以防感染。长期应用糖皮质激素可出现类库欣综合征,应对患者加以观察和做好解释工作,注意防护,尽可能减少药物的不良反应。

(4)丙酸睾酮为油剂,不易吸收,常可形成注射部位硬块甚至发生无菌性坏死。故需深部缓慢分层肌内注射,并轮换注射部位,检查局部有无硬结,发现硬结及时理疗,以促进吸收,防止感染。

4. 一般护理

(1)保持病室内物品清洁,空气新鲜,定期消毒。

(2)保持口腔、皮肤清洁卫生,尽可能减少感染因素。为防止口腔感染,每日可用朵贝氏液与碳酸氢钠液交替漱口。

(3)重型再障以卧床休息为主,病情危重时绝对卧床休息,非重型再障无严重贫血时可适当活动,应注意避免外伤。

(4)给予高蛋白、高维生素、富有营养、易消化食物,避免辛辣、刺激、过硬食物。有出血倾向者给予温凉流质食物。

(5)重型再障疗效差、病情重,患者易产生悲观消极情绪;非重型再障病程长,患者失去耐心和信心,做好相应的心理护理。

(6)遵医嘱采集血标本,协助做好骨髓穿刺检查,以了解病情变化。

5. 健康教育

(1)避免接触有毒有害化学物质及放射性物质,警惕家用染发剂、杀虫剂毒性对人体的损害,避免应用某些抑制骨髓造血功能的药物,如氯霉素针、保泰松片等。

(2)对患者加强疾病知识教育,预防感染和出血,坚持治疗,勿擅自停药,定期复诊。

(3)适当锻炼,增强体质,稳定病情,促进治疗。

二十一、急性白血病的护理常规

1. 按血液内科护理常规。

2. 一般护理

(1)严重贫血、出血患者应绝对卧床休息,减少耗氧量,避免晕厥。

(2)选择高热量、高蛋白、富含维生素、清淡易消化食物,有消化道出血时给予温凉流质食物。

(3)病室保持空气新鲜,阳光充足,减少探视,做好保护性隔离。若中性粒细胞计数低于$0.5 \times 10^9/L$时,应限制探视,有条件者入住层流室。

(4)高热患者给予物理降温,但不宜用酒精擦浴。

(5)加强基础护理,做好口鼻腔、皮肤及肛周的护理。常规给予碱性漱口液漱口。有真菌感染时可给予酮康唑或制霉菌素漱口液。齿龈出血、鼻出血可用0.1%肾上腺素棉球压迫止血。口腔溃疡可予锡类散、西瓜霜等外用。口唇干燥涂甘油或液状石蜡。牙龈肿胀者,可用碘甘油外涂。

3. 密切观察患者的生命体征和出血部位、程度等,如出现颅内高压症状时,注意观察患者的瞳孔和意识。

4. 化疗护理

(1)做好心理护理,密切配合护理。

(2)掌握化疗前的基础资料,T、P、R、BP,血常规及骨髓细胞学检查等。

(3)每天至少饮水3000ml,以防高尿酸血症。

(4)及时发现并处理化疗过程中出现的副作用:出现静脉炎,使用多磺酸黏多糖乳膏(喜疗妥)、50%硫酸镁等药物外用。应用柔红霉素、阿霉素等可引起心肌损害,应注意观察心率、心律及心肌病变。应用环磷酰胺可出现出血性膀胱炎,应鼓励患者多饮水,勿憋尿。对化疗引起的呕吐,指导患者做深呼吸及吞咽动作,根据医嘱可给予盐酸甲氧氯普胺(胃复安)针、莫沙必利分散片等对症治疗,鼓励患者少量多餐,调节饮食。

二十二、特发性血小板减少性紫癜的护理常规

1. 按血液内科护理常规。

2. 慢性患者应适当限制活动,避免重体力劳动,预防各种外伤。急性患者卧床休息,如血小板计数低于 $20 \times 10^9/L$ 或有明显出血倾向者应绝对卧床休息。

3. 如出现出血情况,请按各系统出血护理常规处理。

4. 指导患者进食高蛋白、高维生素、易消化的软食或半流质饮食,禁食过硬、过于粗糙的食物。如消化道出血者,应进温凉流质食物,必要时禁食。

5. 关注患者心理变化,保持情绪稳定。

6. 长期应用糖皮质激素者,需提供低钠饮食和含钾丰富食物,监测血糖变化。

7. 静滴大剂量丙种球蛋白　首次静脉滴注时控制滴速,遵医嘱监测生命体征,观察有无胸闷、气促、血压下降等过敏反应并积极处理。

8. 输血操作严格遵守输血查对制度及输血操作流程。

9. 健康宣教

(1)宣教如何观察各种出血症状:瘀点、瘀斑、鼻衄、牙龈出血、血尿、黑便等;

(2)宣教正确服用药物的目的和方法;

(3)指导出院患者学会自我观察、自我防护的知识,病情变化应及时就诊。

二十三、淋巴瘤的护理常规

1. 按肿瘤内科、放疗护理常规。

2. 早期适当活动,晚期应绝对卧床休息。及时了解患者心理反应并予以干预。

3. 给予高蛋白、高热量、高维生素、清淡易消化饮食,避免辛辣等刺激。如有食欲减退、恶心、呕吐等胃肠道反应可按医嘱给镇静止吐剂,反应较重者应在睡前给药。

4. 淋巴瘤常有发热,应鼓励患者多饮水,可以物理降温或遵医嘱使用药物降温,慎用解热剂,应防止出汗过多产生虚脱,并及时更换衣裤及床单,增加舒适感。

5. 密切观察病情变化,注意淋巴结及相应脏器的变化。肝(脾)大患者注意其体位及有无疼痛等症状,如有腹痛、腹泻、出血倾向及肾衰竭的早期征象,及时报告医生。

6. 对肿瘤引起的皮肤瘙痒,应保持皮肤清洁、干燥,剪短指甲,避免用力抓挠。如有破溃按伤口换药处理,预防感染。接受放疗者,应注意局部皮肤的变化,并避免各种摩擦、碱性物质或化妆品的刺激。

7. 接受化疗者,应有计划地选择选择使用静脉,并加强保护,防止药液外渗,观察药物疗效及其毒副反应,避免发生静脉炎。

8. 注意有无上腔静脉压迫症状,对头面部及上肢水肿,口唇发绀,颈静脉怒张,呼吸困难者应保持呼吸道通畅,并随时做好气管切开的准备,防止窒息;上腔静脉压迫者应由下肢静脉注药。

9. 限制钠盐的摄入(食盐、味精、苏打等)以减轻水肿,并准确记录出入量。

10. 每周查血象1~2次,注意患者血象变化,出血及贫血等骨髓抑制严重的患者应保护性隔离,预防感染。

二十四、糖尿病的护理常规

1. 按内科护理常规。

2. 制订糖尿病饮食计划　按医嘱正确给予糖尿病饮食,观察患者进食情况,宣教糖尿病医学营养治疗重要性,患者不得自行随意添加食物。

3. 制订运动治疗计划　根据个体情况进行合适运动,运动时或运动后注意血糖变化。

4. 预防感染　加强皮肤护理,注意口腔卫生及会阴部清洁,防止外伤。

5. 治疗护理

(1)按医嘱给磺酰脲类、非磺酰脲类、双胍类、a-糖苷酶抑制剂、胰岛素增敏药、DPP-4 抑制药(二肽基肽酶 4 抑制药);

(2)规范胰岛素注射,了解各种胰岛素作用时间,合理安排注射时间,如餐前半小时、餐前、睡前注射;

(3)监测血糖变化,密切观察低血糖的发生,按低血糖处理流程给予急救。

6. 酮症酸中毒护理

(1)密切观察生命体征,注意神志情况、呼吸变化及呼出有无酮味;

(2)绝对卧床休息,保持病室安静,注意保暖,吸氧;

(3)准确记录 24 小时出入量;

(4)按医嘱及时静脉补液,纠正水、电解质酸碱失衡,纠正酸中毒,适量补充碳酸氢钠,按医嘱采用小剂量胰岛素静脉微泵注射,使血糖平稳下降;

(5)做好血糖、血酮、血电解质、血气分析等各项检查。

7. 健康教育

(1)饮食护理:糖尿病饮食,控制总热量,平衡膳食,各营养素搭配合理,定时定量,戒烟限酒,食物交换。

(2)胰岛素使用法

1)告知患者胰岛素的作用时间及注意事项。

2)教会低血糖急救处理流程,外出携带糖尿病急救卡及糖果等。

(3)自我监测,指导正确血糖、血压检查方法,定时监测糖化血红蛋白、血脂、眼底、肾功能。

(4)足部护理

1)定期检查足部皮肤,早期发现病变;

2)促进足部血液循环,以 37℃温水浸泡双脚,每天 5~10 分钟,冬季应注意保暖,避免长时间暴露于冷空气中;

3)选择适合的鞋袜,避免穿拖鞋、凉鞋、赤脚走路,禁用暖水袋,防足部损伤。

二十五、痛风的护理常规

1. 按内科一般护理常规。

2. 注意休息,避免过度疲劳,痛风性关节炎急性发作时,绝对卧床休息,抬高患肢,关节制动,尽量保护受累部位,免受损伤。

3. 饮食护理

(1)低嘌呤饮食,避免进食含嘌呤高的食品,如动物内脏、海产品、肉类、豆类、菠菜等。

(2)饮食清淡,戒烟酒。

（3）指导患者进食碱性食物如牛奶、鸡蛋、柑橘、各类蔬菜。

（4）补充大量水分，每日液体摄入总量需达 2500～3000ml，使尿量每日达到 2000ml 以上。

4. 病情观察

（1）观察疼痛的部位、性质、间隔时间。

（2）受累关节有无红、肿、热、痛，功能障碍。

（3）有无痛风结石的体征。

（4）监测血、尿尿酸水平变化。

（5）有无过度疲劳、寒冷、紧张、饮酒、饱餐等诱发因素。

5. 注意患者的皮肤护理，保持患部的清洁，避免感染的发生。

6. 用药护理　指导患者正确用药，观察药物疗效，及时处理不良反应。

7. 健康教育

（1）指导患者保持心情愉快，避免紧张，生活有规律，以消除各种心理压力。

（2）教导患者严格控制饮食，适当减重。

（3）鼓励患者定时且适度运动，每日早晚各 30 分钟，每周 3～5 次运动，种类以散步、健身运动等有氧运动为宜，避免剧烈运动。

二十六、甲状腺功能亢进症的护理常规

1. 按内分泌科护理常规。

2. 一般护理　充分休息，避免疲劳，使机体代谢率降低。给予高热量、高蛋白、高维生素饮食，并多给饮料以补充出汗等丢失的水分，忌浓茶、咖啡等兴奋性饮料，禁用刺激性食物。加强皮肤护理，勤换内衣，在高热盛夏期要防止中暑。

3. 心理护理　甲亢是与神经精神因素有关的内分泌系统的身心疾病，必须注意对躯体治疗的同时进行精神治疗。应建立良好的护患关系，解除患者焦虑和紧张心理，增强治愈疾病的信心。指导患者自我调节、自我催眠、放松训练的方法，必要时辅以镇静安眠药。

4. 药物治疗护理　随着疗程的延长，抗甲状腺药物剂量逐渐减量，维持两年。观察药物不良反应，如粒细胞减少、药物疹、肝功能受损等，定期随访。

5. 放射治疗护理　服碘后不宜用手按压甲状腺，警惕可能发生的甲亢危象。服药后两小时勿吃固体食物，以防呕吐丧失^{131}碘，服药 24 小时避免咳嗽及吐痰，以免流失^{131}碘。鼓励患者多饮水，每日 2000～3000ml，至少 2～3 天。服碘后大约 3～4 周才见效，此期应卧床休息。部分患者会出现放射治疗反应，如头昏、乏力，一般很快会消失。如治疗后 3～6 个月出现甲减症状，给予甲状腺素替代治疗。

6. 手术治疗护理　术前抗甲状腺药物控制症状，术后密切观察有无并发症发生，观察有无局部出血、伤口感染、喉上或喉返神经损伤、甲状旁腺受损、出现低钙抽搐或甲亢危象等。

7. 眼病的护理　注意防护，经常点眼药，保护眼睑与角膜。防止干燥、外伤及感染。外出戴墨镜，避免强光、风沙及灰尘的刺激。睡眠时头部抬高，以减轻眼部肿胀。突眼异常严重者配合医生做眶内减压术。

二十七、骨质疏松症的护理常规

1. 按内分泌科护理常规。

2. 心理护理　理解尊重患者，关心、耐心、细心，与患者建立良好的护患关系。认真倾

听患者的感受,了解他们的心理活动和生活情况,对有心理问题的患者给以开导,帮助他们纠正心理失衡状态,鼓励他们参加社交活动,适当娱乐、听音乐、冥想,使情绪放松,以减轻疼痛。这样不仅有利于消除患者的心理压力,减轻症状,提高疗效,促进康复,还有利于改善患者的生命质量。

3. 健康教育 根据患者的文化层次,不同年龄、爱好、生活习惯等,做好针对性的心理疏导。

4. 病情观察 密切观察疼痛的部位、性质、间隔时间等。观察有无身长缩短、驼背。老年人多数有不同程度肺气肿,肺功能随着增龄而下降,若再加骨质疏松症所致胸廓畸形,患者往往可出现胸闷、气短、呼吸困难等症状。

5. 饮食护理 钙有广泛的食物来源,通过膳食来源达到最佳钙摄入是最优先的方法。在饮食上要注意合理配餐,烹调时间不宜过长。

6. 运动指导 运动项目的选择应依个体的年龄、性别、健康状况、体能等特点及运动史选择适当的方式、时间、强度等。

7. 用药护理 指导患者根据不同的骨质疏松程度,按医嘱及时、正规用药,严密注意药物的疗效及不良反应,掌握合理的用药途径,每种药的用法、注意事项必须详细告诉患者,如使用激素时要注意乳腺癌、中风和血栓形成等并发症的预防。

8. 改变不良生活、饮食习惯 做到营养搭配合理;避免酗酒、嗜烟,饮过量的浓茶、浓咖啡及碳酸饮料;保证充足的睡眠;增加户外活动,适当日晒。

9. 避免发生骨折 户外活动、外出、夜间起床应倍加小心,减少和避免受伤,以免引起骨折。一旦发生骨折,需卧床休息,并用夹板或支架妥善固定,及时送往医院医治。

二十八、脑出血的护理常规

1. 按神经内科护理常规。

2. 密切观察神志、瞳孔、对光反应、肌力、生命体征的变化,以及必要的 CT 检查,昏迷者按昏迷患者护理。

3. 严密观察呕吐、头痛情况,暂禁食,呕吐时将头偏向一侧,以免呕吐物误吸造成窒息。病情稳定后按医嘱给流质饮食,吞咽困难者可给鼻饲流质,并做好鼻饲患者的口腔护理。

4. 适当抬高床头 $15°\sim30°$,忌做颈部屈曲及过伸,保持呼吸道通畅。

5. 给予吸氧,根据血氧饱和度及血气分析结果,选择面罩吸氧或者鼻导管吸氧,呼吸困难者必要时应用呼吸机机械通气。

6. 定时给予翻身拍背,防止肺部并发症、压疮以及下肢静脉栓塞。

7. 根据医嘱正确记录进出量。

8. 保持大便通畅,养成定时排便的习惯,必要时可以使用缓泻剂,指导勿用力排便。

9. 治疗护理

(1)遵医嘱给予脱水剂、利尿药。

(2)控制液体输入量。

(3)观察水、电解质有无失衡。

(4)按医嘱给予止血药和凝血药物。

(5)根据医嘱做好血肿清除、经皮颅骨钻孔、血肿穿刺抽吸引流的护理。

(6)根据医嘱给予抗生素。

10. 做好饮食、排便、肢体功能锻炼等健康宣教,功能锻炼要循序渐进,不可操之过急,避免肌肉过度劳累导致肌肉拉伤等情况。

11. 心理护理　建立战胜疾病的信心。

二十九、脑梗死的护理常规

1. 按神经内科护理常规。

2. 严密观察意识、瞳孔、血压、脉搏、呼吸、头痛及呕吐等情况，观察四肢活动情况，判断局灶性脑损伤进展程度。

3. 早期于溶栓治疗期间，观察皮肤、黏膜有无出血情况；原有风湿性心脏病、心肌梗死、心内膜炎、心房颤动等病史的患者，应注意观察患者是否有肢体的动静脉堵塞的体征。

4. 卧床休息1～2周，保持情绪稳定，急性期避免过度搬动患者，尤其是头部。

5. 2小时翻身一次，避免皮肤长时间受压，加强皮肤、口腔、呼吸道及大小便护理。

6. 保持肢体功能位置，及早开始肢体被动活动、主动活动及各种功能活动，有针对性地开展运动、语言、认知及缺损脑功能的康复治疗。

7. 起病24～48小时仍不能进食者，应予鼻饲流质，做好鼻饲管的护理。能进食者，给予清淡易消化的饮食，避免刺激性饮食及烟、酒，多吃水果和蔬菜，保持大便通畅，避免用力排便。

8. 治疗护理

(1)根据医嘱给予改善微循环血液稀释法。

(2)防治脑水肿：使用脱水剂时应注意水、电解质及肾功能变化，并加强输液巡视。

(3)按医嘱给予抗凝、溶栓治疗。

(4)积极治疗原发病。

(5)根据医嘱给予脑代谢增强剂和保护剂。

三十、帕金森病的护理常规

1. 一般护理　鼓励患者进行适当的活动，注意安全，防止发生坠床/跌倒等意外，尽量避免使用约束带。晚期卧床者，适当抬高床头，勤翻身、拍背；指导家属协助患者进行肢体被动活动与按摩。

2. 饮食护理　给予清淡、易消化软食，多食蔬菜、水果和粗纤维食物，避免刺激性食物，戒烟、酒。

3. 耐心、详细地解答患者的问题，鼓励患者以良好的心态对待疾病。

4. 症状护理

(1)对于语言障碍的患者，耐心倾听，了解患者的需要。

(2)有吞咽困难的患者，药物和食物应碾碎(缓释剂除外)，以利吞咽；进食时采取坐位或半坐位；必要时给予鼻饲，并按鼻饲要求做好相应护理。

(3)鼓励患者进行面肌锻炼，如鼓腮、噘嘴、伸舌、露齿、吹吸等训练，以改善面部表情和吞咽困难现象，协调发音，保持呼吸平稳、顺畅。

(4)对顽固性便秘者，多食用水果蔬菜及粗纤维食物，晨起多饮水，按顺时针方向按摩腹部，也可以适当使用缓泻药或通便药。

(5)有直立性低血压的患者，增加水盐摄入，可穿弹力袜，睡眠时抬高头部，起床要缓慢，防止晕厥。

(6)精神症状明显者，防止患者自伤或伤人。必要时根据医嘱给予抗精神病药。

5. 用药护理

(1)帕金森病药物治疗均存在长期服药后疗效减退、出现运动并发症的特点,故应指导患者及家属认真记录用药情况(药名、剂量、用药时间),以便医生合理地调整用药方案,做好患者的个体化用药指导,避免患者及家属盲目用药。

(2)抗胆碱能药物——安坦:注意口干、视物模糊、便秘和排尿困难等不良反应。

(3)金刚烷胺:注意不宁、失眠、头痛、头晕等不良反应。

(4)左旋多巴及复方左旋多巴——息宁或美多芭:注意有无恶心、呕吐、低血压、症状波动、运动障碍和精神症状。

(5)DA 受体激动药——吡贝地尔缓释片(泰舒达)、盐酸普拉克索片(森福罗)等:注意恶心、呕吐、便秘、直立性低血压、嗜睡、运动障碍及精神症状等不良反应。

6. 对行 DBS 手术的患者做好手术前后的护理及宣教。

三十一、癫痫的护理常规

1. 按神经内科护理常规。

2. 注意周围环境安全,如热水壶、锐利器械等应远离患者。

3. 癫痫发作时应有专人护理,并加以防护,以免坠床及碰伤。

4. 取下患者义齿,并将缠有纱布的压舌板放在一侧上下臼齿之间,以免咬破舌和颊部。

5. 迅速解开患者的衣领和裤带,以减少呼吸困难,改善缺氧。

6. 保持呼吸道通畅,头偏向一侧,及时清除口腔内分泌物,并给氧气吸入。无自主呼吸者应做人工呼吸,必要时协助医生行气管切开。

7. 发作时不能经口喂食;间歇期饮食以清淡为主,少进钠盐;发作频繁不能进食者,给鼻饲流质饮食。

8. 观察并记录癫痫发作的次数、经过及间歇时间。

9. 对癫痫持续状态的患者,应按医嘱迅速给抗癫痫药和脱水剂,注意观察血压、呼吸、意识、瞳孔的变化。

10. 长期服药者应在医师指导下从低限开始。如不能控制,再逐步增加。严禁突然停药和减量,以免导致癫痫发作。注意观察药物的副作用。

11. 做好卫生宣教,嘱患者勿从事高空作业及在有危险的机器旁工作,勿潜水、驾车。随身携带疾病诊疗卡,注明姓名、年龄、住址、单位、病名、发作时处理方法等。

三十二、肾盂肾炎的护理常规

1. 病情观察

(1)体重、血压及有无体内液体潴留或不足。

(2)有无高血压脑病、心力衰竭及心包炎等病的征象。

2. 症状护理

(1)呕吐、腹泻频繁的患者应注意水、电解质紊乱,出现有关症状时应及时通知医师。

(2)抽搐的护理:抽搐、谵妄时应保护患者,必要时加床档。

(3)心功能不全的护理:按心功能不全护理常规执行。

3. 一般护理

(1)卧床休息,出现烦躁不安、抽搐时防止舌咬伤,加用床档。

（2）给予高热量、高维生素、优质低蛋白饮食，高血压患者应限钠盐的摄入，透析治疗患者应予以优质高蛋白饮食。

（3）呼吸有氨味者，应加强口腔护理。

（4）皮肤瘙痒，可用热水擦浴，切忌用手搔伤皮肤。

（5）患者思想负担重，使患者失去安全感和信心，护士应对患者加强解释工作，增加战胜疾病的信心，积极配合治疗和护理。

4. 健康指导

（1）应避免感染、劳累、饮食无规律及损伤肾脏药物的使用等。积极治疗原发病，延缓肾功能不全的进展。

（2）指导患者根据肾功能采用合理饮食。

（3）注意保暖，防止受凉，预防继发感染。

（4）注意劳逸结合，增加机体免疫力。

（5）定期门诊复查。

三十三、肾病综合征的护理常规

1. 一般护理

（1）卧床休息，保持适当的床上或床旁活动，疾病缓解后可增加活动。

（2）给予优质蛋白饮食，如鸡蛋、牛奶、瘦肉等，低脂饮食，少进富含饱和脂肪酸的饮食（动物油脂），多吃富含多聚不饱和脂肪酸的饮食，如植物油、鱼油。水肿时给予低盐饮食<3g/d。

（3）鼓励说出对患病的担忧，分析原因，帮助患者减轻思想负担。

2. 特殊护理

（1）水肿的护理

1）全身重度水肿应卧床休息至水肿消退，注意保暖和个人卫生，做好皮肤护理。

2）严格记录出入量，限制液体入量，进液量等于前一天尿量加上500ml。

3）每日监测体重并记录。

（2）预防感染的护理

1）加强皮肤、口腔护理。

2）病房定时进行空气消毒，减少探视人数。

3）做各种操作严格执行无菌操作原则。

4）病情好转后或激素用量减少时，适当锻炼以增强抵抗力。

（3）预防血栓的护理

1）急性期卧床休息，给予双下肢按摩，恢复期活动与休息交替进行。

2）遵医嘱应用低分子肝素治疗。

3）观察有无肾静脉血栓，如腰疼、肾脏肿大、肾功能恶化等。

4）观察有无肺栓塞，如咯血、喘憋及心肌梗死、脑梗死等。

3. 用药护理

（1）遵医嘱使用利尿药、糖皮质激素、免疫抑制药，观察药物的疗效及可能出现的副作用，使用激素和免疫抑制药时，须特别告知患者及家属不可擅自加量、减量或停药。

（2）长期使用利尿药要注意有无低血钾、低氯血症，呋塞米等强效利尿药有耳毒性，避免与链霉素等氨基糖苷类抗生素同时使用。

(3)服用糖皮质激素和细胞毒药物时应注意

1)口服激素应饭后服用,以减少对胃黏膜的刺激;

2)长期用药者应补充钙剂和维生素 D,以防骨质疏松;

3)使用 CTX 时注意多饮水,以促进药物从尿中排泄。

4. 病情观察

(1)观察血压、水肿、尿量、体重的变化,注意电解质情况。

(2)注意有无精神萎靡、无力、腹胀、肠鸣音减弱等。

5. 健康指导

(1)保持良好的休息,劳逸结合,合理饮食。

(2)按时、按量服药,不得随意减量或停药,避免使用肾毒性药物。

(3)指导患者预防各种感染的发生。

(4)定期门诊复查,监测血象、肝肾功能变化。若出现少尿、水肿、尿液浑浊、感冒等症状时,应及时就医。

三十四、慢性肾小球肾炎的护理常规

1. 按内科护理常规。

2. 密切观察病情,观察尿量、尿色和尿比重,记录 24 小时尿量,定时测血压,观察有无头痛及精神状况、电解质紊乱等的变化。

3. 水肿明显、大量蛋白尿、血尿、高血压或急性发作期患者,应指导卧床休息。

4. 由于病情易反复,病程迁延,患者心理负担大而容易出现不良情绪,护士应主动关心、体贴患者,协助家属帮助解决问题,以减轻患者烦躁、焦虑情绪。

5. 根据肾功能状况给予优质低蛋白饮食,蛋白质 $0.6\sim1.0g/(kg \cdot d)$,同时控制饮食中磷的摄入,适当增加碳水化合物的供给,防止负氮平衡。如有水肿或高血压则应限制钠盐的摄入。

6. 治疗护理

(1)应用药物利尿降压时,须随时注意药物的疗效及副作用。

(2)避免使用或及时停用对肾脏有损害的药物。

(3)防止心、脑并发症及泌尿道、呼吸道感染等并发症的发生。

7. 健康教育

(1)加强环境和个人卫生防护措施,保持口腔及皮肤清洁,注意保暖,预防感冒。

(2)指导患者生活要有规律,避免劳累。

(3)按时测量血压,定期复查尿常规和肾功能。

(4)出现少尿、尿液浑浊、水肿、感冒等症状时,应及时就医。

(5)育龄妇女应避孕,以免因妊娠导致肾炎复发和病情恶化。

三十五、慢性肾衰竭的护理常规

1. 按内科护理常规。

2. 密切观察体温、脉搏、呼吸、血压、神志变化。正确记录 24 小时出入量,每日测体重,观察水肿情况。

3. 按医嘱监测血常规、肾功能、血浆蛋白、血电解质、血气分析等情况。

4. 饮食护理

(1)限制蛋白质饮食,优质低蛋白饮食每日 0.6～0.8g/kg,并根据肾小球滤过率做适当调整。

(2)给予高热量、高维生素饮食。

(3)低磷饮食。

(4)少尿者应限制摄入高钾食物。

5. 根据肾功能损害程度,安排体力活动,尿毒症期应卧床休息,病情稳定期可适当活动。

6. 治疗护理

(1)根据医嘱积极病因治疗,及时纠治诱发因素,纠治肾前性和肾后性因素等。

(2)高血压患者应限制钠盐摄入,给予利尿、降压治疗,注意药物疗效及副作用,避免快速、显著降压。

(3)根据医嘱纠正水、电解质紊乱和酸碱平衡。

(4)控制感染。

(5)对症处理:出现呕吐时,除积极病因治疗外,注意饮食调整,必要时对无明显诱因者可用氯丙嗪或甲氧氯普安,针刺内关、足三里穴位。对有烦躁不安、意识改变者,应由专人护理,防止意外,慎用镇静剂、安眠药。

(6)贫血严重者应避免剧烈活动,适当补充铁剂、叶酸,输新鲜血,必要时应用促红细胞生成素治疗。

(7)中医中药治疗。

(8)避免使用或及时停用对肾脏有损害的药物。

(9)肾脏替代治疗。

7. 做好卫生宣教,养成良好生活习惯,避免受凉、过度劳累、潮湿。

8. 保持病室空气新鲜,每日用紫外线照射,加强对口腔及水肿皮肤的护理。

9. 尽量减少创伤性治疗,如插管、导尿、穿刺等,以减少感染机会,预防并发症的发生。

三十六、类风湿关节炎的护理常规

1. 按风湿免疫科护理常规。

2. 饮食　饮食宜清淡易消化,富含蛋白质、维生素、钾、钙。有贫血者应适当增加含铁食物。忌辛辣、刺激性食物,禁酒,避免进食高热量、高脂肪饮食,避免肥胖,以免增加关节及身体的负荷。

3. 休息与体位　疾病的急性活动期,关节肿痛明显且全身症状较重的患者应卧床休息,受累关节保持功能位;应注意关节的保暖,避免潮湿寒冷加重关节症状。

(1)肩关节不能处于外旋位,肩两侧可顶枕头等物品。双肩间置枕头维持肩关节外展位,维持功能位。

(2)双手掌可握小卷轴,维持指关节伸展。

(3)髋关节两侧放置靠垫,预防髋关节外旋。

(4)平躺者小腿外垫枕头,防止膝关节固定于屈曲位。

(5)足下垫软枕,定时给予按摩和被动运动,防止足下垂。

4. 评估患者关节疼痛部位、性质,关节肿胀和活动受限制程度;关节疼痛明显者遵医嘱给予非激素类抗炎药,并观察药物疗效及副作用,肿痛关节可给予按摩,并辅以热水疗等。

5. 预防关节失用　疼痛缓解后及时指导患者加强关节功能锻炼,肢体锻炼由被动向主动渐进,活动强度应以患者能承受为限,循序渐进,培养患者自理意识。

6. 对于关节活动受限、生活不能自理者,做好生活护理和基础护理。

7. 病情观察 密切观察体温、关节肿痛及活动度情况。注意激素及免疫抑制药的副作用;注意血象、血沉、类风湿因子等变化。

8. 心理护理 帮助患者树立信心,采取心理疏导、解释、安慰和鼓励等方法,使患者积极配合。

三十七、系统性红斑狼疮的护理常规

1. 按风湿免疫科护理常规。

2. 休息与活动 病情活动期应卧床休息,安排在避免阳光直射的房间,窗帘遮挡;缓解期可适当活动,避免劳累;外出注意穿长袖长裤,戴保护性眼镜、太阳帽或打伞,避免阳光直射皮肤。

3. 饮食 SLE 患者饮食宜进清淡、低脂肪、高蛋白、富含维生素的食物,忌芹菜、无花果、蘑菇、烟熏食物及豆类等含补骨脂素类食物。

4. 病情观察 严密观察患者的意识、生命体征、皮肤红斑、黏膜溃疡、关节疼痛、尿量及腹痛腹泻等情况;注意激素及免疫抑制药的副作用;监测抗核抗体、抗双链 DNA 抗体、血常规、尿常规和肝肾功能等变化。

5. 症状护理

(1)高热:监测体温变化,遵医嘱给予物理或药物降温,嘱患者多饮水,必要时静脉补液,保证出入量平衡。满足患者生理需要,增加舒适感。

(2)皮肤、黏膜:①保持口腔卫生,给予朵贝尔液漱口,或遵医嘱给予口腔涂药,合并出血的患者,及时清理血痂,给予流质或半流质,必要时给予静脉营养及鼻饲。②保持会阴部清洁,勤换内裤。③合并皮疹及皮肤破溃的患者避免光照、避免皮肤接触刺激性物品,必要时遵医嘱给予药物外涂。加强伤口换药,预防感染。④房间温度、湿度适宜,勤换内衣,保持皮肤清洁,避免感染。

(3)肾脏损害时,给予低盐及低蛋白饮食。了解水肿情况,每日监测体重及腹围,严格记录 24 小时出入量。

(4)血白细胞降低时,嘱患者注意个人卫生,必要时予保护性隔离。保证六洁,预防感染。当血小板低于 $2.0 \times 10^9/L$ 时,嘱绝对卧床,避免外伤,注意观察有无出血倾向。

(5)注意观察患者有无性格的改变、精神异常,有无头痛、呕吐、四肢麻木等主诉。对脑病患者应注意神志、瞳孔变化,对于颅内压高的患者,遵医嘱给予脱水剂降颅压及镇静治疗。对于神志不清伴有躁动、高热、抽搐等症状的患者,应注意专人护理,加床档,必要时加约束带。

(6)肠道护理:观察患者有无腹部症状,顽固性腹泻患者应予坐浴,防止肛周感染。

(7)心理护理:给予安慰、解释和心理疏导,告知患者 SLE 目前预后已明显改善,远景乐观,鼓励患者树立长期作战的思想。严格避孕,定期复查(活动期每月复查 1 次,稳定后 3~6 个月复查一次)。

三十八、病毒性肝炎的护理常规

1. 按感染性疾病护理常规。不同病原分室收住,甲、戊型肝炎按消化道隔离,乙、丙、丁型肝炎按血液和体液隔离。

2. 随时观察生命体征、消化道症状、黄疸程度及肝功能改变情况。如有发热、意识改变、尿量减少、黄疸加深及出血倾向等重症肝炎可能,应及时报告医生。

3. 急性期或重症肝炎应绝对卧床休息,慢性肝炎以静养为主,病情好转,可循序渐进增加活动。

4. 给予清淡、适合口味的低脂饮食,食欲好转后给予高营养、易消化食物,慢性肝炎应给予低脂高蛋白饮食。疑有肝性脑病者,则应限制蛋白质的摄入;有水肿、腹水者给予低盐饮食,避免刺激性食物。

5. 做好健康宣教,介绍消毒隔离、休息方式、饮食结构、重症肝炎诱因(如疲劳、药物、酗酒、出血、感染等因素)、康复指导等。

6. 加强心理护理,使患者树立战胜疾病的信心,解除焦虑、紧张、抑郁情绪,配合治疗,早日康复。

7. 治疗护理

(1)抗病毒药物和降黄、降酶、护肝、利尿等药物治疗均可能出现各种不良反应,故应密切观察,并按医嘱正确及时给药。

(2)重症肝炎或昏迷患者应做好口腔护理,勤翻身,防止压疮发生。保持大便通畅,乳果糖口服,必要时可用食醋 30～50ml 加水至 200ml 灌肠,正确及时给予抗肝性脑病药物。

(3)凝血酶原时间延长并有出血倾向或明显出血者,应随时观察血压变化和出血量,及时给予止血药物,输新鲜血浆和全血。门脉高压消化道大出血插三腔二囊管者须做好配合和术后护理。

(4)对重症肝炎、高胆红素血症者,肝性脑病需做血浆置换、吸附和生物人工肝者,配合做好术前术后的护理。

8. 密切配合诊疗操作和采集送检各种标本,以便了解病情变化。

9. 注意观察有无继发感染,肝功能衰竭,肝肾综合征,水、电解质紊乱等并发症。

三十九、艾滋病的护理常规

1. 按感染性疾病一般护理常规。对 HIV 感染或发病者终身做好体液、血液隔离。

2. 加强保护性隔离,住院患者最好单人病室,减少机会性感染。

3. 观察 T、P、R、BP 及呼吸道、胃肠道的进展情况,皮肤、黏膜的变化,并注意有无神经系统损害和继发感染表现。

4. 根据需要及时送检各种化验标本,以便早期诊断、早期治疗和了解病情的控制情况。

5. 急性期和艾滋病期应卧床休息,急性期过后根据病情及体力情况适当活动。

6. 加强基础护理,做好口腔、皮肤、会阴护理,防止继发感染。

7. 治疗护理　对高热、腹泻、气急、乏力、头痛和意识改变者根据医嘱提供相应的护理措施。加强营养,保证摄入足够的营养成分,腹泻患者给予低纤维饮食,少量多餐,必要时静脉补充营养,防止水、电解质紊乱。按医嘱及时正确给予抗病毒、抗感染药物和免疫调节、支持及对症治疗。

8. 给予心理支持及生活照料,消除紧张和恐惧心理,使患者树立战胜疾病的信心;对晚期患者应维持生命,减少痛苦,做好临终关怀。

9. 急救物品应专用,生活用品及医疗器械尽量使用一次性的,固体物品用后直接装入黄垃圾袋集中焚烧处理。污染物用 0.5% 过氧乙酸或含氯制剂消毒。

10. 接触伴咳嗽患者或操作时,应戴口罩、防护目镜,接触污染物品应戴手套,皮肤有破损、湿疹者接触时应穿隔离衣、戴手套,做好自身防护。

附录 3 护理操作流程

一、急性左心衰的急救流程

呼吸困难、咳嗽、咳粉红色泡沫痰、烦躁不安、大汗淋漓、心率加快、双肺湿啰音

半卧位或端坐位，双腿下垂
高流量给氧（6~8L/s）
30%~50%酒精湿化，
心电监护及记录尿量

开放静脉通道（两条以上，控制滴速），
配合医生做好各项检查如电解质、血气分析
按医嘱给予：镇静（关注呼吸）、强心、利尿、
扩血管、平喘、激素等治疗

病情观察

评估：意识、皮肤黏膜颜色、生命体征、肺部
啰音、尿量等，做好抢救记录

二、危重患者的转运流程

接到医嘱，和医生确定无误后
向患者及家属解释转运的目的

通知相应的科室或检查室，交待患者
的病情，以及需要准备的物品

评估患者病情，根据病情准备相应物
品及药品(便携式呼吸机或氧气枕，急
救转运箱,必要时带微量泵及便携式监
护仪)

填写转接单，妥善固定各引流管。再
次评估患者，是否需要镇静、建立人
工气道，保持通畅的静脉通路。通知
电梯接运患者

再次与相应科室联系，用平车或床
由ICU专业护士与医生一同转运

三、肺叩击的操作流程

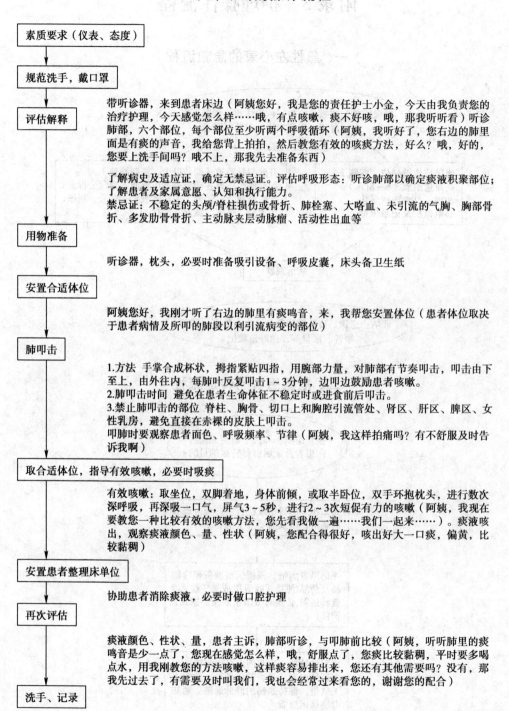

素质要求（仪表、态度）

规范洗手，戴口罩

评估解释

带听诊器，来到患者床边（阿姨您好，我是您的责任护士小金，今天由我负责您的治疗护理，今天感觉怎么样……哦，有点咳嗽，痰不好咳，哦，那我听听看）听诊肺部，六个部位，每个部位至少听两个呼吸循环（阿姨，我听见了，您右边的肺里面是有痰的声音，我给您背上拍拍，然后教您有效的咳痰方法，好么？哦，好的，您要上洗手间吗？哦不上，那我先去准备东西）

了解病史及适应证，确定无禁忌证。评估呼吸形态：听诊肺部以确定痰液积聚部位；了解患者及家属意愿、认知和执行能力。
禁忌证：不稳定的头颅/脊柱损伤或骨折、肺栓塞、大咯血、未引流的气胸、胸部骨折、多发肋骨骨折、主动脉夹层动脉瘤、活动性出血等

用物准备

听诊器，枕头，必要时准备吸引设备、呼吸皮囊，床头备卫生纸

安置合适体位

阿姨您好，我刚才听了右边的肺里有痰鸣音，来，我帮您安置体位（患者体位取决于患者病情及所叩的肺段以利引流病变的部位）

肺叩击

1.方法 手掌合成杯状，拇指紧贴四指，用腕部力量，对肺部有节奏叩击，叩击由下至上，由外往内，每肺叶反复叩击1～3分钟，边叩边鼓励患者咳嗽。
2.肺叩击时间 避免在患者生命体征不稳定时或进食前后叩击。
3.禁止肺叩击的部位 脊柱、胸骨、切口上和胸腔引流管处、肾区、肝区、脾区、女性乳房，避免直接在赤裸的皮肤上叩击。
叩肺时要观察患者面色、呼吸频率、节律（阿姨，我这样拍痛吗？有不舒服及时告诉我啊）

取合适体位，指导有效咳嗽，必要时吸痰

有效咳嗽：取坐位，双脚着地，身体前倾，或取半卧位，双手环抱枕头，进行数次深呼吸，再深吸一口气，屏气3～5秒，进行2～3次短促有力的咳嗽（阿姨，我现在要教您一种比较有效的咳嗽方法，您先看我做一遍……我们一起来……）。痰液咳出，观察痰液颜色、量、性状（阿姨，您配合得很好，咳出好大一口痰，偏黄，比较黏稠）

安置患者整理床单位

协助患者消除痰液，必要时做口腔护理

再次评估

痰液颜色、性状、量，患者主诉，肺部听诊，与叩肺前比较（阿姨，听听肺里的痰鸣音是少一点了，您现在感觉怎么样，哦，舒服点了，您痰比较黏稠，平时要多喝点水，用我刚教您的方法咳嗽，这样痰容易排出来，您还有其他需要吗？没有，那我先过去了，有需要及时叫我们，我也会经常过来看您的，谢谢您的配合）

洗手、记录

四、大咯血急救流程

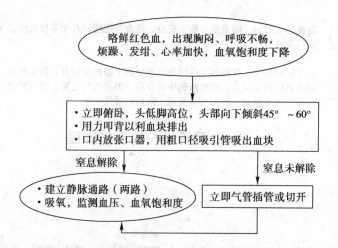

咯鲜红色血，出现胸闷、呼吸不畅，烦躁、发绀、心率加快，血氧饱和度下降

- 立即俯卧，头低脚高位，头部向下倾斜45°～60°
- 用力叩背以利血块排出
- 口内放张口器，用粗口径吸引管吸出血块

窒息解除 →
- 建立静脉通路（两路）
- 吸氧，监测血压、血氧饱和度

窒息未解除 → 立即气管插管或切开

五、静脉输血的操作流程

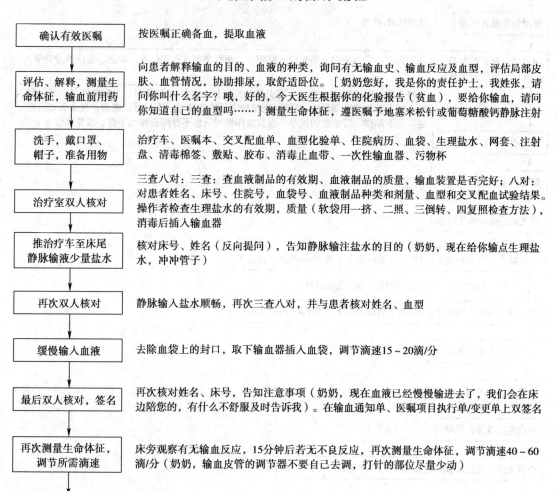

确认有效医嘱	按医嘱正确备血，提取血液
评估、解释，测量生命体征，输血前用药	向患者解释输血的目的、血液的种类，询问有无输血史、输血反应及血型，评估局部皮肤、血管情况，协助排尿，取舒适卧位。[奶奶您好，我是你的责任护士，我姓张，请问你叫什么名字？哦，好的，今天医生根据你的化验报告（贫血），要给你输血，请问你知道自己的血型吗……]测量生命体征，遵医嘱予地塞米松针或葡萄糖酸钙静脉注射
洗手，戴口罩、帽子，准备用物	治疗车、医嘱本、交叉配血单、血型化验单、住院病历、血袋、生理盐水、网套、注射盘、清毒棉签、敷贴、胶布、消毒止血带、一次性输血器、污物杯
治疗室双人核对	三查八对：三查：查血液制品的有效期、血液制品的质量、输血装置是否完好；八对：对患者姓名、床号、住院号、血袋号、血液制品种类和剂量、血型和交叉配血试验结果。操作者检查生理盐水的有效期，质量（软袋用一挤、二照、三倒转、四复照检查方法），消毒后插入输血器
推治疗车至床尾静脉输液少量盐水	核对床号、姓名（反向提问），告知静脉输注盐水的目的（奶奶，现在给你输点生理盐水，冲冲管子）
再次双人核对	静脉输入盐水顺畅，再次三查八对，并与患者核对姓名、血型
缓慢输入血液	去除血袋上的封口，取下输血器插入血袋，调节滴速15～20滴/分
最后双人核对，签名	再次核对姓名、床号，告知注意事项（奶奶，现在血液已经慢慢输进去了，我们会在床边陪您的，有什么不舒服及时告诉我）。在输血通知单、医嘱项目执行单/变更单上双签名
再次测量生命体征，调节所需滴速	床旁观察有无输血反应，15分钟后若无不良反应，再次测量生命体征，调节滴速40～60滴/分（奶奶，输血皮管的调节器不要自己去调，打针的部位尽量少动）

```
┌─────────────────────┐
│ 安置患者，整理用物 │    血液输完，继续输少量生理盐水
└─────────────────────┘
          ↓
┌─────────────────────┐
│     洗手，记录      │    输血起止时间、输血量、输血成分、输血前用药、有无不良反应、发现不良反应的时间、
└─────────────────────┘    处理及效果
          ↓
┌─────────────────────┐    若有输血反应，按输血反应应急流程处理（输血反应有：溶血反应、发热反应、低体温、
│   观察有无输血反应  │    移植物抗宿主反应、枸橼酸钠中毒反应、循环负荷过重、空气栓塞、微血管栓塞、过敏
└─────────────────────┘    反应、出血倾向、细菌污染反应、疾病传播等）
```

六、PICC 置管维护的操作流程

```
┌─────────────┐
│  评估患者   │
└─────────────┘
      ↓
┌─────────────┐
│ 规范洗手、戴口罩 │
└─────────────┘
      ↓
┌─────────────────┐    治疗车、无菌换药包（弯盘2只、棉球、镊子）、碘伏、酒精、纱布、无菌敷贴、注射
│ 用物准备及质量检查 │    器、20ml生理盐水、头皮针、肝素帽、无菌生理盐水、无菌手套、无菌治疗巾
└─────────────────┘
      ↓
┌─────────────────┐
│ 携用物至患者床旁 │    核对床号/姓名
└─────────────────┘
      ↓
┌───────────────────────────────────────────────────────────────────────────┐
│ 向患者解释，撕贴膜（从四周向中心、自下向上撕除旧有贴膜），观察穿刺点有无红肿、渗血、渗液及导管置入 │
│ 的深度，导管有无移位                                                        │
└───────────────────────────────────────────────────────────────────────────┘
      │         称呼合适，阿姨/叔叔，您好，我是您的责任护士小吴,我们核对一下您的姓名，请问您
      │         什么叫名字, (噢，谢谢),那麻烦您把腕带再给我核对一下，好，谢谢，现在我要给你
      │         更换一下贴膜，需要您的配合，在我操作期间请您不要随意移动手臂、改变体位
      ↓
┌─────────────────┐
│ 再次洗手，打开换药包 │
└─────────────────┘
      ↓
┌─────────────┐
│  戴无菌手套 │
└─────────────┘
      ↓
┌─────────────────┐
│ 铺无菌治疗巾垫手臂下 │
└─────────────────┘
      ↓
┌───────────────────────────────────────────────┐
│ 以穿刺点为中心酒精消毒3次（消毒范围上下各10cm两侧至臂缘） │
└───────────────────────────────────────────────┘
      │    第一遍顺时针，第二遍逆时针，第三遍顺时针
      ↓
┌───────────────────────────────────────────────┐
│ 以穿刺点为中心用碘伏消毒3次（消毒范围上下各10cm两侧至臂缘） │
└───────────────────────────────────────────────┘
      ↓
┌─────────────────┐
│ 彻底消毒体外导管部分 │
└─────────────────┘
      ↓
┌─────────────┐
│ 去除原有肝素帽 │
└─────────────┘
      ↓
┌─────────────────┐
│ 消毒连接器接头外壁 │
└─────────────────┘
      ↓
┌─────────────────────────────────────┐
│ 抽取无菌生理盐水20ml连接头皮针，排气，预冲肝素帽 │
└─────────────────────────────────────┘
      ↓
┌─────────────────────────────────────────────────────────┐
│ 无菌生理盐水20ml脉冲式冲管（冲-停-冲-停），剩下最后1ml时正压封管（边冲边向外拔出） │
└─────────────────────────────────────────────────────────┘
```

216

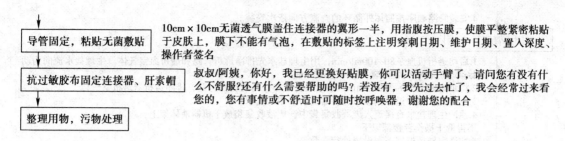

导管固定，粘贴无菌敷贴

10cm×10cm无菌透气膜盖住连接器的翼形一半，用指腹按压膜，使膜平整紧密粘贴于皮肤上，膜下不能有气泡，在敷贴的标签上注明穿刺日期、维护日期、置入深度、操作者签名

抗过敏胶布固定连接器、肝素帽

叔叔/阿姨，你好，我已经更换好贴膜，你可以活动手臂了，请问您有没有什么不舒服?还有什么需要帮助的吗? 若没有，我先过去忙了，我会经常过来看您的，您有事情或不舒适时可随时按呼唤器，谢谢您的配合

整理用物，污物处理

七、糖尿病低血糖的诊治流程

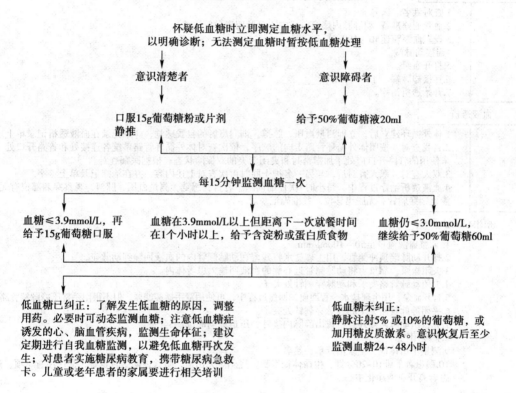

怀疑低血糖时立即测定血糖水平，
以明确诊断；无法测定血糖时暂按低血糖处理

意识清楚者　　　　　　　　意识障碍者

口服15g葡萄糖粉或片剂　　　给予50%葡萄糖液20ml
静推

每15分钟监测血糖一次

血糖≤3.9mmol/L，再　　血糖在3.9mmol/L以上但距离下一次就餐时间　　血糖仍≤3.0mmol/L，
给予15g葡萄糖口服　　在1个小时以上，给予含淀粉或蛋白质食物　　继续给予50%葡萄糖60ml

低血糖已纠正：了解发生低血糖的原因，调整　　　　低血糖未纠正：
用药。必要时可动态监测血糖；注意低血糖症　　　　静脉注射5%或10%的葡萄糖，或
诱发的心、脑血管疾病，监测生命体征；建议　　　　加用糖皮质激素。意识恢复后至少
定期进行自我血糖监测，以避免低血糖再次发　　　　监测血糖24~48小时
生；对患者实施糖尿病教育，携带糖尿病急救
卡。儿童或老年患者的家属要进行相关培训

八、血液透析技术操作流程

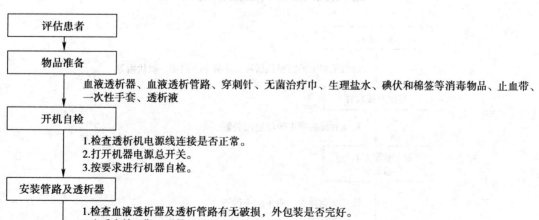

评估患者

物品准备

血液透析器、血液透析管路、穿刺针、无菌治疗巾、生理盐水、碘伏和棉签等消毒物品、止血带、
一次性手套、透析液

开机自检

1.检查透析机电源线连接是否正常。
2.打开机器电源总开关。
3.按要求进行机器自检。

安装管路及透析器

1.检查血液透析器及透析管路有无破损，外包装是否完好。
2.查看有效日期、型号。
3.按照无菌原则进行操作。

4.安装管路顺序按照体外循环的血流方向依次安装。

密闭式管路预冲

1.启动透析机血泵80~100ml/min，用生理盐水先排净透析管路和透析血室气体。生理盐水流向为动脉端→透析器→静脉端，不得逆向预冲。
2.将泵速调至200~300ml/min，连接透析液接头与透析器旁路，排净透析器透析室气体。
3.生理盐水预冲量严格按照透析器说明书中的要求。
4.预冲生理盐水直接流入废液收集袋中，废液收集袋放于机器液体架上，不得低于操作者腰部以下。
5.冲洗完毕后根据医嘱设置治疗参数。

建立体外循环

1.查对姓名、床号。
2.血管通路准备 动静脉内瘘穿刺或中心静脉留置导管连接。
3.设置血泵流速50~100ml/min。
4连接动脉端。
5.打开血泵。
6.连接静脉端。
7.开始透析治疗。

血液透析

1.体外循环建立后，立即测量血压、脉搏，询问患者的自我感觉，详细记录在血液透析记录单上。
2.自我查对 按照体外循环管路走向的顺序，依次查对体外循环管路系统各连接处和管路开口处，未使用的管路开口应处于加帽密封和夹闭管夹的双保险状态；根据医嘱查对。
3.双人查对 双人查对后，与另一名护士同时再次查对上述内容，并在治疗记录单上签字。
4.血液透析治疗过程中，每小时1次仔细询问患者自我感觉，测量血压、脉搏，观察穿刺部位有无渗血、穿刺针有无脱出移位，并准确记录。

密闭式回血

1.调整血液流量至50~100ml/min。
2.打开动脉端预冲侧管，用生理盐水将残留在动脉侧管内的血液回输到动脉壶。
3.关闭血泵，靠重力将动脉侧管近心侧的血液回输入患者体内。
4.夹闭动脉管路夹子和动脉穿刺针处夹子。
5.打开血泵，用生理盐水全程回血。回血过程中，可使用双手揉搓滤器，但不得用手挤压静脉端管路。
6.夹闭静脉管路夹子和静脉穿刺针处夹子。
7.先拔出动脉内瘘针，再拔出静脉内瘘针，压迫穿刺部位2~3分钟。
8.整理用物。
9.测量生命体征，记录治疗单，签名。
10.嘱患者平卧10~20分钟，生命体征平稳，穿刺点无出血，听诊内瘘杂音良好，交代注意事项，送患者离开血液净化中心。

九、腹膜透析换液操作流程

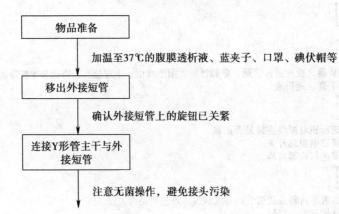

物品准备

加温至37℃的腹膜透析液、蓝夹子、口罩、碘伏帽等

移出外接短管

确认外接短管上的旋钮已关紧

连接Y形管主干与外接短管

注意无菌操作，避免接头污染

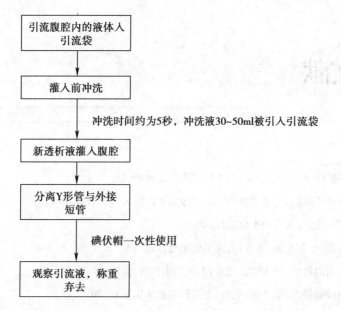

引流腹腔内的液体入
引流袋

↓

灌入前冲洗

↓　冲洗时间约为5秒，冲洗液30~50ml被引入引流袋

新透析液灌入腹腔

↓

分离Y形管与外接
短管

↓　碘伏帽一次性使用

观察引流液，称重
弃去

参考文献

1. 尤黎名,吴瑛. 内科护理学. 第 5 版. 北京:人民卫生出版社,2012.

2. 蔡柏蔷,李龙云. 协和呼吸病学. 第 2 版. 北京:中国协和医科大学出版社,2011.

3. 尤黎明. 内科护理学. 北京:人民卫生出版社,2005.

4. 王开贞,于肯明. 药理学. 第 6 版. 北京:人民卫生出版社,2012.

5. 陈灏珠,林果为. 实用内科学. 第 13 版. 北京:人民卫生出版社,2009.

6. 胡雁,陆箴琦. 实用肿瘤护理. 第 2 版. 上海:上海科学技术出版社,2013.

7. 刘新民. 实用内分泌学. 第 3 版. 北京:人民军医出版社,2004.

8. 中华医学会糖尿病学分会. 中国 2 型糖尿病防治指南. 北京:2012.

9. 廖二元,莫朝晖. 内分泌学. 第 2 版. 北京:人民卫生出版社,2007.

10. 中华医学会风湿病学分会. 原发性痛风诊断和治疗指南. 中华风湿病学杂志,2011,15(6):410-413.

11. 中华医学会内分泌学分会. 高尿酸血症和痛风治疗中国专家共识. 中华内分泌代谢杂志,2013,11(29):913-919.

12. 吴华香. 2012 年美国风湿病学会痛风治疗指南解读. 现代实用医学,2013,8(25)843-846.

13. 吴江. 神经病学. 北京:人民卫生出版社,2005.

14. 石凤英. 康复护理学. 第 2 版. 北京:人民卫生出版社,2006.

15. 葛均波,徐永健. 内科学. 第 8 版. 北京:人民卫生出版社,2013.

16. 王平,周璇. 护理学(士)与护士执业应试指导及历年考点串讲. 第 2 版. 北京:人民军医出版社,2010.

17. 章晓幸. 基础护理. 北京:高等教育出版社,2010.

18. 陈香美. 腹膜透析标准操作规程. 北京:人民军医出版社,2010.

19. 陆再英,钟南山. 内科学. 第 7 版. 北京:人民卫生出版社,2010.

20. 陈红. 梁燕. 王英. 风湿免疫科护理手册. 北京:科学出版社,2011.

21. 贾辅忠,李兰娟. 感染病学. 南京:江苏科学技术出版社,2010.

22. 绍基,任红. 传染病学. 第 7 版. 北京:人民卫生出版社,2008.

23. 尤金 R. 希夫,迈克尔 F. 索雷尔,威利斯 C. 马德里,等. 希夫肝脏病学(上、下册). 黄志强,译. 第 9 版. 北京:化学工业出版社,2006.

24. 马亦林. 传染病学. 第 4 版. 上海:上海科学技术出版社,2005.

25. 李兰娟. 人工肝脏. 杭州:浙江大学出版社,2001.

26. 林惠凤. 实用血液净化护理. 上海:上海科学技术出版社,2010.

27. 高修仁,马虹,张萍,等. 心房颤动——基础到临床. 广州:广东科技出版社,2010.

28. 陈灏珠,陆再英,钟南山. 内科学. 第8版. 北京:人民卫生出版社,2014.

29. 罗健,刘义兰. 消化内科临床护理思维与实践. 北京:人民卫生出版社,2013.

30. 汪海洋. 最新消化内科专科护理技术创新与护理精细化查房及健康宣教指导实用全书. 北京:人民卫生出版社,2014.

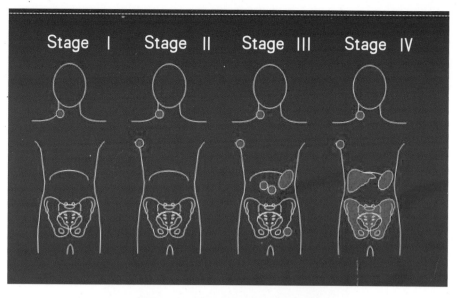

彩图 4-5　淋巴结解剖区域图及分期

正常视网膜　　　　　　　　　视网膜病变

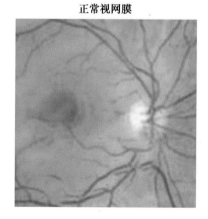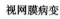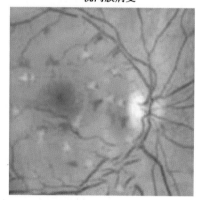

彩图 5-1　正常及异常视网膜比较

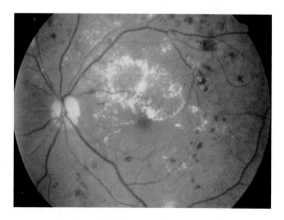

彩图 5-2　糖尿病视网膜病变 2 期

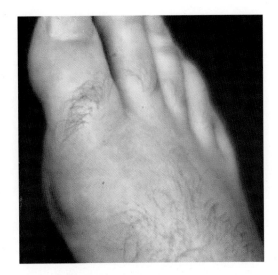

彩图 5-3　痛风发作时足部表现

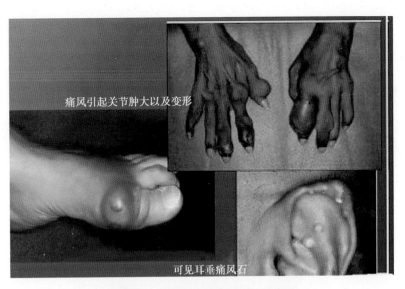

痛风引起关节肿大以及变形

可见耳垂痛风石

彩图 5-4　痛风石、痛风所致关节畸形